普通高等教育案例版系列教材

供预防医学类、卫生管理类专业使用

卫生信息管理学

案例版

主　　编　赵文龙　陆斌杰

副 主 编　袁永旭　洪　峰

编　　委　（按姓氏笔画排序）

闫　雷（中国医科大学）

杜志银（重庆医科大学）

李　朋（重庆市卫生信息中心）

李爱玲（西南医科大学）

肖　兵（重庆市卫生信息中心）

陆斌杰（上海交通大学医学院）

周瑜平（重庆市疾病预防控制中心）

赵文龙（重庆医科大学）

赵科颖（昆明医科大学）

洪　峰（贵州医科大学）

袁永旭（山西医科大学）

黄　芳（首都医科大学）

瞿书铭（福建医科大学）

科学出版社

北　京

图书在版编目（CIP）数据

卫生信息管理学 / 赵文龙，陆斌杰主编. —北京：科学出版社，2018.1

ISBN 978-7-03-048844-2

Ⅰ. ①卫… Ⅱ. ①赵… ②陆… Ⅲ. ①医药卫生管理-信息管理-医学院校-教材 Ⅳ. ①R19

中国版本图书馆 CIP 数据核字（2016）第 133945 号

责任编辑：王 颖 / 责任校对：张怡君

责任印制：赵 博 / 封面设计：陈 敬

科学出版社出版

北京东黄城根北街 16 号

邮政编码：100717

http://www.sciencep.com

三河市骏杰印刷有限公司印刷

科学出版社发行 各地新华书店经销

*

2018 年 1 月第 一 版 开本：787×1092 1/16

2024 年 7 月第三次印刷 印张：15 1/4

字数：350 000

定价：66.00 元

（如有印装质量问题，我社负责调换）

目　　录

第一章 绪 论

“尔时大王，即唤众盲各各问言：‘汝见象耶?’众盲各言：‘我已得见。’王言：‘象为何类?’其触牙者即言象形如芦菔根，其触耳者言象如箕，其触头者言象如石，其触鼻者言象如杵，其触脚者言象如木臼，其触脊者言象如床，其触腹者言象如瓮，其触尾者言象如绳。”这是国人耳熟能详的盲人摸象的寓言故事，我们从小都知道答案，八个盲人的表述都不对。那为何不对呢？八个盲人的答案又错在哪里？怎样才可避免这样的错误呢?

一个大王，八个盲人，只有大王知道大象长什么样。大王掌握的信息最全，而八个盲人没能全面掌握有关大象的外表特征信息，各自获得的有关大象的信息有限，只是局部信息，给各自的判断设置了边界，从而得到了大相径庭的结论。这个故事告诉我们，如要得出正确的结论，掌握事物的全面信息至关重要。在科学研究、市场经济、医疗活动、日常生活中，“盲人摸象”现象比比皆是。弗朗索瓦-马利·阿鲁埃·伏尔泰（François-Marie Arouet）在 250 多年前描述的医生诊治场景，“医生们开着自己不太熟悉的药，诊治着自己不甚了解的病情，评判着自己一无所知的人体”，也说明了医生对医学信息掌握并不充分。

各类人员对有关信息的了解是有差异的，掌握信息比较充分的人员，往往处于比较有利的地位，而信息贫乏的人员，则处于比较不利的地位。这就是著名的“信息不对称理论”（asymmetric information）。三位美国经济学家——约瑟夫·斯蒂格利茨、乔治·阿克尔洛夫和迈克尔·斯彭斯正是因为他们在 30 多年前提出了信息不对称理论，为不对称信息市场的一般理论奠定了基石，而获得了 2001 年度诺贝尔经济学奖。“信息不对称理论”是现代信息经济学的核心部分，拥有更多的信息即可获得更大的利益，所以，信息与物质、能源并称为人类生存和社会发展的三大基本资源。

如何获得更全面的信息，消除信息的不对称性，实现利益最大化正是学习信息管理的目的和意义所在。

一、信息及相关概念

1. 信息（information） 指音讯、消息、通信系统传输和处理的对象，泛指人类社会传播的一切内容。信息是对客观世界中各种事物的运动状态和变化的反映，是物质的一种属性，是客观事物之间相互联系和相互作用的表征，表现的是客观事物运动状态和变化的实质内容。

在这里，“事物”泛指一切可能的研究对象，包括外部世界的物质客体，也包括主观世界的精神现象；“运动”泛指一切意义上的变化，包括机械运动、化学运动、思维运动和社会运动；“运动方式”是指事物运动在时间上所呈现的过程和规律；“运动状态”则是事物运动在空间上所展示的形状与态势。

信息不同于消息，消息只是信息的外壳，信息则是消息的内核。信息不同于信号，信号是信息的载体，信息则是信号所载荷的内容。信息不同于数值，数值是记录信息的一种形式，同样的信息也可以用文字或图像来表述。

2. 知识（knowledge） 是人们对客观事物运动规律的认识，是人类经验和智慧的总结，信息经人脑加工形成知识，是经过人脑加工处理过的系统化了的信息。只有将自然现象和社会现象的信息经过加工，上升为对自然和社会发展客观规律的认识，这种再生信息才构成知识。

3. 文献（literature） 是记录知识的一切载体。知识被记录在载体上，形成文献。文献从内涵上讲是一种客体化、固态化的信息，它把人脑中的主观知识通过符号系统物化于一定的载体上。

4. 情报（intelligence） 是具有特定传递对象的特定知识或有价值的信息，是人们为了解决某个具体问题所需的新的知识信息。知识性、传递性和效用性是情报的基本属性。

总的来说，信息是基础，是起源，它包含了知识和情报，是它们共同的本质联系的纽带。文献则是信息、知识、情报的存储载体和重要的传播工具，是重要的知识源、情报信息源，是信息、知识、情报存储的重要方式。文献不仅是情报传递的主要物质形式，也是吸收利用情报的主要手段。

二、信息社会

信息社会是以知识和信息为基础的社会，它以信息技术的出现和发展为技术特征，以信息经济发展社会进步为基础，以信息产业为支柱，以社会信息化（信息产品）的发展为标志，以信息价值的生产为中心，以信息文化改变着人类教育、生活和工作方式及价值观念和时空观念的新兴社会形态。

三、信息社会的特征

1. 信息成为了重要的资源 在农业社会和工业社会中，物质和能源是主要资源，所从事的是大规模的物质生产。而在信息社会中，信息成为比物质和能源更为重要的资源，以开发和利用信息资源为目的信息经济活动迅速扩大，逐渐取代工业生产活动而成为国民经济活动的主要内容。

2. 信息和知识是推动社会发展的重要动力 信息经济在国民经济中占据主导地位，并构成社会信息化的物质基础。以计算机、微电子和通信技术为主的信息技术革命是社会信息化的动力源泉。信息技术代表着当今先进生产力的发展方向，信息技术的广泛应用使信息的重要生产要素和战略资源的作用得以发挥，使人们能更高效地进行资源优化配置，从而推动传统产业不断升级，提高社会劳动生产率和社会运行效率。

3. 知识以“加速度”方式积累（知识爆炸） 我们生活在一个充满着海量信息的世界中，从人类文明的第一道曙光，一直到 2003 年，人类积累了高达 10 亿 GB 的信息。而如今，每年都会生成数万亿千兆字节的信息，并将于 2020 年突破 35 万亿千兆字节——相当于 2500 亿张 DVD 上存储的数据。英国学者詹姆斯·马丁统计，人类知识的倍增周期，在 19 世纪为 50 年，20 世纪前半叶为 10 年左右，到了 70 年代，缩短为 5 年，80 年代末几乎已到了每 3 年翻一番的程度。

4. 多种形式提供给多种感官的信息 有关研究表明，在现实世界人类获取的信息 83%来自视觉，11%来自听觉，这两个加起来就有 94%，还有 3.5%来自嗅觉，1.5%来自触觉，1%来自味觉。在信息时代，传感技术、物联网技术、多媒体技术、计算机仿真技术、虚拟现实技术的使用，既能看得见，又能听得见，还能用手操作。一方面，传感器、物联网的广泛应用，可连续采集人体的各种生理和疾病信息，采集到更全面更完整的诊疗信息，再通过移动网络、云存储等技术和手段，汇聚信息，综合分析，提高诊疗水平。另一方面，利用多媒体计算机则可以同时获得视觉和听觉的信息，同时又可以通过计算机的交互作用与人进行交流，达到对知识信息的巩固和保持。

扩展阅读：后信息社会

后信息社会，又称比特时代或数字化时代。继工业时代和信息时代之后的一个新时代。1996年日本著名逻辑思维科学家大雄建村在《新思维革命》一书中率先提出后信息社会的概念。后信息时代信息资源和智能资源在国家五大资源（物质资源，能量资源，信息资源，智能资源，生态资源）中占据主导地位，并在社会信息化和国民经济信息化中起先导作用和战略作用。

后信息时代的根本特征，是实现了“真正的个人化”，一是个人选择丰富化，二是个人与环境能够恰当地配合。在后信息时代里，机器对人的了解程度不亚于人对人的了解程度；不存在时空障碍，人们可分散在多处工作和生活。后信息时代的数字化生存将使人获得最大解放；电子网络和个人电脑将分散权力或说赋予个人最大权力；信息技术使民族、国家界限模糊，人类将走向全球化；是以合作替代竞争，追求普遍和谐的时代。

后信息社会的另一特征是哲思时代（哲学创新思维取代常规形式思维），创意经济，动漫产业，奇思妙想成为生活时尚和创意产业等。后信息社会的口号是掌握先进社会观念和先进思维方式而且会思考的人比拥有大量知识和专利文献的人更具有生存力和竞争力。树立哲学思维观念，取代终身学习观念。会思考的人淘汰不会思考的人，培养会思考的人比培养会学习的人更重要。

后信息社会的人才特征：①先进的人生观，价值观，世界观。②先进的思维方式。③先进的学习方式。④先进的知识结构。⑤先进的生活方式。⑥先进的清洁生产方式。

四、信息社会存在的问题

1. 信息污染 主要表现为信息虚假、信息垃圾、信息干扰、信息无序、信息缺损、信息过时、信息冗余、信息误导、信息泛滥、信息不健康等。信息污染是一种社会现象，它像环境污染一样应当引起人们的高度重视。人们在充分享受信息传授自由的同时，各种各样杂乱无章的信息也开始得以生成、积累、传播和泛滥，由此形成了一种严重的信息公害。

2. 信息犯罪 主要表现为黑客攻击、网上“黄赌毒”、网上诈骗、窃取信息等。网上欺诈犯罪日益猖獗，网上群体事件时有发生，网上网瘾群体非常庞大，网上社会管理确显薄弱。

3. 信息侵权 主要是指知识产权侵权，还包括侵犯个人隐私权。网上失范现象相当严重。部分个体或组织传播淫秽、色情、暴力信息，或借由网络损毁他人名誉、进行人身攻击，甚至开展危害社会公共安全的活动。

4. 计算机病毒 是具有破坏性的程序，通过拷贝、网络传输潜伏于计算机的存储器中，时机成熟时发作。发作时，轻者消耗计算机资源，使效率降低；重者破坏数据、软件系统，有的甚至破坏计算机硬件或使网络瘫痪。

5. 信息侵略 信息强势国家通过信息垄断和大肆宣扬自己的价值观，用自己的文化和生活方式影响其他国家，为夺取和保持信息权而发动信息战，危及国家安全。

五、信息素养与信息道德

由于环境变得愈渐复杂，个人在学习、工作和生活中面临着多样化的丰富的信息选择，越来越多的未经过滤的信息的出现使得它们失去了真实性、正确性和可靠性。个人很难理解和评估以图片、声像和文本的形式存在的信息，信息的不可靠性和不断增加的数量对社会形成威胁，如果缺乏有效利用信息的能力，大量信息本身并不能使大众从中汲取知识。

1974年，美国信息产业协会主席Paul.Zurkowski率先提出了信息素养（information literacy）这一全新概念，并解释为：利用大量的信息工具及主要信息源使问题得到解答的技能。信息素养概念一经提出，便得到广泛传播和使用。世界各国的研究机构纷纷围绕如何提高信息素养展开了广泛的探索和深入的研究，对信息素养概念的界定、内涵和评价标准等提出了一系列新的见解。

美国大学和研究型图书馆协会2004年将信息素养的定义为：指个人能认识到何时需要信息，以及有效地搜索、评估和使用所需信息的能力。并制定了五大信息素养标准，概括了信息素养的具体内容。信息可以来自图书馆、社区、行会、媒体和互联网。信息素养强调内容、交流、分析、信息搜索和评估，是毕生学习的重要组成部分。有信息素养的人应能做到以下几点：决定所需信息的范围；有效地获取所需信息；严格评价信息及其相关资源；把所选信息融合到个人的知识库中；有效运用信息达到特定目的；运用信息同时了解所涉及的经济、法律和社会范畴，合法和合理地获得和利用信息。

有关信息素养的相关标准和要求，也是学习信息管理的目标与要求。五个标准中，前四项属于信息需求、获取与利用范畴，第五项属于信息道德范畴，具体内容包括以下几点。

（1）有信息素养的学生有能力决定所需信息的性质和范围。

1）能够定义和描述信息需求。

2）可以找到多种类型和格式的信息来源。

3）能够权衡获取信息的成本和收益。

4）重新评估所需信息的性质和范围。

（2）有信息素养的学生可以有效地获得需要的信息。

1）选择最适合的研究方法或信息检索系统来查找需要的信息。

2）构思和实现有效的搜索策略。

3）运用各种各样的方法从网上或亲自获取信息。

4）改进现有的搜索策略。

5）摘录、记录和管理信息和它的出处。

（3）评估信息和它的出处，然后把挑选的信息融合到知识库和价值体系。

1）从收集到的信息中总结要点。

2）清晰表达并运用初步的标准来评估信息和它的出处。

3）综合主要思想来构建新概念。

4）通过对比新旧知识来判断信息是否增值，或是否前后矛盾，是否独具特色。

5）能够判断新的知识对个人的价值体系是否有影响，并采取措施消除分歧。

6）通过与其他人、学科专家和（或）行家的讨论来验证对信息的诠释和理解。

7）决定是否应该修改现有的查询。

（4）不管个人还是作为一个团体的成员，有信息素养的学生能够有效地利用信息来实现特定的目的。

1）能够把新旧信息应用到策划和创造某种产品或功能中。

2）把与信息查询、评估和传播过程有关的活动载入日志，总结以往的经验、教训和其他可以选择的策略，修改产品或功能的开发步骤。

3）能够有效地与别人就产品或功能进行交流。

（5）有信息素养的学生熟悉许多与信息使用有关的经济、法律和社会问题，并能合理合法的获取信息。标准的第五项属于信息道德的范畴。

1）了解与信息和信息技术有关的伦理、法律和社会经济问题。包括：找出并讨论印刷和电子出版环境中与隐私和安全相关的问题；找出并讨论与免费和收费信息相关的问题；找出并讨论与审查制度和言论自由相关的问题；显示出对知识产权、版权和合理使用受专利权保护的资料的认识。

2）遵守与获取和使用信息资源相关的法律、规定、机构性政策和礼节。包括：按照公认的惯例（如网上礼仪）参与网上讨论；使用经核准的密码和其他的身份证来获取信息资源；按规章制度获取信息资源；保持信息资源、设备、系统和设施的完整性；合法的获取、存储和散布文字、数据、图像或

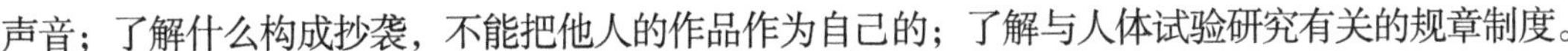

声音；了解什么构成抄袭，不能把他人的作品作为自己的；了解与人体试验研究有关的规章制度。

3）在宣传产品或性能时声明引用信息的出处。包括：始终如一地使用一种适宜的引用格式；如有需要，使用受专利权保护的资料时要显示版权及免责声明。

信息道德是指在信息的采集、加工、存储、传播和利用等信息活动各个环节中，用来规范其间产生的各种社会关系的道德意识、道德规范和道德行为的总和。

六、课程的内容

信息管理（information management）是人类管理活动的一部分，是在现代社会把信息作为一种重要战略资源的背景下产生和发展起来的。狭义的理解信息管理就是对信息本身的管理，即采用各种技术方法和手段对信息进行组织、控制、加工、规划等，并将其引向预定的目标。广义的理解信息管理不单纯是对信息的管理，而是对涉及信息活动的各要素（信息、人、机器、机构等）进行合理的组织和控制，以实现信息及有关资源的合理配置，从而有效地满足社会的信息需求。本教材对“信息管理”持广义的理解。

卫生信息管理（health information management）是信息管理在卫生行业的应用，本教材主要用于公共卫生领域，因此内容以公共卫生服务行业相关的信息管理为主。全书以卫生服务信息采集处理、专业数据查询、学术研究信息获取为主线，各类信息的利用及决策支持贯穿其中。由以下板块组成章节。

1. 卫生信息管理基础 教材第一～四章，重点介绍卫生信息管理的理论基础，卫生信息管理的基本技术（采集、存储、传输、分析）和个人信息（知识）管理技术等。

2. 卫生服务业务信息管理 教材第五～七章，主要介绍公共卫生服务（群体健康服务）信息采集、获取、综合利用（以公共卫生管理信息系统为主），个体健康信息管理（介绍医院信息系统、居民健康档案、区域卫生信息共享平台使用）。

3. 公共卫生学术研究信息获取与利用 教材第八～十章，以国内外文献数据库为主。

4. 四大卫生专业数据获取与利用 教材第十一～十四章，以专业事实性数据库使用为主。

扩展阅读：公共卫生信息相关群体需求

1. 政府在公共卫生信息管理过程中的需求

（1）原始数据信息：政府需要掌握尽可能全面、准确的一系列指标数据，如卫生服务供给、发病率、死亡率（包括重要疾病的即时上报）等常规数据，以及国家与地方的基础设施、卫生人力、筹资等方面的数据。政府还需要用于当地服务的规划、管理和监测的相关信息，关键参数包括人口分布、卫生机构和人力、项目和机构的预算和支出、服务利用和质量、干预措施的覆盖情况和流行病学信息。

（2）知识化信息：掌握大量的原始数据资料有助于政府决策，但仅仅掌握原始资料并不足以全面帮助政府决策。因为卫生领域属于专业性比较强的领域，仅从获取的原始数据尚不能发现其中隐含的一些比较深刻的问题，如某种传染病的主要因素等，因而需要卫生相关专业领域的科研机构及人员依据其专业知识和经验将原始数据信息转化为知识，并融入到政府的价值体系当中，为政府决策提供强有力的依据。

2. 专业机构及其人员在公共卫生信息管理过程中的需求和责任

（1）医院：是公共卫生体系重要的也是最具特色的组成部分，是落实公共卫生三级预防理念的重要场所，也是传染病报告与监测的前沿阵地，是处理突发性公共卫生事件的诊疗基地，也是慢性非传染性疾病干预管理的关键地点。医院需要掌握每个就诊个体既往的健康状况、用药状况、住院状况、就诊状况等健康档案信息。

（2）基层医疗卫生机构：更侧重于公共卫生的管理，提供基本公共卫生服务。项目包括传染病防治、免疫规划、孕产妇保健、儿童保健、慢性病管理、老年人保健、严重精神病管理、健康教育与健康促进、居民健康档案等。基于基层医疗卫生机构公共卫生管理内容，其公共卫生信息需求注重医院对所管辖居民疾病治疗情况的反馈，以便于基层医疗卫生机构对居民电子健康档案的完善，同时需要相应的健康指导；也需要专业公共卫生机构对疾病预防控制和公共卫生服务的技术指导、培训和质量控制。

（3）专业公共卫生机构：需要医院、基层医疗卫生机构通过传染病直报系统及时报告传染病疫情等相关医疗数据，也需要慢性病患者的相关医疗数据和健康危险因素等信息，通过对相关数据的分析，为政府提供决策支持，为医院及基层医疗卫生机构提供疾病蔓延趋势、流行病学特征、预防措施等信息。

3. 卫生科研机构和人员在公共卫生信息管理过程中的需求　科研机构的主要功能是知识创新、技术创新和知识传播。卫生科研机构及人员首先需要全面、系统、准确地掌握卫生系统中可获得的数据信息，同时需要了解掌握卫生相关的其他领域的数据信息，如人力资源和社会保障部门的医保信息、民政部门的医疗救助信息等，通过这些数据及经过数据挖掘后的信息，全面、综合反映卫生系统内部的情况和问题。此外，卫生科研机构及人员还需要考虑政策、法规、社会经济状况、环境等各方面的信息对卫生领域的影响。

4. 公众及个人在公共卫生信息管理过程中的需求　个人健康信息管理能够实现个体健康信息在线查阅、在线健康教育和健康相关信息的推送服务，促使公众选择健康的生活行为方式，达到主动、自我管理的个人健康管理目标。居民不仅需要查询个人全生命周期的健康相关信息，包括健康档案、诊疗信息、化验信息、住院信息等接受诊治过程中产生的有用信息，还需要从专业健康教育网站获得健康信息及向专家提出咨询，提高自我保健的能力。有学者通过研究网络人群的卫生信息需求后发现，公众对健康知识信息、健康行为信息、疾病相关知识信息和疾病相关行为信息的需求比较高。

公众需要及时获取更多政府公布的权威、准确的信息，以便有效避免因理解偏差导致的恐慌或骚乱，防止有限的信息在传播过程中出现变形和扭曲，同时给公众提供更多的信息选择自由。公众在重大公共卫生突发事件的不同时期有不同的信息需求，如在传染病疫情的静息期，公众以知识需求为主；在疫情的流行期，则以具体的预防措施需求为主。而在传染病突发公共卫生事件之后，公众既需要了解传染病的特征和防护措施，又需要了解政府处理该事件的方针、措施和办法，还需要了解获取相关信息的途径，随着事态的进一步发展，公众需要进一步了解事件的发展情况，如疫情波及范围、每日疫情状况。此外，公众更需要医务人员依据全面、系统的健康信息提出有针对性的健康指导，以便进行自我治疗和决策选择，从而成为医疗决策中的合作者与参与者。

5. 媒体在公共卫生信息管理过程中的需求　新闻媒体对信息的“新颖”和“权威性”要求很高，并且愿意接受多种可行的交流渠道。媒体需要尽可能早地获知政府发布的相关公共卫生防治等政策信息；需要搜集专业机构对传染病疫情、突发公共卫生事件的流行病学特征、预防措施、重点人群行为干预信息、诊断方法和治疗方案等相关信息；需要科研机构及人员根据其专业能力提供科学、权威的信息；需要公众在公共卫生事件、传染病出现时积极发表看法、提出需求。

（赵文龙）

第二章　卫生信息管理基本理论

第一节　卫生信息源

一、信息源概述

（一）信息源的概念

信息源是一个广义的概念，是产生信息的源泉，是人们获取信息的地方。人们在决策、研究与开发、市场开拓等活动中借以获取信息的来源，都可以是信息源。信息源包含了两层含义：一是指信息及其发生源，包括各类信息及其产生持有的机构，如信息中心、电视台、科研院所、高校、政府机构等；二是指信息及其赖以传播的各种物质载体或传输通道，如图书、期刊、展销会、互联网、电视、广播等。广义而言，信息源不仅应包括各种信息载体，也应包括各种信息机构；不仅包括各种印刷型信息载体，也应包括非书资料；不仅包括各种信息存储和信息传递机构，也应包括各种信息生产机构。在联合国教科文组织出版的《文献术语》中将其定义为："个人为满足其信息需要而获得的信息的来源"。对信息源的理解应注意把握以下几点。

1. 从信息链的角度理解信息源　信息源是构成信息链的基本要素，是信息的发出者，也是信息采集的目标。可把一切能为人们提供信息的来源都视为信息源，而不论其是否为信息的初始发生源。人的活动使得信息越来越多，因此可认为人是最重要的信息源。同时，在信息传播的过程中，只有信息畅通无阻，同时信宿又具有接收信息的条件和能力，信息源的作用才能充分体现。

2. 从信息流的角度理解信息源　信息源必须能够产生和拥有相当数量的信息，与信息的接收者相比，至少有一个或几个方面的信息优势，即信息源与信息用户之间形成一定的信息差，此为信息势。具有信息势，一旦条件具备，信息就会按一定方向朝信息接收者流动，形成信息流。信息流的形成要有"量"的积累，更要有"质"的保证。对于信息使用者来说，可使其某种"不确定性"减小的信息才是其真正需要和尽力追求的。

3. 从信息供需转换的角度理解信息源　信息源和接收者是相对的、变化的。信息源和信息接收者都不是孤立的。信息源的作用在于不断输出信息，但在输出信息时，其也必须不断吸收外界信息来充实自己，才能保持信息势，保障信息顺利向接收者流动。在吸收外来信息时，信息源成了其他信息源的接收者。

4. 从信息源的存在方式的角度理解信息源　信息源的存在方式是复杂多样的。特别是现代信息技术的发展和信息载体形态与信息渠道的多样化趋势，使人们对于信息源的认识和选择更加困难。从存在方式来看，其可以是整个宇宙、自然界和人类社会，也可以是人或事件，还可以是社会机构和各种实物。从载体形态上看，传统意义的文献已不是唯一的信息源，数据库、互联网已成为重要的信息源。

（二）信息源的主要特征

1. 信息源的积累性　信息将人类的知识记载在物质的载体上，因此可以用物质的手段进行搜集、整理、积累，使得人类所创造的知识、文化、技术，可以不断地延续、继承和发展。

2. 信息源的复杂性 信息源的类型和载体形态都具有复杂性。它数量巨大，内容丰富，形式多样，随着人类社会的发展，科学技术的进步而迅速增长。

3. 信息源的再生性 信息源与物质财富不同，在使用后，不会被消耗掉，反而会产生增值现象。同时，信息源本身也可再生，从原始信息源产生出二、三次信息源。

4. 信息源的共享性 信息源的接收者并非唯一，信息源可以传播至不同接收者时同时被使用，具有可共享性。

二、卫生信息源

卫生信息源即获取卫生信息的源泉。卫生信息从产生到被利用经过了数次传播与交流，此过程中的卫生信息产生源及卫生信息持有源及卫生信息传播源都属于卫生信息源的范畴。该范畴既可是相关的人、物、机构，也可是卫生行业的各种活动等，包括卫生信息的原始记录及加工产品，所有与卫生信息生产、发布、传播、存储等相关活动及参与的机构和个人。卫生信息源是卫生信息获取与利用的基础。研究卫生信息源的目的在于掌握卫生信息的分布状况及明确卫生信息的获取方向。对其进行分类，了解其特征利于更有效地获取符合需要的卫生信息。卫生信息源可分为不同类型，主要有以下几种。

1. 按卫生信息的可保存性 可分为正式记录的卫生信息源和非正式记录的卫生信息源。前者指记录下来的信息源，如各类卫生信息出版物、疾病预防控制报告、卫生信息网站等；后者指没有正式记录的卫生信息源，如专家会诊、就诊预约电话交流等。

2. 按信息源产生的时间顺序 可分为先导卫生信息源、实时卫生信息源、滞后卫生信息源。先导卫生信息源指产生时间先于卫生活动的信息源，如药品市场规划、疾病治疗展望、人群健康预测等；实时卫生信息源指在卫生活动中产生的信息源，如临床诊疗中获取的体温、血压等信息、健康讲座等；滞后信息源指卫生活动完成后产生的反映此活动的信息源，如会议报道、实验论文等。

3. 按照信息存在形式 可分为记录型卫生信息源、实物型卫生信息源和思维型卫生信息源。记录型卫生信息源指用文字或代码记录的卫生信息源，可按记录方法、记录形式、载体形式、记录信息的出版形式等进一步划分。其便于广泛传播、系统积累、长期保存和直接利用，使其成为目前最常用的卫生信息源，是了解其他卫生信息源的前提和基础。实物型卫生信息源指以物质实体形式存在的卫生信息源，如卫生监测设备、诊疗仪器、人体标本、谈话现场等。其特点是直观、真实、分布零散且具有一定的隐蔽性，需通过观察、分析才能得出潜在的价值信息。思维型卫生信息源指存在于从事卫生工作的个人头脑中的信息源，如卫生行业领导者、业务专家等，此类信息源中的信息常以口头形式表现，价值巨大，但需要通过交流、访谈等获得。

4. 按信息产生过程 可分为原始信息源和加工信息源。原始信息源又称一次信息源，没有经过信息机构加工处理，在实践活动中产生。加工信息源指由信息机构对原始信息进行加工、处理、改编和重组而形成的各种信息源。

5. 按照卫生信息获取的对象 可分为个人卫生信息源、组织卫生信息源。

第二节 卫生信息采集

一、信息采集概述

（一）信息采集的概念

信息采集是信息管理的首要环节，是开展信息服务的物质基础。目前对信息采集的内涵有不同的认识和表述，在此表述为：它是人们根据一定的需求，对信息源中的特定信息感知、辨析、选择、追索的过程，包括了以下内涵。

（1）其主体是人，这决定了其是一种社会活动。

（2）信息需求是信息采集的动力和出发点（此需求有时是明确的，有时是潜在的）。

（3）其具体目标是与信息需求相适应、相联系的特定信息。

（4）其本质是人的感官（或其替代物）对信息的感知、辨析、选择和追索。

（5）其对象是信息源。生活中，许多重要信息的获取并非是按计划追求的结果，有时人们会下意识地靠直觉、灵感来捕捉信息，不通过一般逻辑推理的思维过程、触景生情、灵机一动，突发奇想。此种对信息的感知和摄取不同于常规，但它在人类信息采集中却是大量的，被称为“信息采集中的第三只手”。

（二）信息采集的过程

（1）制定采集计划。

（2）设计调查提纲和调查表（数据表）。

（3）明确信息采集的方式方法。

（4）提供信息采集的资料。

（5）必要时进行补充采集。

（三）影响信息采集的因素

影响信息采集的因素有：信息需求、信息源、渠道、采集者、采集方法、环境等。其中信息需求、信息源的选择、采集者、采集方法是主要影响因素。

信息采集者是采集活动的主体，所有与采集有关的活动都由他产生。

信息需求决定着一次信息采集的方向。人们根据需求来采集信息。信息采集活动从开始自发的适应性活动逐步发展为有目的、有组织的社会活动，都是由于信息需求而产生的。

信息源的选择决定信息质量。以医生诊疗为例，其所需的信息源就是患者，患者的症状、各项生理指标（心率、体温、血压等）、化验指标、器械检查等获得的数据及既往史等信息；而当医生科研时，要选择的信息源可能是期刊的文献资料和实验数据。不同需求导致信息源的选择不同，有时会选择多个信息源或渠道。

方法决定着信息采集活动的效率。不同信息需求会有不同采集方法，不同采集者可能采用不同方法，而不同信息源或渠道对采集方法会有不同要求。

二、卫生信息采集

（一）卫生信息采集的过程

1. 选择恰当的卫生信息源　这是最基本也是重要的环节，决定了后续各环节工作价值的大小。首先分析信息需求，了解所需信息的时间、地域及内容范围，然后展开所有能了解到的信息源线索，对其特点如价值性、可及性、易用性、经济性等比较分析，结合自身条件，选择出最恰当的一个或几个。不同活动领域的人，对卫生信息的需求方向不同，即使是同一卫生信息需求主题，出于不同的目的，所需的信息源也不尽相同。因此，选择有针对性的信息源尤为重要。如需要了解糖尿病的一般性、相对浅显的信息，互联网是最便捷的选择；如“糖尿病治疗的研究新进展”等研究性问题，专业文献、学术数据库等是最佳的选择。

2. 选择合适的信息采集策略　好的信息采集策略可在很大程度上减少获取过程中可能遇到的因有用信息不足、业务知识欠缺、时间不足、他人不配合等带来的困难。在确定了卫生信息源范围后，要确定采集途径，选择合适的采集方法与工具。

3. 对采集的卫生信息进行质量评价 采集信息后，需要借助一定的评价指标，对所获取的信息进行质量评价。如果满足需求，则表示该采集工作完成，若不能较好地满足需求，则需要对某个环节的工作进行调整或重新采集，重复各环节工作，直到采集到目标信息。

（二）卫生信息采集的原则

1. 针对性原则 其指根据需求有的放矢、有所选择、量力而行地采集卫生信息。其最终目的是使用，因此有目的、有重点、分主题、按计划、按步骤地采集信息，将有限的物力、财力和时间用于采集最关键的信息，以最大程度、最大效率地满足信息需求为目标。

2. 系统性原则 其体现为空间上的完整性和时间上的连续性，要求用系统的观点来考虑问题，一方面要把与某一问题相关的、散布在不同卫生信息源的信息采集齐全；另一方面对某一问题在不同时期、不同阶段的发展变化情况进行跟踪采集，尽可能将某一问题的信息采集完整、全面、系统。

3. 及时性与主动性原则 其要求信息采集应及时反映事物最新动态、最新水平和最新发展趋势，这样才能使信息的效用得到最大限度发挥。尤其在突发卫生事件问题上，准确的最新动态信息及数据统计将保障科学决策的制定，一定程度上控制事件的扩大与恶化。

4. 可靠性原则 其指获取的卫生信息要真实与准确，是进行卫生科学决策的重要保障。在互联网环境下，信息发布的自由与随意使得虚假信息、垃圾信息大量存在，更需要遵循可靠性原则。采集时要有科学严谨的作风与实事求是的态度，注意卫生信息源的可靠性与真实性，层层筛选，全方位、多层次进行检验，保证信息的客观真实。

5. 计划性原则 其是落实信息采集策略的保障。要求在采集中分层次、按步骤进行，既要满足当前急需，又要着眼未来。善于发现和抓住有发展前途的信息，并在组织、资金、人员和时间等方面适当安排。

6. 合法性原则 信息采集时，要遵循道德和法律规范，在法律允许的范围内进行，没有法律规定但属于“灰色地带”的敏感信息的采集，要用道德自律加以约束。

（三）卫生信息采集的方法

卫生信息采集的方法指从选定的卫生信息源处采集信息的方法，主要有总结法、观察法、社会调查法、阅读法等。

（四）卫生信息采集质量评价

1. 可靠 其有真实、准确和完整三层含义。真实指信息的有无，要求获取的信息反映的是真正发生了的客观事件；准确指信息内容的表达，要求获取的信息是对客观事件准确无误的表达；完整指信息内容的构成，要求所获取的信息在保证真实、准确的基础上，在构成上完整无缺。不真实、不准确、不完整的信息会导致决策失误，给个人和组织带来损失。

2. 新颖 其有两层含义：时间上的及时与内容上的先进。表现为：一是指信息自发生到被采集的时间间隔短，就是新闻传播所追求的时效；二是指信息的内容水平领先。判断所采集的信息是否新颖的依据为：是否为刚发生或最近出现的新事件、新概念、新理论、新原理、新应用领域、新技术方法；将其内容与其他国家和地区的同类信息进行横向对比，从而判断信息的先进性；从国家和地区判断，一般情况下，学科理论研究和科技水平处于领先地位的国家或地区，其地域内产生的相关信息也较为领先。

3. 全面 其既指所采集的信息的数量，也指获取信息内容的系统与连续。数量是指获取到的与主题相关的信息数量多，能够很好地解决信息需求。“系统、连续”指所采集的若干信息是自成系统、连续的，也指信息获取工作是系统、连续的。系统性、连续性越强，信息使用价值就越大。评判信息的全面性主要由用户根据需求进行评判。

4. 适用　其强调信息的可利用性，指所获取信息的内容与获取目的密切相关，针对性强，包括适用与相关两层含义。在采集过程中要尽量做到适用，但在实际过程中，有时当场判断信息是否适用，存在一定困难，所以采集时应以“相关”为要求。相关指内容上相关。一般而言，相关度越高，针对性越强，就越适用。

第三节　卫生信息交流

一、卫生信息交流概述

（一）卫生信息交流的概念与基本要素

卫生信息交流是人们通过各种方式和渠道所进行的与人类生命健康有关的信息传递与反馈活动。具体而言，它是人们借助于某种符号系统，通过一定的渠道或方式而实现的卫生信息的传递、交换与分享行为，具有一般信息交流的基本要素。

1. 传播者　指卫生信息的生产者或拥有者，是卫生信息交流的引发者，交流的对象和目的通常由他们决定。一般而言，传播者的权威性、经验及值得信赖等都会影响传播交流的过程及效果。例如，患者及家属更相信专家型医生及大医院传递的信息。

2. 媒介　指信息交流活动中运载和传递信息的中介物。面对面交谈，传递口头语言的人体就是传播媒介。信息传播媒介多种多样，可以是书信、期刊、报纸、图书、广播、电视、录音、录像等。卫生信息传播者应根据信息的性质和接收者的需求、特征与规模，来选择相应的、最有效的媒介。

3. 接收者　也称受传者，是信息传递者或发送者的作用对象。任何信息只有被接收，才有可能被理解，从而达到交流效果，否则会造成交流失败。

4. 信息　此处指卫生信息，它是交流的基础与实质内容。离开了信息，交流就无从谈起。当然，没有实际意义和价值的信息交流，就会失去意义。

5. 符号　是信息在交流过程中的表现形式。卫生信息交流的符号包括语言、文字、手势、表情、标本、图像等。

6. 环境　信息交流活动总处于一定的环境中，包括自然环境、科技环境、经济环境、医疗环境、文化环境等。它们互相依存、互相作用，共同影响着卫生信息交流的方式和效果。

（二）卫生信息交流的特点与原则

特点：传播者具有一定专业素质；交流的内容是卫生信息；接收者的广泛性。

原则：目的性原则；真实性原则；针对性原则；适时性原则；实效性原则。

（三）卫生信息交流的类型

1. 卫生信息的自我交流　是指人体内“主我”与“客我”之间进行的卫生信息的传递与讨论活动，既是自我需求，也是社会需求，是对自己或他人身体健康变化及周围卫生活动作出的自我反应和自我调节，主要通过感觉器官，结合已有知识，对健康变化及相关活动进行回顾、记忆、推理、判断并得出结论或作出决策。当一个人健康状况发生明显变化时，常通过内向交流进行分析判断并初步决策，即自行解决或就医等。此种人体内部的卫生信息交流活动是其他卫生信息交流活动的前提和基础。人们在生活中对一切生命健康问题的反映及思考，最终通过自我交流使之系统化、明确化，从而形成经验。卫生信息自我交流的积累使人们能够认识自身健康状况，认识社会调节人们卫生健康状况的方法、技术等，并形成对外卫生信息交流时所表现的各种观点态度。其特征为：交流发生的随时性；交流过程的隐秘性；交流结果的暂时性；

交流符号的特殊性。

2. 卫生信息的人际交流 指两个或两个以上的个体之间借助某种符号系统进行的卫生信息的传递、分享与讨论。可以一对一、一对多，也可以多对多。不论人数多少，只要没有组织参与，就属于人际交流。卫生信息的人际交流与自我交流既有区别，又有联系。自我交流是卫生信息交流的前提和基础，而卫生信息的人际交流是整个卫生信息交流过程的基本形态。其特征为：传播交流反馈及时，互动频率高；交流活动方法灵活，渠道多样；交流内容具有一定的针对性。

3. 卫生信息的组织交流 指医药卫生类组织与组织之间或组织成员之间借助某种符号系统进行的卫生信息传递与交流活动，主要包括：一是组织内部的交流，如组织成员、部门之间进行的卫生信息交换和讨论活动；二是组织外部的交流，如组织向外输出或从外界输入各种卫生信息的活动。其特征为：交流主要以组织或团体的名义进行；交流范围有界限；交流有一定规模。

4. 卫生信息的大众交流 指专业化的媒体组织以社会上一般大众为对象进行的大规模的卫生信息传递、扩散和分享活动，主要以报纸、杂志、广播、电视及互联网为媒介。这些大众媒介是交流的主要渠道，在现代健康信息传播中扮演着非常重要的角色，因此大众媒体的卫生信息交流成为研究的重点。其特征为：传播者是专业化的媒体组织；传播媒介日益复杂化和现代化；交流对象数量巨大，分布广泛；缺乏及时而广泛的反馈；大众传播有信息反馈机制，但反馈多数是延时的，受众对传播过程缺乏即时的干预能力；对受众的健康意识、观点、就医行为、生活方式等方面产生积极或消极的影响。

二、卫生信息交流模式

模式是对某一事项或实体的内在机制与外部联系进行的一种直观的、简洁的描述，通过对现实世界提出理论化与简洁化的参考构架来帮助人们把握系统内各因素之间的关系，了解实体的结构、强度、方向等，避免陷于纷繁的细节而看不清实体的本质。其具有双重性质：一是模式与现实事物具有对应关系，但不是对现实事物的单纯描述，而是具有某种程度的抽象化和定理化性质；二是模式与一定的理论相对应，又不等于理论本身，而是对理论的解释或素描。因此，一种理论可有多种模式与之对应。

（一）卫生信息交流的基础模式

1. 拉斯维尔模式 1948 年，美国政治学家拉斯维尔发表《传播在社会中的结构与功能》，首次以建立模式的方法分析了人类社会交流活动，提出了信息交流过程的五个基本要素，即谁（who）、说什么（say what）、通过何种渠道（in which channel）、对谁说（to whom）、产生何种效果（with what effect），这便是著名的“5W”模式，见图 2-1。

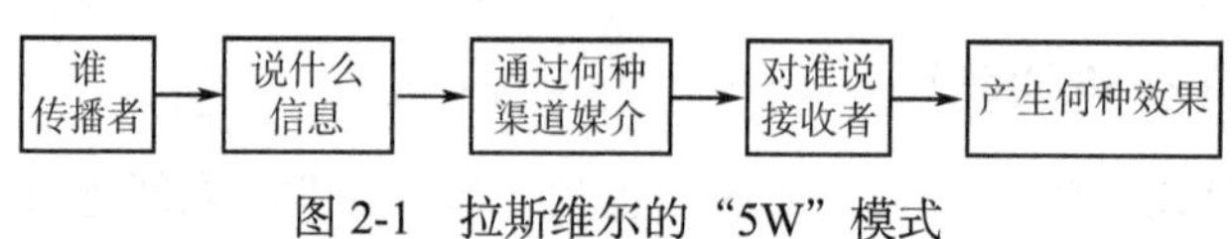

图 2-1 拉斯维尔的“5W”模式

拉斯维尔提出的五要素揭示了信息交流过程的本质，成为后来传播学研究的五个基本内容，即控制研究、内容分析、媒介分析、受众分析和效果研究。该模式存在一些缺陷，一是该信息交流模式是直线的、单向的，没有考虑到反馈，忽视了传播者与接收者之间的双向互动性；二是没有考虑周围环境对信息交流的影响，忽略了干扰因素的存在。

2. 奥斯古德-施拉姆模式 1965 年，传播学家施拉姆在其论文《传播是怎么样运行的》中提出了信息传播交流的循环模式，即施拉姆模式。由于该模式是施拉姆在另一个学者奥斯古德的观点启发基础上提出的，所以有人称为奥斯古德-施拉姆模式，见图 2-2。

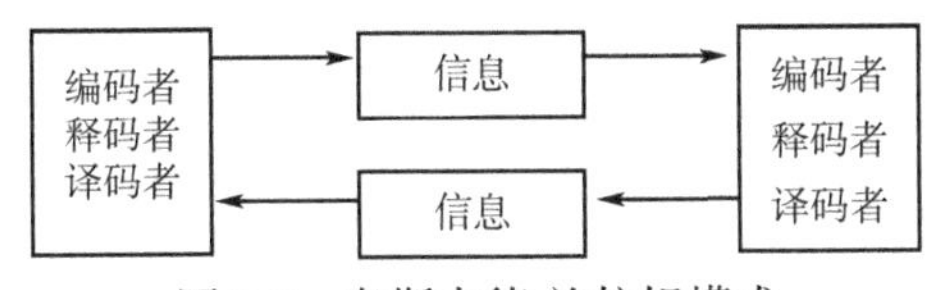

图 2-2　奥斯古德-施拉姆模式

该模式突破了先前交流研究单项直线性，体现了信息传播交流的循环性。该模式中，没有固定的传播者和接收者，交流的双方都是传播行为的主体，其角色随着信息交流的延续相互转换，在不同情况下分别扮演着编码者、释码者和译码者的身份，充分体现了交流的互动性，更符合人类社会交流的实际状况，尤其符合面对面人际交流的特点。但该模式也存在缺陷，没有反映出交流双方所处的社会环境、地位等对交流的影响，也无法体现双方在交流内容、能力、方式等方面存在的差异。

3. 马莱兹克模式　1963 年，德国学者马莱兹克在其《大众传播心理学》一书中提出了大众信息传播交流的系统模式，即马莱兹克模式，见图 2-3。

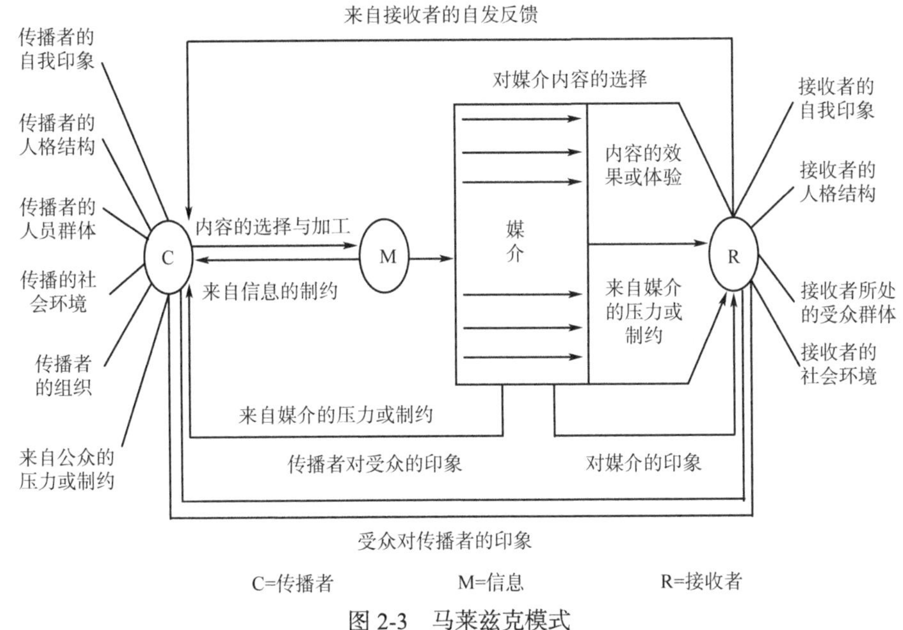

图 2-3　马莱兹克模式

该模式表明，大众信息交流是一个极其复杂的过程，其中存在一个包括社会心理因素在内的各种社会影响力交互作用的“场”。在此“场”中，信息交流的要素即传播者、接收者、媒介与信息，都受不同社会影响力和心理因素的制约。传播者和接收者在这些影响力和因素的共同作用下，进行着互动的、双向的信息交流。该模式将整个信息交流过程置于一个非常复杂的社会系统中进行研究，此种研究有助于深化社会系统及心理过程对信息交流过程影响的认识。

（二）卫生信息交流的专业模式

1. 牛场大藏-津田良成的典型标本模式　1980 年，日本情报界的专家牛场大藏和津田良成等在日本科学技术厅的委托下编辑出版了《科学技术情报工作现状和展望丛书》第二卷，该书比较全面地阐述了卫生及卫生医疗信息的产生和传播利用过程，见图 2-4。

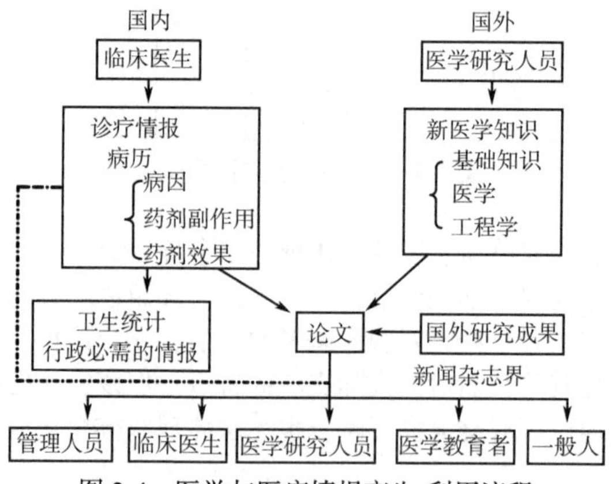

图 2-4　医学与医疗情报产生-利用流程

从图 2-4 可知，情报的产生来自国内外医学研究人员的研究工作和临床医生的医疗工作，利用情报的是临床医生、医学研究人员、医学教学人员、卫生行政管理人员和一般群众。

2. 穆尔的医患信息交流模式　1970 年，弗雷德里克·穆克在《内科学文献》上发表了“信息技术与医疗”一文，认为患者才是卫生医疗情报的发生源，分别从医生和患者两方面描述二者之间的信息交流过程。他认为，临床医生从事的情报活动有：获取患者病历、家族病史、患者身体与精神异常的情报；从患者获取到的情况与已有知识对比分析；在此基础上，判断还需要获取哪些资料，应做哪些处理；进行必要的处理（治疗）之后，患者发生的变化；汇总、积累和存储经验。其具体流程见图 2-5。另外，他还认为患者是最早发觉自己身体异常的人，所以患者是医学信息的发生源，此时，患者会根据病情选择自己处理或请医生诊治。具体流程见图 2-6。

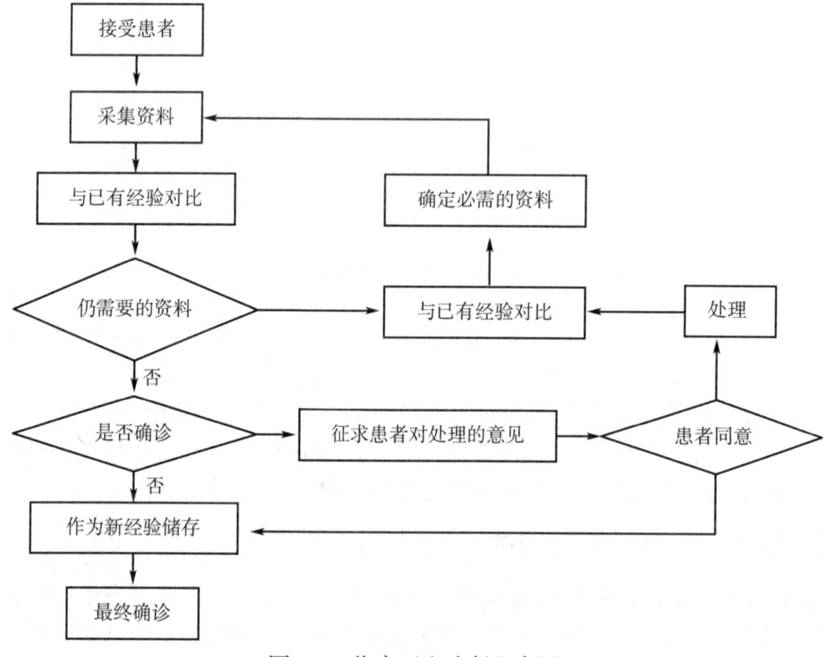

图 2-5　临床医生诊断程序图

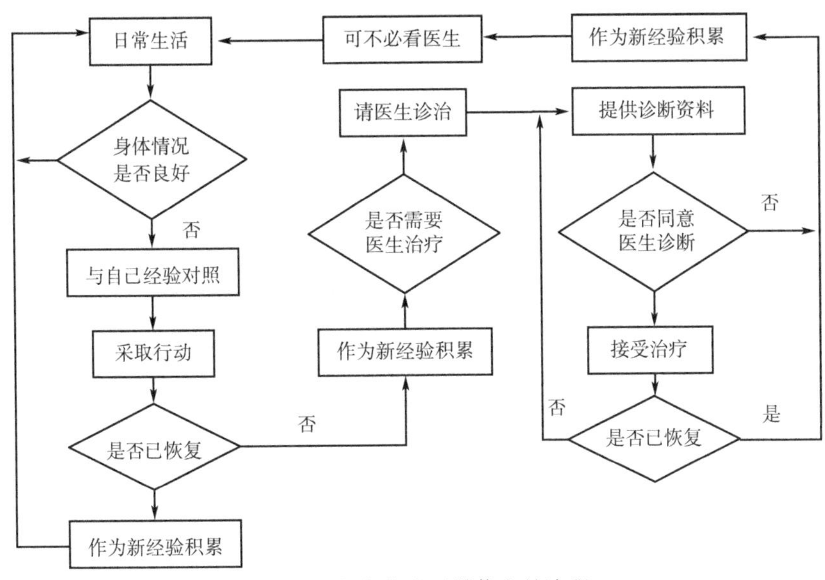

图 2-6　患者获取医学信息的流程

3. 基于证据的诊疗决策模式　该模式是从现代循证医学出发进行医疗诊治决策的模式。循证医学是近 10 余年来在临床医学实践中发展起来的一门新兴临床学科，指临床医生诊治患者都应该有充分的科学依据，任何决策都需要建立在科学证据的基础上，而证据也应是当前最佳证据。根据此概念，循证医学在实践中，至少应包括：一是患者，患者生病要去找医生诊治；二是医生，医生要正确诊疗患者，除自己的临床经验和已掌握的医学理论知识外，要卓有成效地解决患者的若干疑难问题，还必须不断更新与丰富自己的知识及掌握新技能；三是最佳证据，要去发掘和掌握当前研究的最佳证据。三者有机结合才能作出最佳诊疗决策，最终取得诊治的最佳效果。其具体模式见图 2-7。

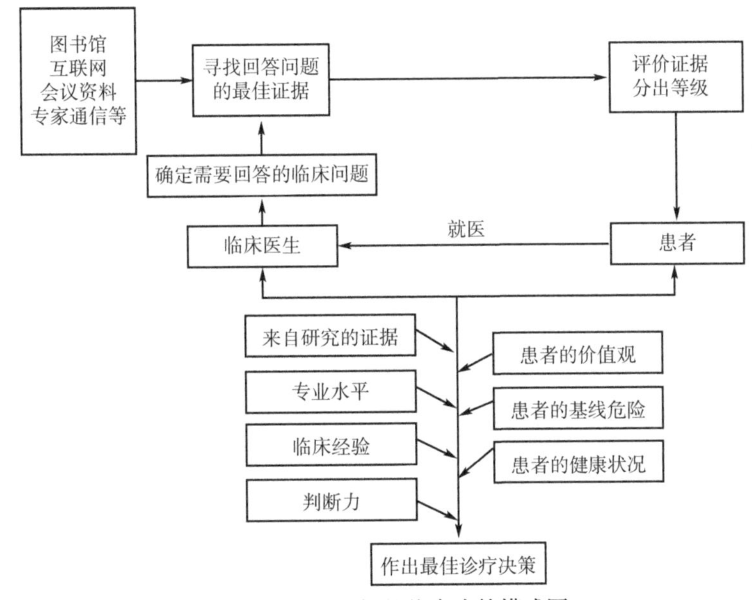

图 2-7　基于证据的临床决策模式图

图 2-7 表示，医生基于循证医学的实践大致的步骤为：第一步，根据就诊患者的情况，形成

临床问题；第二步，文献检索，寻找回答临床问题的最佳证据；第三步，评价证据的可靠性和实用性，通常根据证据的性质分为 A、B、C、D、E 五个等级；第四步，将证据信息提供给患者，通过和患者的讨论，结合实际情况作出最佳诊疗决策。需指出的是，医生做治疗决策时受到多种因素影响，包括来自研究的证据、临床专业经验、患者的价值观、患者的基线危险和患者的健康状况等。

（三）卫生信息的网络交流模式

1. 卫生信息网络交流的一般模式 网络把一些分散的“节点”通过某种“手段”连接起来形成一个整体。具体而言，就是将一个地理位置不同并具有独立功能的各种终端设备通过线路连接起来，在完善的网络软件（即网络通信协议、信息交换方式及网络操作系统等）支持下，实现彼此间信息的传递、交流和共享。卫生信息网络交流的一般模式见图 2-8。

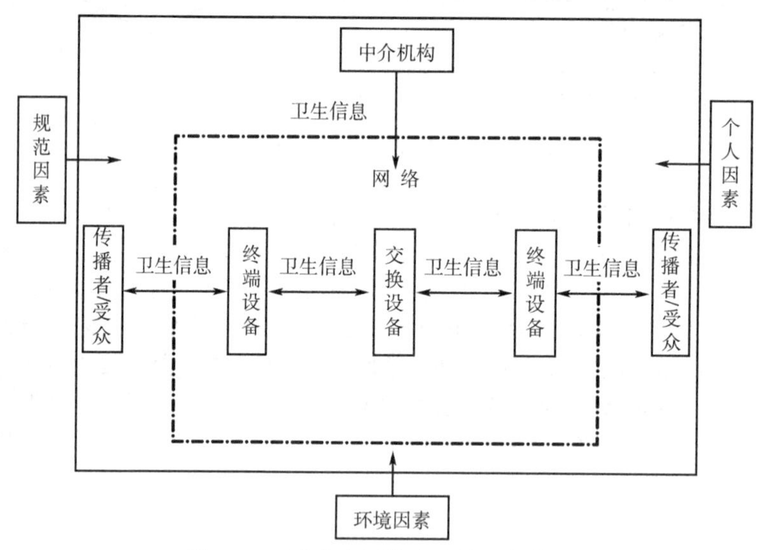

图 2-8 卫生信息网络交流的一般模式

上图中，网络指的是通信网络，包括局域网、广域网、移动通信网、无线通信网、数字卫星通信网等通信系统。中介机构指采集、控制、组织、存储、发布卫生信息的各种医药卫生类组织或机构。在卫生信息的网络交流中，交流的主体既可以是人（包括个体、群体和组织），也可以是机器，其包括人与人的交流，如远程诊断、患者之间的交流等；人与机器的交流，如人们在网络上进行医药卫生信息检索；机器与机器的交流，如通过网络进行的机器之间的数据传递。该交流受传播者、受众、卫生信息内容、终端设备、网络环境、所用符号等要素本身的影响，还受交流的规范、个人、医疗环境等的影响。但由于虚拟化的特点，使得网络交流受外界因素影响的程度要远远小于传统交流方式。

2. 卫生学术信息网络交流的模式 卫生学术信息又称卫生科技信息，是卫生信息的重要组成部分，是卫生科技工作者经过研究和思索形成与人类健康有关的认识，凝聚着人类智慧的结晶。卫生学术信息的网络交流模式，对促进相关学者、科研工作者进行卫生学术信息交流具有重要指导意义。根据交流过程分为非正式交流过程、半正式交流过程、正式交流过程。非正式交流过程指科技工作者通过网络即时通讯工具、电子邮件、学术论坛等进行的卫生信息交流活动；半正式交流过程是科技工作者通过各类学术网站进行的卫生信息交流活动；正式交流过程是指科技工作者通过网络数字化文献系统进行的卫生信息交流活动。具体见图 2-9。

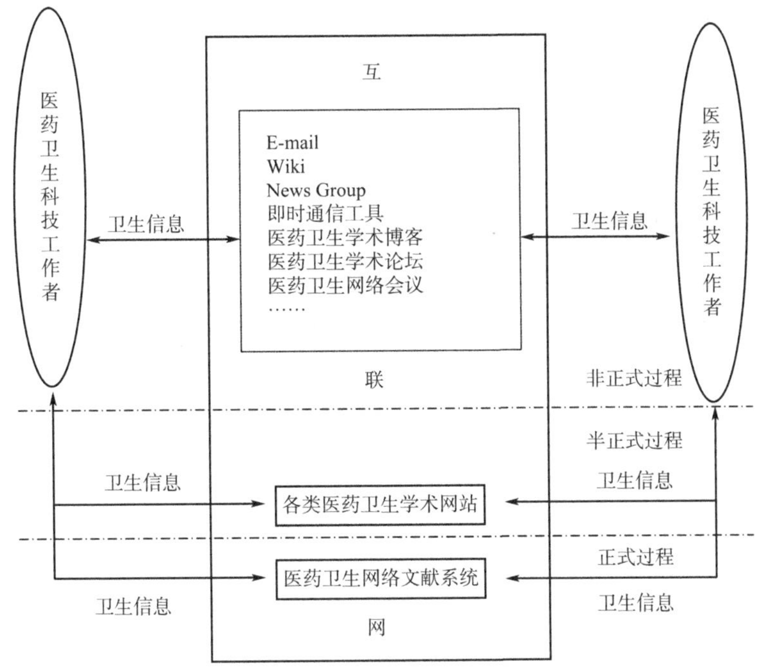

图 2-9　卫生学术信息的网络交流模式

三、卫生信息交流障碍

（一）卫生信息交流障碍的基本内涵

各种因素和环境的影响，使得交流中的信息发生损耗或产生偏差，形成信息交流的障碍。卫生信息交流障碍指在卫生信息交流过程中，由于受信息本身、交流双方、交流通道及环境等的共同作用而产生的阻碍信息合理流动、导致交流效果偏差的一切现象和行为。信息交流障碍导致信息变异，也称信息失真，表现为物理失真、语义改变和语用衰减。

1. 物理失真　其指信息传递所依赖的物质系统（包括载体及符号）在传递信息时发生失真。如声波传播的距离越远，声音越弱，以致最后完全消失。又如在嘈杂环境中，以声音传送信息，那么信宿接收到的信号将多于发送者发出的信号。

2. 语义改变　其指信息传递过程中，由于或多或少经过语义转换，如信息经过编辑、翻译、教师或图书馆员等人员的语义转换，即使是面对面谈话也离不开语义转换，从而导致信息语义的改变。

3. 语用衰减　其指信息在传递过程中，相对信息产生时的价值而言，由于时间、地点或接收者本身能力等因素造成的信息价值降低。如一条信息，由于时间延误，使它对于接收者的可利用价值减小。

（二）卫生信息交流障碍分析

1. 发送者障碍　该障碍是来自于信息发生端的障碍，指信息生产者或拥有者在传递信息过程中受各种因素影响和干扰而造成的阻碍卫生信息合理流动，导致交流效果发生偏差的行为和现象。

（1）发送者主观因素障碍：发送信息时，发送者会从自己或自己所代表的组织利益出发，对信息进行选择组织，甚至有意操纵信息、修改信息、篡改信息等，使发送的信息对发送者更为有利，如医院对自己好人好事的宣传。

（2）发送者客观因素障碍：信息交流过程中，由于受发送者自身客观因素（知识、语种、职业等）的制约，将其生产发送的信息作为信息源，必然会在分布、性质和形式等方面表现出一定特性，在一定程度上影响交流，导致交流效果偏差，具体表现为：信息源的分散性，导致某些信息处于交流渠道之外；有些信息，特别是组织内信息，往往限制在一定范围内流通，导致交流不畅；信息源的语种多样，使交流受阻；某些信息源在表达上含糊不清，模棱两可，容易使人误解，从而引起失真，影响交流效果。

2.交流过程障碍 该障碍指信息从生产到接收过程中，影响其有效流通的一切因素、现象和行为。信息的交流，既可通过面对面、QQ、邮件等直接实现，也可通过编辑部、图书馆等以某种形式间接实现。此过程中会受到多种因素影响而引起信息失真或有效度不足。交流过程中会因渠道选择不当、渠道技术、管理不善、交流中环节不协调等造成障碍。克服该障碍，一是缩短信息传递链；二是根据交流内容、性质、缓急采用合适媒介交流；三是加强文献情报中心的管理规范化；四是制定并贯彻正确的出版方针；五是积极引进出版发行新技术，加快出版周期。

3. 接收障碍 该障碍指来自于信息交流的终端——信息接收者的障碍。信息交流中，接收者不能很好地接收、理解并利用信息将直接影响交流效果的好坏。接收障碍分为接收需求障碍、接收技能障碍、接收语言障碍。克服该障碍需从多方面入手，一是开展全民信息素养教育，培养信息意识和提高信息能力；二是加强计算机语言的研制，通过计算机语言处理系统，结合人工实现多语种的统一；三是提高教育水平，使大多数人能使用目前公认的世界语——英语进行阅读、交流；四是全面开展健康教育活动，提高全民的医药卫生知识水平。

4. 交流环境障碍 一定时间和空间条件下，信息交流环境和信息交流行为不完全适应，会造成信息交流障碍，如政治因素、法律法规因素、经济因素、科技因素等都会造成环境障碍。

（三）网络卫生信息交流的新问题

1. 数字鸿沟问题 数字鸿沟又称信息鸿沟，指在全球数字化进程中，不同国家、地区、行业、企业、人群之间，由于对信息、网络技术发展、应用程度不同及创新能力的差别造成的信息落差、知识分割和贫富分化问题。从世界范围来看，其表现为国家之间由于经济发展水平及信息化程度的差异而造成的信息获取、利用和创新方面的差距；从一国范围来看，其表现为不同地区、不同部门、不同人群由于经济、文化、技术等造成的信息获取、利用和创新方面的差距。它是横亘在信息交流中间的一条深沟，使人们无法进行很好的网络信息交流，交流障碍由此产生，并形成恶性循环。它的消除，需要国际、国内社会各方面的共同努力。既需要信息富有者对信息贫困者的帮助，更需要信息贫困者自己的努力。

2. 网络安全问题 网络环境下信息交流的安全性与网络的安全性密切相关。如果网络本身不安全，那么依赖于网络进行的信息交流也会受到威胁。网络的不安全因素有多种，如非法入侵、注入非法信息、线路干扰、病毒入侵、黑客攻击等，都可能干扰甚至中断交流活动，有的使信息在传递过程中遭到篡改、截取，使信息残缺不全或顺序混乱、严重失真，有的使计算机系统遭到攻击或感染病毒，妨碍交流活动，也会破坏网络环境。

3. 信息污染问题 信息污染是指无用信息、劣质信息、虚假信息或有害信息等渗透到信息资源中，导致信息加工、处理、传播利用中出现信息异化的现象。由于网络的开放性、国际性、自由性特点，使信息污染日趋严重，表现为：信息不实，指网络上充斥着低质量、虚假，甚至欺诈、诱骗等不良信息污染网络空间，如一些所谓“特效药”信息；信息老化和冗余，主要是网上信息的转抄、重复及更新不及时造成的，造成网络传播渠道的拥堵不畅；信息超载，是网上信息量急剧增加，导致信息负荷超载，产生负效应，造成信息不被吸收。网络安全和信息污染问题的解决比较复杂，需要法律、管理、道德、技术相结合，通过采取综合手段来共同防范和治理。

第四节　卫生信息分析与决策

一、卫生信息分析概述

（一）信息分析

信息分析指以信息为研究对象，根据拟解决问题的需要，收集有关信息进行分析研究，旨在得出有助于解决问题的新信息的科学劳动过程。信息分析的内容主要是研究信息的挖掘和抽取，对信息进行分析、加工，提供信息咨询服务及充分利用相应的信息系统，如竞争情报、决策支持系统、群体决策支持系统、计算机支持协同工作、在线分析处理系统等为决策服务。信息分析具体包括从混沌的信息中利用比较、判别、检索、相关分析等方法获取或提炼出有针对性的、有助于解决问题的信息；通过聚类分析、内容分析等方法，从表层信息中发现隐藏信息，从离散信息中识别聚类信息；利用预测方法从过去和现在的信息中推演出未来信息，使用统计、系统辨识、内容分析等方法从部分信息中推出总体信息，从不完整、不充分的局部信息中得出整体的状态；利用模型方法、关联树法等揭示相关信息的结构和变化规律。

（二）卫生信息分析

卫生信息分析是信息分析的一个应用方向，是在现代信息和数据库技术不断发展的条件下，将卫生信息与信息分析理论和技术融为一体，对卫生领域的信息活动进行合理分析，从而有效地满足卫生信息管理需求的一门学科。它研究卫生领域实践活动中各个环节的过程及发展规律，是一门应用性及技术性很强的学科，因此可将它理解为“对卫生、医疗、保健等领域中产生的信息活动的各种因素（包括信息、技术、人员、机构等）进行提炼、加工、鉴别、筛选，经分析研究得出有助于解决问题的新信息，为与卫生事业相关的活动提供决策服务的科学劳动过程”。它具有信息分析的特点，如具有针对性与灵活性、系统性与综合性、智能性与创造性、预测性与近似性、科学性与特殊性、循环性与连续性，还具有应用性和私密性。

（三）卫生信息分析的功能与作用

从信息分析的工作流程看，卫生信息分析具有整理、评价、预测和反馈四大功能。

在我国，卫生信息分析的作用表现为几个方面：首先，卫生信息分析可用于政策制定和政府决策；其次，医药卫生企业可根据市场和产品发展趋势的信息分析结果，进行正确发展决策；第三，完备的信息可让世界更好地了解我国国情，增加投资者信心；第四，准确的信息可直接服务于公众，提高公众预防疾病和维护健康的意识。

（四）卫生信息分析的步骤

1. 选题　对于卫生专业人员，信息分析主要为了解决卫生保健服务实践中遇到的具体问题。选题是课题成败的关键，也是研究水平的标志。选题时要考虑到需要与可能、求实与创新、战略与战术、长远与当前等诸多关系，做到审时度势、扬长避短、讲究效益。选题一般要经过提出课题、分析课题、初步调查和撰写开题报告等步骤。

2. 制订研究计划　信息分析是一项研究型活动，要有详细的计划，其内容要阐述课题目的、制定调查大纲、选定研究方法、预计成果形式、明确人员分工和完成时间与实施步骤、制定课题计划表。

3. 收集信息　信息分析要收集的信息分为文献信息和非文献信息。文献信息可通过借阅、检索等收集；非文献信息主要通过观察、访谈、问卷调查等获取。

4. 信息整理、鉴别与分析 信息整理是信息组织的过程，使信息从无序变为有序，方便利用，一般包括形式整理与内容整理。形式整理基本不涉及信息的具体内容，而是根据数据的某一外在特征，进行分门别类的整理，是粗线条的信息初级组织，如按承载信息的载体分类整理、按使用的方向分类整理、按内容线索分类整理等。内容整理主要指对信息资料的分类、数据的汇总、观点的归纳和总结等，分别称之为分类整理、数据整理和观点整理。

鉴别就是剔除质量低劣、内容不可靠、偏离主题或重复的资料，是区别重要信息与次要信息的过程，以便在选用信息做到心中有数。鉴别时需考虑信息的可靠性、新颖性、全面性和适用性等指标。

分析的过程是对整理、鉴别之后的信息进行系统分析，通过定性或定量的方法，提出观点、得出结论，形成新的增值信息产品。

5. 撰写分析报告 这是信息分析的最后一道工序，也是很重要的工作环节。除了报告题目，研究报告还应包括绪言、正文、结论、附录和参考文献。

二、卫生信息分析方法

信息分析方法的主要特征是综合性，表现在方法的来源、性质和结构等方面。对于信息分析而言，应用其他学科和领域的方法尤为突出。在其所运用的众多方法中，不少方法并不是情报学或信息研究领域创造的，也不是其所特有的，且此类方法所占比重不小。通过对信息分析研究的归纳总结，其方法的主要来源基本包括六个领域：逻辑学的方法、系统分析的方法、图书情报学的方法、社会科学方法、统计学的方法、预测学的方法。

三、卫 生 决 策

（一）决策与决策系统

1. 决策与决策系统 决策就是人们为了达到一定的目标，运用科学的理论与方法，系统地分析各种条件，从得出的若干个可能的策略（如行动、方案等）中选取效果最好的策略的过程。简言之，决策是在分析信息的基础上选择最佳行动方案的过程。决策的基本要素包括决策者、决策对象和决策方法。决策系统是决策者、决策对象和决策方法在一定条件下构成的统一体。决策是决策者的思维活动过程，而决策系统是在此过程中为决策者提供数据、信息和分析方法的信息系统。

2. 决策的分类 根据活动的特征可将决策分为非结构化决策、结构化决策和半结构化决策。根据决策者在组织中的地位将决策分为战略决策、作业决策和战术决策。根据决策条件决策可分为确定型决策、风险型决策和不确定型决策。

3. 决策的步骤 完整的决策过程包括七步：确立目标、收集信息分析预测、拟订方案、评估方案、选择方案、执行方案、评价与控制。

4. 决策支持系统 决策支持系统是一个辅助决策者实现科学决策的综合集成系统，它利用数据库、人机交互进行多模型的有机结合。它是管理信息系统向更高一级发展而产生的先进信息管理系统。它为决策者提供分析问题、建立模型、模拟决策过程和方案的环境，调用各种信息资源和分析工具，帮助决策者提高决策水平和质量。

（二）卫生决策与卫生决策支持系统

发生在医药卫生领域的决策类型众多，而为卫生决策提供支持的计算机系统能为决策者提供间接的或直接的帮助，以应用在临床工作更为常见，其类型可分为以下几种。

1. 被动系统　医生必须向系统提出问题，描述患者情况，等待系统的建议。根据系统所提供的信息和用户的要求，被动系统可分成两类。

（1）咨询系统：用户提供患者状况的信息，系统提供诊断和治疗建议。斯坦福大学的 Shortliffe 等开发的 MYCIN 系统就是一个典型的咨询系统。

（2）评议系统：用户提供患者的信息和医生的治疗方案，系统对医生的方案提出评价和意见。由耶鲁大学的 P.Miller 等开发的 ATTENDINGs 是该类系统的代表，如对专家提出的某麻醉方案提出评议。

2. 半自动系统　一般自动激活，提供信息、广泛接受的知识和操作规程。该系统起到一个“看门狗”的作用。该类系统包括以下两类。

（1）自动提示系统：监视医务人员的活动，帮助他们避免重复检查和处方错误，辨认剂量错误、列出相互冲突或有明显相互作用的药物，如犹他州盐湖城的 Latter Days Sants 医院开发的 HELP（health evaluation though logical processing）系统。

（2）报警系统：监视患者状态信号的变化，可为医生提示异常值或异常的变动，生物或生理参数的异常值，某一参数的突然上升或下降，如临床常用的心电监护仪。

3. 主动系统　自动激活，可不通过医生干预而自动决策，对特定患者提出相应建议。包括依据医疗常规开出额外的检查，对治疗的检查（如一个封闭系统自动采取对输液的控制）、监督（如对换气机、心脏起搏器、透析监视器的智能控制）或者对外科手术的帮助。

第五节　卫生信息服务与评价

一、卫生信息用户需求

1. 信息需求　处于一定社会条件下的所有成员不仅需要利用信息，而且需要向社会和他人传递有关自身活动信息，我们将这种双向的信息需要称为信息需求。信息需求有广义和狭义之分，广义的信息需求包括用户对信息的需求、对信息检索工具与系统的需求及信息服务的需求；狭义的信息需求仅指对信息客体的需求，而将用户对信息服务的需求视为由基本的信息需求引发的社会需求。因此，信息需求是信息用户对信息内容和信息载体的一种期待状态，它对人们的信息活动有重要的推动作用，是激励人们开展信息活动的源泉和动力。

2. 卫生信息用户的需求　卫生信息用户是卫生信息服务的对象，由于实践活动领域相同，其信息需求有相同点。如卫生信息用户在对疾病的认识、诊疗手段的更新及新的药物信息等方面都有求新的愿望，在解决临床、科研、教学等方面的问题时都有求准的需求，在对信息的系统性、追溯性和完整性方面都有求全的心理。当然，由于各自所处的环境、工作性质、业务范围、个人素质等方面有一定的差异，信息需求也会有不同之处。

二、卫生信息服务的内容与方式

（一）卫生信息服务概述

卫生信息服务指卫生信息服务机构或组织提供的一种领域信息服务，是利用其服务方式或渠道为用户提供卫生信息的一项业务。作为单个的卫生信息服务系统，一般具备信息服务者、服务内容、服务对象、服务策略和服务基础设施五个要素。其应遵守的原则为：社会适应性原则，及时性原则，高质量原则，专指性原则，经济、易用性原则。

（二）卫生文献信息服务

文献信息服务，从广义上讲，指以满足用户文献信息需求为目的的信息服务活动；从狭义上讲，指以文献信息的搜集、加工、整理为基础，以满足用户信息需求为目标，以代为查找、翻译或整理为手段，以文献信息等知识的提供为形式的一种社会服务事业，是图书馆、档案馆、信息所、专利所、标准所等文献收藏机构的主要服务性工作。卫生信息文献服务指以满足医药卫生领域信息用户的文献信息需求为目标的信息服务。目前的卫生文献信息服务体系除了包含传统文献信息服务内容外又增加了许多新技术特征的服务内容，主要有：文献借阅服务，文献复制和文献传递服务，文献宣传报道服务，文献信息加工服务。

（三）卫生信息咨询服务

卫生信息咨询服务是信息服务机构利用技术手段，为满足用户需求而进行的信息加工过程，是由信息交流、反馈和处理等一系列活动组成的信息服务方式。卫生信息咨询服务是围绕医药卫生领域所开展的信息咨询服务。现阶段医药卫生行业竞争加剧，市场份额相对集中，卫生信息咨询服务可按咨询内容分为三类：文献信息咨询服务，知识咨询服务，科研咨询服务。

（四）卫生信息网络服务

信息网络服务指现代信息服务机构围绕用户的信息需求，以网络信息技术为手段，依托计算机通信网络进行的信息存取、加工、传递和提供等服务活动的总称。卫生信息网络服务可分为资源建设与导航服务、信息检索服务、信息流通服务、信息咨询服务、用户教育服务几种类型。

三、卫生信息服务评价

卫生信息服务评价是为优化服务手段、提高服务质量与服务效率，促使服务价值最大化的一种定性与定量相结合的测评活动。其意义主要体现在自身建设的需要和用户对知识信息需求量方面。

（一）卫生信息服务评价的内容

该评价按评价的基准分为相对评价和绝对评价；按评价的功能可分为诊断性评价、形成性评价、总结性评价；按评价的表达则分为定性评价和定量评价；按评价的主体可分为自我评价、专家评价和用户评价。无论哪种类型的卫生信息服务评价都有相应评价指标，评价具体信息服务质量的高低一般涉及五个因素，即信息服务基础设施、信息资源及其建设能力、信息流程和信息制度、专业技术人才、服务效果。

（二）卫生信息服务评价的方法与步骤

卫生信息服务评价是信息服务机构质量管理的重要环节，是检验和做好卫生信息服务工作、提升服务质量、有效满足用户信息需求的手段。信息服务的效果是抽象的，其服务价值难以用客观标准来衡量，加之服务人员与用户之间的互动交流对用户满意度产生很大影响，所有卫生信息服务评价不能仅采用一种方法。其方法可分为定性评价法、定量评价法、定性和定量相结合的评价法三大类。

卫生信息服务评价的步骤是一个完整的工作流程，一般分以下步骤：首先，对信息服务机构的基本条件建设、信息资源建设、信息制度、信息流程及信息服务效果等涉及的指标进行了解，搜集与信息服务评价相关的资料。其次，确定信息服务评价指标的权重系数，构建信息服务评价模式。再者，对信息服务工作量、信息传递量进行计算并进行处理。最后，对获取相应的评价数据进行分析、比较、评定，形成相应的评价结果，并将信息服务机构的现实情况与同类信息服务机构进行比较，形成评价报告，为信息服务机构改进服务提出意见和建议。

【案例 2-1】

某学术期刊刊登的文章“前列消癥汤治疗激素前列腺癌的临床疗效观察”的一般资料这样描述：选取某院 2012 年 1 月至 2014 年 11 月收纳的 98 例激素依赖性前列腺癌患者，按随机分配原则分为观察组和对照组，各 49 例，观察组 49 例中，男 26 例，女 23 例，年龄 39～69 岁，平均（48.3±6.4）岁；对照组 49 例，男 21 例，女 28 例，年龄 33～63 岁，平均（47.8±6.9）岁；观察组及对照组在常规检查后其一般资料如年龄、性别、血脂、血糖、文化程度、入院时临床资料等方面具有可比性，差别不大，无统计学意义（$P>0.05$）。本研究经本院伦理委员会批准，所有受试者均签署知情同意书，研究人员合格通过医院研究内容培训考核。

问题：此段信息中有何谬误？请运用逻辑学的方法，推断该医院的伦理委员会会批准这个研究吗？

案例分析：该项关于前列腺癌的研究中，研究对象竟有诸多女性，说明研究者竟然能找到长有前列腺并患前列腺癌的女性，实在令人匪夷所思！这么明显的谬误竟然能通过审查堂而皇之地发表出来，实在不敢想象！按常识来推理，该研究如果提请到医院伦理委员会审核，众多医院伦理委员会的委员不可能发现不了这种非常明显的谬误，所以可以推断，此项研究为造假，根本没有提交给医院伦理委员会。

（瞿书铭）

第三章　卫生信息管理基本技术

第一节　计算机技术

20 世纪 70 年代，以计算机为中心的现代信息技术引起了社会经济结构、生产生活的巨大变化。信息已成为与物质、能源并列的三大社会支柱之一。信息技术已经深入到人类生活的方方面面，包括知识结构、社会关系、经济和商业生活、政治、媒体、教育、医疗和娱乐等，深刻地改变着我们的社会形态，而信息技术实现的主要工具就是计算机，计算机技术也被广泛应用于医疗卫生领域。

一、计算机的发展

1956 年 2 月 15 日世界上第一台电子计算机 ENIAC（电子数字积分计算机的简称，英文全称为 electronic numerical integrator and computer）在美国宾夕法尼亚大学莫尔学院宣告诞生，从此揭开了计算机飞速发展和应用的序幕。英国无线电工程师协会的蒙巴顿将军把 ENIAC 的出现誉为“诞生了一个电子的大脑”，“电脑”的名称由此流传开来。ENIAC 的诞生，宣告了一个新时代的开始，从此科学计算的大门也被打开。

自第一台电子数字计算机 ENIAC 问世以来，经过将近 70 年的时间，信息技术的发展速度举世瞩目，通过微电子技术、网络通信技术、多媒体技术和计算机技术的广泛应用，人类迅速进入信息化时代。根据计算机所使用电子元器件的发展，可大致将电子计算机的发展分四个阶段，如表 3-1 所示。

表 3-1　计算机的发展阶段

时代	时间	代表机型	电子元件	运算速度	特点
第一代	1946～1957 年	ENIAC	电子管	5000 次/秒	体积大、耗电多、机身重、性能低、成本高
第二代	1958～1964 年	TRADIC	晶体管	50 000 次/秒	体积减小，重量减轻，能耗降低，成本下降，计算机的可靠性和运算速度均得到提高
第三代	1965～1970 年	IBM360	集成电路	37.5 万次/秒	体积小，重量更轻，耗电更省，寿命更长，成本更低，运算速度有了更大的提高
第四代	1971 年至今	PC	大规模集成电路	几十亿次/秒	高运算能力、高自动控制能力、运算精度高、通用性、逻辑性强

二、计算机的应用

到了 21 世纪的今天，计算机已经被广泛应用于各个领域，总结起来，主要有以下几个方面。

（一）科学计算

科学计算又称为数值计算，指用于科学研究和工程设计中提出的数学问题计算，是计算机最早、也是最基本的应用。其特点是计算量大且数值变化范围大，通常用于天文学、量子化学、空气动力学、医药研制、国防科技和天气预报等领域。

（二）数据处理

数据处理也称非数值计算，指对在科学研究、生产实践、经济活动中所获得的大量信息，如实验数据、观察数据、统计数据、原始数据等，计算机能按照不同的使用要求对其进行搜索、转换、分类、组织、计算、存储等加工处理，有时还要根据需要进行统计分析、绘制出图表、打印出报表等，与科学计算的不同之处在于处理的数据量一般很大。数据处理是计算机应用最广泛的领域，涉及社会各行各业，如办公自动化系统、医院管理系统、企业管理、财务管理、情报检索等方面。

（三）自动控制

自动控制系统一般由检测、放大、信息处理、显示、执行等几个环节组成。计算机是自动控制系统中信息处理的基本设备，也是执行机构的中心环节。在整个系统中，计算机将检测到的信息经过处理后向被控制或调节对象发出最佳控制信号，由系统中的执行机构自动完成控制。计算机用于生产过程的自动控制，不仅解放了生产力，而且提高了生产效率，引起工业生产的革命性改变，对人类发展和社会进步产生了极为深刻的影响。

（四）辅助系统

辅助系统指利用计算机的图形处理能力和模拟仿真能力进行工作，可大大提高工作效率，提升工程质量。如利用计算机的图形处理能力帮助设计人员进行工程设计、电路设计，称为 CAD（computer aided design）；利用计算机来辅助制造，称为 CAM（computer aided manufacturing）等；利用计算机来辅助教学，称为 CAI（computer aided instruction）。

（五）人工智能

人工智能（artificial intelligence，AI）是一门综合计算机科学、生理学、哲学的交叉学科，一般指计算机模拟人脑进行归纳、演绎、推理和采取决策的思维过程，主要是通过在计算机中存储一些定理和推理规则，让计算机自动探索解决方案。人工智能研究角度很广，从机器视觉到专家系统，包括许多不同的领域，是计算机应用的前沿科学。

人工智能可以分为弱人工智能和强人工智能。弱人工智能（artificial narrow intelligence，简称 ANI）只擅长处理某一方面的任务，它的规则相对封闭。阿尔法狗就是弱人工智能的典型应用，它的智能可以用于围棋，在围棋这个领域有很高的造诣，但它在围棋上的深度无法应用到其他领域，如果让阿尔法狗下象棋，那么还需要有相应的象棋方面的程序和数据。另一种人工智能是强人工智能（artificial general intelligence，简称 AGI），它是具有推理和解决问题能力的人工智能，这种人工智能本身就具有自我意识，它没有既定的规则和领域，是开放的。在 2015 年联想大会上，百度创始人李彦宏演示过一次 AGI 识图对话。李彦宏打开一张费德勒穿蓝色 T 恤打网球的图，问 AGI 一堆问题："他在做什么?""他的衣服是什么颜色的?""他手里拿着什么?"AGI 则像人类一样应答无误。强人工智能经过深度学习可以听懂我们说的话，可以认出图片中的颜色、物体和动作。

扩展阅读：别管阿尔法狗了，赶紧看看人工智能还能干点啥？

2016 年 3 月 15 日，谷歌旗下的“阿尔法狗”（Alpha Go）最终以 4∶1 战胜韩国围棋九段棋手李世石。继跳棋、象棋之后，人工智能在挑战人类的清单上，再添浓墨重彩一笔。不过人工智能的本事可不仅仅在下围棋等对抗性游戏方面，它在医疗健康领域也正在大展拳脚，现在就和大家分享一下人工智能在医疗健康领域的应用。

外科手术机器人已经用于世界各地的许多手术室，这些机器人现在仍然需要外科医生来操作它们，但它们提供了微创手术中前所未有的精准控制。到目前为止，这些机器人已经用来定位内窥镜、进行胆囊手术及胃灼热和胃食管反流的矫治，仅在美国，外科机器人每年可以在超过 350 万个医疗手术中进行使用。随着人工智能的发展，在 21 世纪将会出现一种智能机器人，可以自动发现患者体内的异常、分析并校正这些异常，而且不需要医生的指导。

还记得大白吗？它其实就是一个医护智能机器人，它不仅长的萌萌哒，还可以对人体的健康状况做出精准判断和及时治疗。这里就必须说到医疗专家系统（medical expert system，简称 MES），它是人工智能在医疗诊断领域的一个重要分支，是一个在某领域内具有专家分析能力的软件系统。MES 利用医疗专家的宝贵理论和丰富的临床经验，模拟专家诊断疾病的思维过程，最终对患者进行诊断和治疗。在未来，每一个大白背后都有这样一套 MES，帮助它们及时发现和解决患者的健康问题。

小时候有一部动画片，叫做《小小机器人》，说的是科学家研发出一种能进入患者体内杀死癌细胞的微型机器人的故事。现在美国和欧洲的科学家正在研制能够进入人体血管的纳米机器人，它们就像人体的白细胞，能够针对特定的病原体通过无线下载软件，然后在几秒钟内破坏病原体，而人体的白细胞要花几小时才能破坏病原体。使用同样原理的纳米机器人可以通过毛细血管进入大脑，控制和影响人类大脑的细胞，它们将增强人类的认知功能，真正扩展人类的智能。

人工智能的发展还会与精准医疗相结合。精准医疗（precision medicine）是一种将个人基因、环境与生活习惯差异考虑在内的疾病预防与处置的新兴方法，其本质是通过基因组、蛋白质组等组学技术和医学前沿技术，精准地确定疾病的原因和治疗的靶点，然后进行针对性的治疗，最终提高疾病诊治与预防的效果。2015 年 1 月 20 日，美国总统奥巴马在国情咨文中提出“精准医疗计划”，希望精准医疗可以引领医学的新时代。通过精准医疗找到治病的原因，再通过人工智能结合各种自动化治疗手段，可以大大降低医疗行业的运营成本，同时也大大减轻了患者的痛苦。谁不想身边有个大白照顾自己的健康呢？

看了几个人工智能在医疗健康领域应用的例子，其实人工智能的应用场景远不止上面几个，它的发展前景简直就是星辰大海。我们现在还远远不需要担心它们会取代人类，在长久的时间里，人工智能将帮助人类更好的发展和进步。人工智能在未来会带给我们什么样的惊喜，让我们一起期待吧。

三、计算机网络技术

在计算机网络出现前期，计算机都是独立的设备，每台计算机独立工作，互不联系。计算机与通信技术的结合，对计算机系统组织方式产生了深远影响，使计算机之间的相互访问成为可能。不同种类的计算机通过同种类型的通信协议（protocol）相互通信，产生了计算机网络（computer network）。

计算机网络是指将地理位置不同的具有独立功能的多台计算机及其外部设备，通过通信线路连接起来，在网络操作系统，网络管理软件及网络通信协议的管理和协调下，实现资源共享和信息传递的计算机系统。简单来讲，计算机网络是指一些通过通信线路连接在一起能够互相通信并自主运行的计算机。最简单的计算机网络就是只有两台计算机和连接它们的一条链路，即两个结点和一条链路；最复杂而庞大的计算机网络就是 Internet，它由非常多的计算机网络通过许多路由器互相联系而成，故也被称为“网络的网络”。

（一）计算机网络功能

1. 快速收集信息进行处理　它可将分散的计算机数据、信息、文件、报表等迅速集中起来，经整理、加工形成各种报表，为决策者提供参考。

2. 实现资源共享　用户只要通过终端就可以分享拥有大型机用户的好处，共享硬件、软件和数据库资源，避免重复劳动和投资。

3. 提高系统处理能力　单个计算机系统能力有限，联网以后各计算机系统可以协同操作，可以提供更大的处理能力。

4. 增强系统可靠性　当网络中某台计算机发生故障时，还可以利用网络中别的机器进行工作，提高整个系统的可靠性。

（二）计算机网络分类

计算机网络的分类标准很多，如按传输技术分类、按网络传输介质分类、按网络拓扑结构分类、按交换方式分类等，但这些分类标准只给出网络某一方面的特征，并不能反映网络技术的本质。事实上，确实存在一种能反映网络技术本质的网络划分标准，那就是计算机网络的覆盖范围。根据网络覆盖范围的大小，我们将计算机网络分为局域网、城域网和广域网。网络覆盖的地理范围是网络分类的一个非常重要的度量参数，因为不同规模的网络将采用不同技术，计算机网络按网络覆盖范围划分种类见表 3-2。

表 3-2　计算机网络覆盖范围分类

网络名称	覆盖范围
局域网（LAN）	0.01～10km
城域网（MAN）	5～50km
广域网（WAN）	几十至几千 km

（三）计算机网络技术在卫生领域的发展方向

近年来，随着我国政府对民生问题逐渐重视，国人生活质量不断提高，医疗问题也备受政府和民众关注。2015 年两会期间，医疗改革后药品昂贵现象仍然是人们关注的焦点之一。如何将药品信息资源通过网络技术有效地进行整合，将是提高合理用药水平，降低药费的关键。医疗改革政策的出台，对于医院来说，会越来越积极应对体外诊断等技术这就需要实时高效的体外诊断试剂管理信息系统。但是，我国相关体外监测医疗信息系统十分落后，特别是在落后的农村、乡镇等医疗机构。其次，养老问题也是目前的社会热点。主要包括退休金、养老金、社保基金的管理等。养老和社保的核心离不开医疗健康。最终归向问题还是医疗体制信息化建设的发展。云计算是未来信息化的发展方向，通过由专业的云计算中心提供资源整合和资源池构建，并通过网络以服务方式交付信息资源，让用户可按需索取，如同用电用水一样使用信息资源。因此，实现云平台的医疗体制信息系统是必要的，是时代发展的必然方向。

第二节　数据库技术

人类社会正在进入信息化时代，而这个时代的多数信息都是用计算机来进行管理，客观世界所有信息在计算机上都是以数据的形式存在，计算机完成各种任务的过程其实就是对数据进行加工和处理的过程。随着人们对客观世界认识的深入，数据容量越来越大，结构越来越复杂，如何对海量数据进行有效的分类、组织、编码、存储、检索和维护已经成为计算机技术领域研究的重要课题，数据库技术正是为了解决这一课题而提出的。

一、数据库概述

（一）数据

数据（data）是反映客观事物属性的原始事实，可以用多种形式如文字、数值、图片、影像、视频等来表示或记录某事物的属性情况，是用于描述各种具体事物或抽象概念的、可存储并具有明确意义的符号。

信息是通过对数据进行加工得到的，这个加工过程就是数据处理。计算机就是一种数据处理工具，它可以处理多种形式的数据。计算机中数据的存在形式如图 3-1 所示。

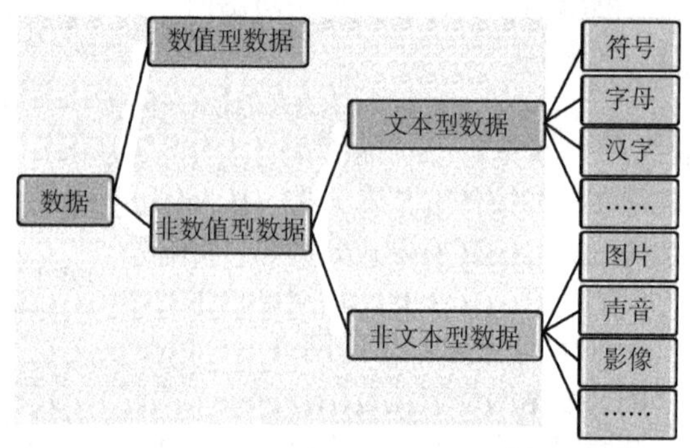

图 3-1　计算机中数据的存在形式

（二）数据库

顾名思义，数据库（database，DB）就是存放数据的仓库，只不过这个仓库是在计算机存储设备上，而且数据是按一定格式存放的。所谓数据库，是长期储存在计算机内、有组织、有一定结构、可共享的数据集合，其中的数据按一定的数据模型组织、描述和储存，具有较小的冗余度，较高的数据独立性和易扩展性，并可为各种用户共享。

（三）数据库管理系统

数据库管理系统（databases management system，DBMS）是位于用户与操作系统之间的一层专门用来管理数据库的计算机软件，它的主要功能包括：数据定义、数据操作、数据库运行管理、数据库的建立和维护。数据库管理系统为应用程序提供访问数据库的方法，包括数据库建立、查询、更新及各种数据控制。DBMS 有一个数据词典，也被称为系统目录，存储着每个数据，如名字、结构、位置和类型，这种关于数据的数据也被称为元数据（metadata）。在一条数据从创建到删除，这条数据的逻辑和物理信息都被记录在数据词典中。数据库系统管理员（database administrator，DBA）应该熟悉 DBMS 的数据词典；在数据库的整个生命周期内，数据词典为他（她）服务。

（四）数据库系统（database system，DS）

数据库系统是由计算机硬件、软件、数据库和相关人员组成的计算机系统，如图 3-2 所示。

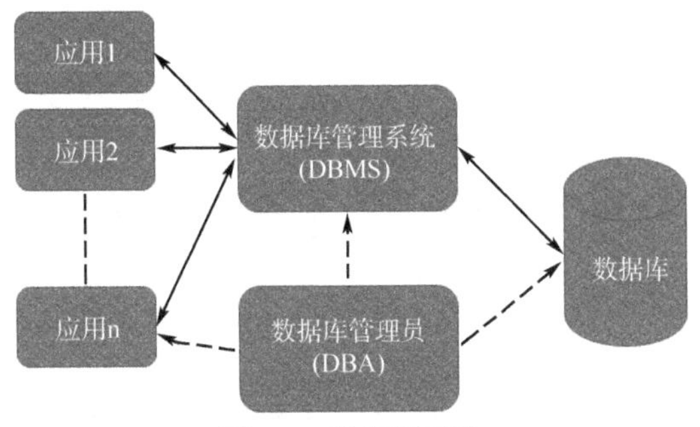

图 3-2　数据库系统

图中的应用是指以数据库为基础的各种应用程序，应用程序必须通过 DBMS 访问数据库。数据库既然是共享的，就需要有人进行数据库的规划、设计、协调、维护和管理等工作，负责这些工作的人员或集体称为数据库管理员（database administrator，DBA）。应用程序、数据库管理系统（及其开发工具）、数据库和数据库管理员构成数据库系统。数据库系统有时也简称数据库。

二、数据库如何管理卫生信息

（一）数据的处理与表达

如何将数据转变为有价值的信息，如何以恰当的方式表达信息，帮助用户安全有效地理解和使用信息，使用计算机网络技术手段实现信息共享和交流是当前卫生领域面临的挑战之一。

与手工处理和表达数据信息相比，计算机系统有着强大的优势，它能够自动重复执行多种指令，从而帮助我们迅速地提取、排序、复制、分类汇总信息。因此，用计算机管理和表达数据可以为健康领域相关人员提供更加广泛的信息，支持他们的业务活动。例如，在替患者预约服务时，需要确认患者身份，预约服务部门或服务人员以及预约原因等。同样的信息，预约管理部门工作人员也需要，但他们需要的不是每一个患者的信息，而是当天所有患者的一览表。

（二）数据库的作用

数据库管理系统提供了数据组织结构，按照统一原则将数据分组。为了方便系统查找数据，减少数据重复，数据库系统把特定实体数据全部组织在一起。例如，数据库可以把某一服务对象的基本信息存储在一个框架中（在医院信息系统病案首页数据库中，患者住院号、姓名、出生日期、性别、年龄、家庭住址等），而把服务对象所接受服务的信息存储在另一框架中（包括入院时间、出院时间、服务类型、主要诊断、第一手术、伴随性疾病、并发症等）。数据库系统一般都具有存放数据并维护数据之间关系完整性的特征。

管理者不必知道数据库后台操作细节，但必须理解数据库结构的逻辑关系、目的和用途。数据库和数据库的设计思想有利于维护数据采集与数据描述的一致性和精确性。数据库管理系统能够让各种应用程序资源共享。

数据库管理系统还可以让使用者从自己的数据库或他人的数据库中调取信息，让那些非专业技术人员开发报表和查找所需数据，从而节约昂贵的软件开发费。提出的检索问题可以存盘，反复利用，大大减轻了开发报表的工作负担。这些工作对于充分利用信息、控制信息系统成本是非常重要的。

第三节 卫生信息标准

一、卫生信息标准概述

信息标准化的目的在于促进信息交换和共享，信息交换和共享有赖于一套达成共识的语义和语法规则，即基于标准的、具有互操作性的信息交换和共享。目前，在卫生领域中，各类信息系统的研发工作大都是分散进行的，基本没有统一的技术规范和标准，研发者只注重解决本部门、当前的实际问题，很少兼顾卫生领域其他业务信息系统的互操作和数据共享的问题，更没有考虑实现信息的整合和综合利用，信息在卫生领域中的作用没有得到充分发挥。因此，卫生信息的标准化建设将是当前和未来信息化建设面临的重大挑战，是一个巨大的工程。

1. 标准（standard） 标准有很多种定义，1983 年，国际标准化组织（International Standard Organization，ISO）发布的第二号指南将标准定义为：由有关各方根据科学技术成就和先进经验，共同合作起草，公认的或基本上达成共识的技术规范或其他公开文件，由标准化机构批准，目的是促进最佳的公共利益。国家标准 GB3935.1 标准化基本术语中指出，标准是对重复性事物和概念所做的统一规定，它以科学技术和实践经验的综合成果为基础，经有关方面协商一致，由主管机构批准，以特定形式发布，作为共同遵守的依据。总的来看，标准的本质是一组规则和定义，是为了在一定范围内获得最佳的公共利益，对事物或其结果规定共同的、重复使用的规则或规范性文件，该文件经协商制定并获得标准化机构批准。标准提供了一种解决问题的途径，使人们在遇到类似问题时，不必从头开始探索。标准应以科学、技术、经验的综合成果为基础，以促进最佳社会效益为目的。

2. 信息标准 是为信息科学研究、信息产品生产、信息管理等领域所制定的各类规范和准则。信息标准具有标准的一般特征，特指围绕信息技术开发、信息产品的研制和信息系统建设、运行与管理工作的一系列标准。其可划分为基础和支持类标准类、网络标准类和应用标准类等三个部分。其中第一类是涉及信息系统建设全面情况的综合类标准，包括术语、分类与编码、数据交换、数据安全及计算机软、硬件及数据安全等方面。

3. 标准化（standardization） 指为在一定范围内获得最佳秩序，对实际的或潜在的问题制定共同的可重复使用的规则和规范的全部活动，它包括制定、发布和实施标准的全部过程。信息标准化就是信息标准制定、发布和实施的活动。信息标准化不仅涉及信息元素的表达，而且涉及整个信息处理、包括信息传输与通信、数据流程、信息处理的技术和方法，信息处理设备等。

标准是标准化活动的产物，标准化对其对象的干预手段是标准，标准化的目的和作用，都是通过标准的制定、发布、实施和监督才得以实现。在整个标准化的过程中，只有严格遵守和实施标准，才能让标准化的效果得以体现。

二、卫生信息标准

卫生信息标准指卫生事务处理过程中，信息采集、传输、交换、利用时所采用的统一的规则、概念、名词、术语、代码和技术，包括信息表达标准和信息技术标准，它是一个庞大的系统工程，其主要内容包括：医疗卫生领域各种实体与活动的标识标准，数据元素标准，数据编码标准，医学术语、同义词标准，信息交换和信息框架标准及技术标准等，是一个复杂的标准化体系。对卫生信息标准来说，无论是从顶层的卫生信息轮廓框架和概念模型，还是到底层的分类代码和数据元素，各个信息标准都应该具有清晰明确的范围、界限和特征，并且能够相互协调和兼容，以减少标准制定中的重复和重叠。卫生信息标准的应用可保证多个独立卫生信息系统之间信息的兼容性和互操作性，保证数据的可获得性、可比性、清晰性，减少重复研究和信息冗余，使不同部门、不同机构、不同地区的信息实现共享。

三、卫生信息标准化

卫生信息标准化在医疗卫生领域里，有三个部分组成：卫生信息本身表达的标准化、卫生信息交换与传输的标准化和卫生技术的标准化。例如，有 A、B、C 三个社区卫生服务中心，各中心购买了不同的社区卫生信息系统，为了提供国家慢性病管理的相关资料，三个社区卫生服务中心必须对相关信息进行标准化。首先，社区卫生服务中心对各慢性病的诊断标准和分类代码要求一致，这就是卫生信息本身表达的标准化；其次，采用什么交换标准汇总和传送各社区卫生服务中心的慢性病患病数据，这就是卫生信息交换和传输的标准化；最后，采用什么技术报送，如网络直报或纸质报表等，采用什么样的网络协议和安全技术，这就是卫生信息技术的标准化。

四、常用的卫生信息标准

（一）国际疾病分类标准

国际疾病分类（international classification of diseases，ICD），是 WHO 制定的国际统一的疾病分类方法，它根据疾病的病因、病理、临床表现和解剖位置等特性，将疾病分门别类，使其成为一个有序的组合，并用编码的方法来表示的系统。全世界通用的是第 10 次修订本《疾病和有关健康问题的国际统计分类》，但仍保留了 ICD 的简称，并被统称为 ICD-10。历经数百年的不断修订，ICD 已经成为国际通行的流行病学调查、卫生管理和临床诊断的标准和工具，它对人群和个体健康状态进行分析，监测疾病和其他健康问题的发生概率、流行趋势，为世界各国不同人群一般健康状态提供了统一的评价标准。

ICD 已有 110 年的发展历史，早在 1891 年，为了对死亡进行统一登记，国际统计研究所组织了一个对死亡原因分类的委员会进行工作，1893 年该委员会主席 Jacques Bertillon 提出了一个分类方法《国际死亡原因编目》，此即为第一版。以后基本上为 10 年修订一次。1940 年第 6 次修订版由世界卫生组织承担该工作，首次引入疾病分类，并强调继续保持用病因分类的哲学思想。1975 年举行的第 9 次 ICD 国际修订会议上，对 ICD 进行了更加细致的补充和修改，灵活性和实用性得到进一步加强。1994 年在日内瓦第 10 次修改版本在世界得到广泛的应用，这就是目前全球通用的 ICD-10。

ICD 是世界卫生组织国际分类家族（WHO-FIC）中仅有的两个核心分类之一，是一个多轴心的分类系统，分类依据是疾病的 4 个主要特征，即病因、部位、病理及临床表现（包括：症状体征、分期、分型、性别、年龄、急慢性发病时间等），每一特性构成一个分类标准，形成一个分类轴心。ICD 坚持以病因为主、其他标准为辅的原则。一般情况下，在国际疾病分类的每个层次上分类轴心只有一个，如 A01.00001 为伤寒杆菌性败血症，第一个层次按病因分类，A00—A09 为细菌性肠道传染病；第二个层次，按临床表现（分型）分类，A01.0 为伤寒；第三个层次，A01.00001 为伤寒杆菌性败血症。

ICD 分类的基础是对疾病的命名，没有名称就无法分类。但疾病又是根据他的内在本质或外部表现来命名的，因此疾病的本质和表现正是分类的依据，分类与命名之间存在一种对应关系。当对一个特指的疾病名称赋予一个编码时，这个编码就是唯一的，且表示特指疾病的本质和特征，以及他在分类里的上下左右联系。具体来说，疾病的本质和表现按照“流行性疾病”、“全身性或一般性疾病”、“按部位排列的局部疾病”、“发育性疾病”和“损伤”分组。

ICD-10 共有 22 个章节，每个章节再分节和小节，采用三位数编码数确定核心分类，并采用字母数字编码形式（A00.0～Z99.9），如 K35.900 急性阑尾炎。前三位编码指 ICD 编码，代表类目；前四位编码代表亚类；前五位编码代表细目，如：

胰岛素依赖型糖尿病	E10（类目）
胰岛素依赖型糖尿病伴有昏迷	E10.0（亚目）
伴有高渗性昏迷	E10.01（细目）
伴有低血糖性昏迷	E10.02（细目）

ICD 分类方法经受了时间的考验，被世界各国视为最成熟、稳定、客观的分类结构。世界各国的医护人员、研究人员、卫生行政管理人员、卫生政策制定人员、保险从业人员及患者自身，均可使用 ICD 对关于损伤、疾病、健康问题及死亡原因进行分类和描述。ICD 不但为世界卫生组织（The World Health Organization，WHO）各成员国之间统计疾病死亡率和发生率提供了基础，其有关“损伤”的分类，更为 WHO 成员国有关损伤程度判定和伤害赔偿提供了标准。

（二）医学系统命名法—临床术语

医学系统命名法—临床术语（systematized nomenclature of medicine—clinical terms，SNOMED CT）是目前世界上最全面、多种语言、使用最广泛的医学术语标准集，定义了三十多万个医学概念和七百多万条语义关系，是一种注重语义互操作性的医学信息编码和参考术语系统，它不仅能满足用户结构化智能化记录临床信息的需要又能处理自然语言，还能实现反映临床术语的逻辑关系，从而为临床决策支持、数据分析等提供基础。

SNOMED CT 前身是美国病理家学会建立的 SNOP（systematized nomenclature of pathology），主要用于帮助病理学专家整理组织病理报告。1974 年，SNOMED 第 1 版问世，范畴不再只是病理学，还应用到其他医学领域，由 44 587 个词条、6 个模块构成，已发展为多轴化和体系化的医用术语表，建立了 6 个顶层类。1998 年，SNOMED 3.5 出版，其中包括 156 965 个词条，其顶层类扩展到 12 个。2000 年发展成为 SNOMED RT（SNOMED reference terminology），即医学术语系统命名法—参考术语集，用于满足用户结构化智能化的临床数据录入的需要，从更高层次上解决医学信息处理过程中术语间的复杂关系。2002 年 1 月，SNOMED RT 与英国国家卫生服务部（National Health Service，NHS）的临床术语第 3 版（clinical terms version 3，又称 read codes）相互合并，术语在原来的基础上，融入了 CTV3 有关初级护理的部分，形成了 SNOMED CT。2006 年，美国、英国、加拿大、丹麦、澳大利亚、立陶宛 6 国商定，建立国际卫生术语标准开发组织，之后收购了 SNOMED CT 及之前的所有版本。2013 年版新增了“SNOMED CT 模型组件（含 4 个亚类）”，调整后顶层概念为 19 个。

SNOMED CT 的核心内容包括概念表、描述表、关系表、历史表、ICD 映射表和 LONIC 映射表等，SNOMED CT 包括了大部分的概念，2012 年 1 月国际版中包括超过 295 000 个有效概念，超过 769 000 个有效描述和超过 837 000 个已定义关系。其核心表为概念表、描述表和关系表（图 3-3）。

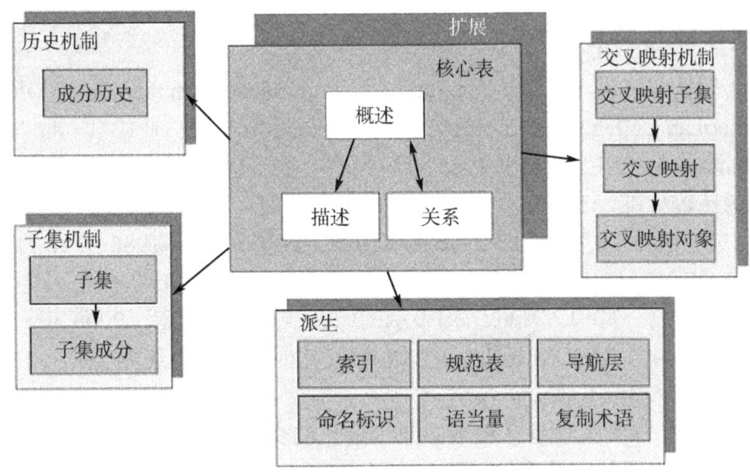

图 3-3　SNOMED CT 数据结构图

SNOMED CT 涵盖多方面临床信息，能够灵活地表示医学术语，并反映出临床术语之间的逻辑关系，在世界上 50 多个国家得到广泛应用，主要有以下几个方面：①为电子病历（electronic health record，EHR）的术语标准化提供了参考依据，使 EHR 的术语更精确，实现不同地区、不同机构间的互操作。②为医学术语标准提供参考依据，SNOMED CT 与很多信息标准有广泛的合作，包括 ICD，HL7，DICOM，LONIC，UMLS 等，如为了促进医疗信息语义上的互操作性，HL7 与 SNOMED CT 进行了广泛的合作，在 HL7 V3 中包括《HL7 V3 中使用 SNOMED CT，执行指南》；美国国家医学图书馆的统一医学语言系统（UMLS）可以免费使用 SNOMED CT 等。③SNOMED CT 涵盖了大多数方面的临床信息，如疾病、操作、药物、微生物等，可以在不同的学科、专业和地点之间实现对临床数据的标引、存储、检索和聚合，便于计算机处理，正好解决了临床信息系统中的电子病历、医嘱录入、监护病房、急诊室表格记录等之间的语言交互障碍，为软件开发商提供临床医疗术语的概念和代码，促进临床信息交互系统的信息共享。

（三）HL7

近年来，由于计算机网络的发展，美国国内各个医疗行业和相关系统都拥有各自的卫生信息系统，这些部门对卫生信息的交换、共享和信息系统的互联提出要求。另一方面，由于医院集团化和医疗保险及商业保险的发展，使这些机构信息系统间的互相联系成为重要课题。在这种情况下，HL7（health level seven）应运而生。

HL7 是由美国国家标准局（ANSI）授权的标准开发机构 Health Level Seven Inc.研究开发的，该机构成立于 1987 年，1990 年制定的 HL7V2.1 版经美国国家标准局批准颁布实施，之后分别在 1994 年、1997 年、1999 年和 2000 年进行了修订，现已用 XML 开发了 v3.0 版，但 HL7 v2.4 版本仍是 ANSI 正式发布的版本。

HL7 标准可以应用于多种操作系统和硬件环境，也可以进行多应用系统间的文件和数据交换。它是医疗领域不同应用系统之间电子数据传输的协议，主要目的是要发展各型医疗信息系统间，如药剂、临床、医疗设备、影像和保险业务、管理及行政等，各项电子资料交换的标准；主要应用在医疗保健领域，特别是在住院患者急需的医护设施领域内（如医院）进行及时的电子数据交换。

HL7 标准实现的功能：信息交换（message interchange）、软件组织（software components）、文档与记录架构（document and record architecture）、医学逻辑（medical logic）4 个部分。HL7 标准包含 256 个事件、116 个消息类型、139 个段、55 种数据类型、408 个数据字典，涉及 79 种编码系统。

（四）医学影像与传输协议

医学影像与传输协议标准（digital imaging and communication in medicine，DICOM）是由美国放射学会（the American College of Radiology，ACR）及国际电气制造业协会（the National Electrical Manufacturers Association，NEMA）于 1983 年组成联合委员会起草，以后陆续发展成为医疗数字影像及相关信息的传输标准。在 DICOM 标准正式定名之前，ACR-NEMA 曾两次发表相关标准，分别为：发表于 1985 年的 CR/NEMA PS No.300-1985，Version 1.0，1986 年 10 月颁为标准；1988 年 1 月颁为标准的 CR/NEMA PS No.300-1988，Version 2.0，涵盖 Version1.0 及额外的修订，包括对显示设备提供命令支持，并引入新的结构表示图像及新的数据元素。2006 年，ACR-MEMA 标准发展到第 3 版，并改名为 DICOM 标准，此标准经过其他标准化组织如 IEEE、HL7、ANSI、CEN TC251 和 JIRA 等的讨论和审查。

DICOM 标准目的是解决医学信息领域中数字信息的交换问题。DICOM 通过指定如下内容，方便不同医疗成像设备之间的互操作性。第一，网络通信。DICOM 标准规定了一系列需要被遵守的通信协议，而且需要设备生产商宣称与 DICOM 标准的一致性。第二，使用通信协议进行交换的命令及相关信息的语法和语义。第三，存储介质通信。DICOM 标准规定了一系列需要被遵守的存储介质服务、文件格式和医疗目录结构，以方便存取存储在可交换介质上的图像和相关信息。第四，DICOM 标准规定必须指明设备实现了标准中的哪些一致性。

具体来说，DICOM 标准的目标是：第一，解决命令及相关数据的语义问题。对于互联设备，需要有设备如何对命令及相关数据做出反应的标准，而不仅仅在设备间移动数据。第二，解决离线通信所需要的文件服务、文件格式和信息目录的语义。第三，解决如何定义标准实现与标准的一致性。特别是一致性声明必须有足够的信息确定与其他有一致性声明的设备达到什么程度的互操作功能。第四，方便医疗设备在网络环境中的操作。第五，解决适应新服务引入的结构化，也就是方便对未来医疗成像应用的支持。第六，使用现有的普遍适用的国际标准，与已建立的国际标准文档规范保持一致。

但是 DICOM 并不规定标准的实现细节，也不对标准实现进行测试或验证，更不要求所有设备必须实现标准的全部特征和功能。另外，因为医疗设备可能与其他医疗设备互操作，需要标准覆盖医学信息学的其他领域，但有许多问题是 DICOM 所能不解决的，所以虽然 DICOM 能够方便 PACS 系统解决方案的实现，但使用 DICOM 并不保证 PACS 的所有目标都能得到满足。

五、卫生信息平台标准

（一）概况

2009 年，党中央、国务院明确提出要大力推进医药卫生信息化，加快医疗卫生信息系统建设，要以推进公共卫生、医疗、医保、药品、财务监管信息化建设为着力点，整合资源，加强信息标准化和公共服务信息平台建设，逐步实现统一高效、互联互通。卫生部统计信息中心按照“统筹规划、顶层设计、互联互通”的理念，研究制定了与电子健康档案、电子病历、区域卫生信息平台相关的多项标准、规范与技术方案，为进一步推进卫生信息化建设奠定了基础。近年来，随着信息技术的不断发展，互联网技术的应用，医疗卫生服务模式及提供方式也随之转变和优化，这就需要连续、完整、统一的个体及群体健康信息支撑，并通过互不相同的卫生信息系统之间互相连接和协调来实现。因此，制定和实施统一的卫生信息标准是实现这个目标的必经之路。2012 年 6 月国家卫生和计划生育委员会（国家卫生计生委）统计信息中心启动了针对区域和医院两大方面的卫生信息互联互通标准化试点示范建设工程，旨在推动国家统一的卫生信息标准广泛应用落地，实现互联互通和信息共享的战略目标。

（二）医院信息平台及相关规范与标准

医院信息平台（hospital information platform，HIP）是以患者电子病历（electrical medical record，EMR）的信息采集、存储和集中管理为基础，连接临床信息系统（clinical information system，CIS）和管理信息系统（management information system，MIS）的医疗信息共享和业务协作平台，是医院内不同业务系统之间实现统一集成、资源整合和高效运转的基础和载体。医院信息平台也是在区域范围内支持实现以患者为中心跨机构医疗信息共享和业务协同服务的重要信息平台，该平台相关规范与标准主要有以下 3 个方面。

1. 基于电子病历的医院信息平台技术解决方案　规定了医院信息平台的总体设计思路、业务需求分析、数据需求分析与信息模型构建、平台设计、基于平台的应用与业务协同、安全保障体系、项目管理、运维管理等，不涉及医院业务系统的功能定义及设计方法，也不涉及实现医院信息平台的技术细节、软件规格说明等。

2. 基于电子病历的医院信息平台技术规范　该规范规定了医院信息平台的总体技术要求、基本功能要求、信息资源规范、交换规范、IT 基础设施规范、安全规范和性能要求等，不包括基于医院信息平台的应用系统，如计算机化医嘱录入、智能电子病历编辑器、电子病历浏览器、临床辅助决策支持等，以及接入医院信息平台的医院业务系统，如临床服务系统、运营管理系统等应遵循的功能和技术要求。

3.电子病历与医院信息平台标准符合性测试规范　该规范是 2012 年由国家卫生计生委统计信息中心和国家卫生计生委卫生信息标准专业委员会共同组织启动的一项重点项目，旨在推动国家统一的卫生信息标准广泛应用，实现互联互通和信息共享的战略目标。该规范于 2012 年 10 月在上海闸北区、四川大学华西医院等单位进行试点，目前已展开测试，具体测试工作包括：①数据标准符合性测试，主要检查医院信息化是否按标准进行，能否实现业务、管理系统数据交换、实现医院与医院之间、医院与区域之间的数据交换。②功能性符合标准测试，主要从应用层面看医院信息系统现有的功能是否实现了业务、管理系统之间的交换协同，实现医院与医院之间、医院与区域之间的交换协同。

（三）区域卫生信息平台技术标准应用

为了支撑异构业务系统的数据交换、信息共享和业务协同，区域卫生信息平台需要提供以下服务。

注册服务负责个人、医疗卫生机构、医疗卫生人员、医疗卫生术语的注册管理，区域平台为这些实体设置唯一的标识，能够管理相关注册库，解决单个实体对应多个标识的问题。整个注册服务对外只暴露一个接口，所有实体注册时均调用同一个接口，区域平台通过不同的交易码来区分不同类别的实体，从而降低接口的复杂度，提高业务的可扩展性。

区域文档共享服务构件满足基于 HL7 和 IHE 的卫生信息文档共享规范，包括文档上传服务、文订阅与发布服务。区域平台采集各个业务系统中的医疗文档，各医疗机构订阅本机构管辖人员的医疗文档，区域平台根据机构的订阅规则向其发布相应的业务文档。

业务协同服务构件的目标是逐步建设区域影像、远程会诊、远程教育、双向转诊等业务协同系统，建成区域影像中心、远程会诊中心、远程教育中心等。区域卫生信息平台为协同服务预留统一的接口，通过业务交易码区分不同的协同业务。

第四节　卫生决策支持系统

卫生信息是制定卫生政策的重要依据，它在提高卫生决策和卫生管理水平中发挥着非常重要的作用。计算机科学与信息技术在医学领域的广泛应用，弥补了卫生信息匮乏的缺陷，但与此同时，如何在大量的信息中找到可靠有效的信息就成为一个难题。此外，医疗技术的飞速发展、卫生领域专业的细化、业务流程日益复杂及社会经济的发展对卫生决策提出了更高的要求，决策者常常需要在紧急而复杂的环境中以最快的速度做出高质量的决策，这就给卫生信息管理带来巨大的挑战，卫生决策者亟须智能决策支持系统的支持和帮助。

一、卫生决策支持系统的相关概念

（一）决策

决策是指个人或集体为了达到或实现某一目标，借助一定的科学手段和方法，从若干备选方案中选择或综合成一个满意合理的方案，并付诸实施的过程。

（二）决策支持

决策支持是指使用各种逻辑规则和数据处理方法，通过对低层次的数据事实关联关系的分析与合并，将其转换成高层次的、数量少的、体现系统根本特征和发展方向的知识，以辅助决策者进行决策。

（三）决策支持系统

决策支持系统（decision support system，DSS）是管理信息系统与决策技术相结合而发展起来、为高层次管理人员提供辅助决策的一种软件系统。

（四）卫生决策支持系统

卫生决策支持系统（health decision support system，HDSS）是决策支持技术在医药卫生领域的具体应用，即利用决策支持相关理论和技术，面向医疗卫生领域的半结构化和非结构化决策问题，支持医疗卫生人员决策活动的具有智能作用的人机交互式信息系统。

二、卫生决策支持系统的应用

卫生决策支持系统是卫生信息建设发展到一定水平后的产物，是计算机技术、网络技术和决策支持技术相互融合的产物。目前在英国、美国、加拿大等发达国家已经大量应用并取得了显著的成效，但我国还处于起步阶段。目前，卫生决策支持系统主要应用于以下几个方面。

（一）医学专家咨询决策支持系统

医学专家咨询系统（medical expert system）有时也被称为临床决策支持系统（clinic decision support system，CDSS）是通过运用专家系统的设计原理与方法，模拟医学专家诊断、治疗疾病的思维过程编制的计算机程序，它可以帮助医生解决复杂的医学问题，作为医生诊断、治疗及预防的辅助工具，同时也有助于医学专家宝贵理论和丰富临床经验的保存、整理和传播。

世界上第一个功能较全面的专家系统是1976年美国斯坦福大学的Shortliffe等成功研制的MYCIN，是一个用于诊断和治疗细菌感染病的专家咨询系统，通过和它的用户（一般是内科医生）的交流，在获取患者的病史和各种可能的化验数据后，该系统可以在化验数据不齐全的情况下进行推理，给出诊断结果。MYCIN不仅能对传染性疾病做出专家水平的诊断和治疗，而且便于使用、理解、修改和扩充。从此，医学专家系统正式成为医学领域内一个重要的应用分支领域。我国的医学专家咨询决策支持系统研究起步较晚，20世纪70年代末才开始，但进展十分显著。如2003年易涛等研制的心血管药物治疗专家系统，采用案例推理方式解决临床医生获得用药经验和知识的问题。它是根据对患者病情的描述，按照一定案例检索机制从既往病例库中查找一个与该患者病情相匹配（相似）的既往病例。如果该病例与当前患者病情的各项特征完全相符，则将该病例的治疗方法直接提供给医师参考；否则，根据两者的不同之处，先对既往病例进行修改或注明不同之处，再将其提供给医师参考。

（二）临床用药决策支持系统

随着医药技术的不断发展，新药不断涌入市场，药物的多样性和患者信息的不同使药物治疗复杂化，因此药物治疗需要完善的信息支持系统。临床决策支持系统（clinical decision-making support system，CDSS）是促进合理用药的有力工具，它在现代医院临床治疗和药学服务方面越来越显示出其不可替代的作用，系统通过应用能识别药物之间配伍反应或药物禁忌证的决策模型，综合患者数据，就能评估药物处方合理性。例如，美国的医生医嘱录入系统（computerized physician order entry，CPOE）与药物处方计算机审查系统（drug therapy screening system，DTSS）、澳大利亚的电子处方系统（e-prescribe）等较好地使用了决策支持系统（DSS），提高了医疗质量并降低了医疗成本。同样的，人们将决策支持系统运用到复杂的药物治疗中，可以很及时、准确、完整地为医师提供相应的信息资料，有助于医师做出正确有效的诊断决策，以提高药物治疗的效率。

（三）医院管理决策支持系统

随着医院信息系统（hospital information system，HIS）的广泛应用，医院在管理水平上有了极大的提高。但同时也伴随着信息量的大量增加。尽管医院管理信息系统（hospital management information system，HMIS）取得了长足发展，但在决策支持方面的应用深度远远不够，不能或很少能通过对 HMIS 的数据分析形成对医疗市场、服务需求、质量管理、绩效考核的定量分析和预测，从而难以为医院管理决策提供可靠依据。为了解决些问题，很多国家都开始了医院管理决策支持系统的研究。

以美国为例，结合 HMIS 的发展与专业化管理的需求，应用联机分析处理技术和海量数据挖掘技术，美国退伍军人部开发了 DHCP 系统（distributed hospital computer program，DHCP）。该系统经过 20 多年的发展和持续改进，目前已应用到美国国防部所属医院、印第安医疗服务机构及华盛顿所属的医院等许多医疗单位。该系统从初始只具备基础的医疗管理功能，随后增加了用于药房、化验室等医院管理模块，目前已发展成为包括医疗质量管理、院内感染控制、疾病分类管理、医院管理成本测算、医疗服务成本效益评价的医院管理决策支持系统，通过提供各种强大的决策分析功能，为医院管理者制定医院的发展战略和竞争策略提供技术支持。

（四）公共卫生管理决策支持系统

公共卫生管理部门需要制定重大疾病的防治规划，组织对重大疾病的综合防治，并做好突发公共卫生事件的应急指挥。由决策支持系统提供患病人群特征分布报告、患病趋势及对比报告、疾病传播途径及地区感染关联性分析、各类疾病发病率、患病率、治愈率等动态分析仪表板等，可以辅助公共卫生管理部门进行健康相关因素分析，以及实验室检测分析与评价，为保障群众健康提供有效的公共卫生服务。如加拿大公共卫生监测系统（panorama）和美国疾病监测报告系统（national electronic disease surveillance system，NEDSS）。panorama 主要功能包括传染病案例管理、疾病暴发管理、免疫管理、物资/疫苗库存管理和信息发布管理，通过多维度、多层面分析基层业务系统上报的数据，帮助公共卫生人员有效管理疾病个案与疾病暴发、免疫和疫苗存储，提升疾病预防控制和突发公共卫生事件应急处置能力。NEDSS 执行公共卫生概念数据模型（PHCDM）或 HL7 参考信息模型（RIM），通过整合美国联邦政府、州和地方数据，建立一个全面的公共卫生知识库，实时捕获和分析疾病数据，监测并评估疾病发展趋势，确定公共卫生突发事件、指导疾病的预防、控制和救治。

对于我国来说，推进卫生决策支持系统发展，加强卫生信息化建设，促进信息的交换和共享，探索我国卫生决策支持系统的发展路径。需要我们构建国家卫生决策支撑体系，明确决策主体、战略决策咨询和研究机构、决策支持系统在国家卫生决策支撑体系中的角色定位和相关关系、整体规划布局，引导卫生决策支持系统有序发展。

三、卫生领域常用的统计软件

由于计算机技术的高速发展，目前大部分的数据分析都是借助统计软件实现的，在卫生领域里，比较常见的统计软件是 SPSS，STATA，SAS 和 R 软件，现分别对这 4 个软件做简单介绍。

（一）SPSS

SPSS 的英文全称是 statistical package for the social science，翻译成汉语是社会学统计程序包，SPSS 系统特点是菜单式操作，较为方便，菜单功能强大，运算速度快，统计方法比较齐全，绘制图形、表格较方便，输出结果比较直观。但该软件没有提供深入统计分析的功能，因此对于较为粗犷的统计分析是比较适合使用的，如进行从事社会学调查中的数据分析处理等，对统计分析输出结果的再处理和再分析很困难。

SPSS 的基本功能包括数据管理、统计分析、图表分析、输出管理等。SPSS 统计分析过程包括描述性统计、均值比较、一般线性模型、相关分析、回归分析、对数线性模型、聚类分析、数据简化、生存分析、时间序列分析、多重响应等几大类，每类中又分好几个统计过程，如回归分析中又分线性回归分析、曲线估计、Logistic 回归、Probit 回归、加权估计、两阶段最小二乘法、非线性回归等多个统计过程，而且每个过程中又允许用户选择不同的方法及参数。SPSS 也有专门的绘图系统，可以根据数据绘制各种统计图形和地图。SPSS 的主要优点是方便易用，同时也是 SPSS 不够全面的原因所在。

（二）SAS 软件

SAS 的全英文是 statistical analysis system，译成汉语是统计分析系统，该软件是收费软件，采用按年租用制，年租金收入近 12 亿美元。SAS 系统具有十分完备的数据访问、数据管理、数据分析功能。在国际上，被誉为数据统计分析的标准软件，它是一个模块组合式结构的软件系统，共有三十多个功能模块，这些模块提供了绝大多数的统计分析方法，用汇编语言编写而成的，通常使用 SAS 需要编写程序，通过编程把统计分析结果直接输出成按照研究者所设计格式的 Word 文档和 Word 表格，因此在一些正规的研究中，如临床试验等一般都采用 SAS 软件进行统计分析。同样一些国家级项目一般也采用 SAS 软件进行统计分析，往往预先将统计模块整合成一个新的模块（宏），把一个项目的统计分析报告用 SAS 软件输出成一个 Word 文档，所以比较适合统计专业人员使用，而对于临床医生和其他医学研究中而言，SAS 软件不是一个最好的选择。SAS 最新版为 9.4 版，网址：http：//www.sas.com/。

（三）STATA 软件

Stata 统计软件由美国计算机资源中心（computer resource center）于 1985 年研制。特点是采用命令操作，程序容量较小，计算结果的输出形式简洁，绘出的图形精美，其中相当部分的模块是以医学研究为背景研发的。该软件在统计学上比较严谨，一般不提供存在较大争议的统计方法分析模块，就卫生领域而言，Stata 提供临床诊断试验、流行病学、生存分析等与医学关系非常密切的专用模块，也提供缺失数据和开口资料统计分析模块、样本量估计模块，速度也较快，正因如此，其菜单往往不能包容这么多统计方法，所以其菜单功能相对较弱，其统计分析功能也相对较弱。并且数据的兼容性差，占内存空间较大。最新版为 8.0 版。网址：http：//www.stata.com/。

（四）R 软件

R 软件是一个免费统计软件包，它包含了几乎所有的统计分析方法模块，其输出结果再处理和再分析的功能强大，通常为统计方法研究者所使用。该软件没有提供操作菜单，任何统计分析都需要编程完成，更大的问题是 R 软件是由一些统计工作者和统计爱好者自发研究上传的一个软件包，其统计模块包没有经过专业认证，所以分析结果可能有误，更无人对其输出结果承担责任。网址：https：//www.r-project.org/。

【案例 3-1】

人工智能与健康

2016 年 3 月 15 日，“阿尔法狗”（Alpha Go）以 4∶1 战胜韩国围棋九段棋手李世石。其实，人工智能的本事不仅仅在下围棋等对抗性游戏方面，它在医疗健康领域也正大展宏图，下面几个是人工智能在健康领域的典型应用。

1. 外科手术机器人　已经用于世界各地的许多手术室，这些机器人已经用来定位内窥镜、进行胆囊手术及胃灼热和胃食管反流的矫治，仅在美国，外科机器人每年可以在超过 350 万个医疗手术中使用。

2. 医护智能机器人　还记得大白吗？能对人体的健康状况做出精准判断和及时治疗，也就是所谓的医疗专家系统（medical expert system，简称 MES），它是一个在某领域内具有专家分析能力的软件系统。MES 利用医疗专家的宝贵理论和丰富的临床经验，模拟专家诊断疾病的思维过程，最终对患者进行诊断和治疗。在未来，每一个大白背后都有这样一套 MES，帮助它们及时发现和解决患者的健康问题。

3. 纳米机器人　现在美国和欧洲的科学家正在研制能够进入人体血管的纳米机器人，它们就象人体的白血球，能够针对特定的病原体通过无线下载软件，然后在几秒钟内破坏病原体，而人体的白血球要花几小时才能破坏病原体。同样原理,纳米机器人可以通过毛细血管进入大脑，控制和影响人类大脑的细胞，增强人类认知功能，真正扩展人类智能。

4. 精准医疗　精准医疗（Precision Medicine）是一种将个人基因、环境与生活习惯差异考虑在内的疾病预防与处置的新兴方法，其本质是通过基因组、蛋白质组等组学技术和医学前沿技术，精准确定疾病原因和治疗靶点，然后进行针对性治疗，最终提高疾病诊治与预防的效果。2015 年 1 月 20 日，美国总统奥巴马在国情咨文中提出“精准医疗计划”，希望精准医疗可以引领医学的新时代。通过精准医疗找到治病的原因，再通过人工智能结合各种自动化治疗手段，可以大大降低医疗行业的运营成本，同时也大大减轻了病人的痛苦。

【案例 3-2】

智 慧 医 疗

智慧医疗英文简称 WIT120，是通过打造健康档案区域医疗信息平台，利用物联网技术，实现患者与医务人员、医疗机构、医疗设备之间的互动，逐步达到信息化。

医疗行业的发展将融入更多人工智慧、传感技术，使医疗服务走向真正意义的智能化，智慧医疗正走进人们的生活。智慧医疗由三部分组成，即智慧医院系统（由数字医院和提升应用两部分组成）、区域卫生系统（由区域卫生平台和公共卫生系统两部分组成）、家庭健康系统。智慧医疗的特色是通过无线网络，使用手持 PDA 便捷地联通各种诊疗仪器，使医务人员随时掌握每个病人的病案信息和最新诊疗报告，随时随地快速地制定诊疗方案；在医院任何一个地方，医护人员都可以登录距自己最近的系统查询医学影像资料和医嘱；患者的转诊信息及病历可以在任意一家医院通过医疗联网方式调阅……

药品条形码，主要是识别药品的种类、疗效、副作用、评价等。监管码则是每盒药的一个电子身份证，能够识别每一盒不同的药。据阿里透露，在国家有关部门的推广下，很快每盒药都覆盖到监管码，能够显示药品的出厂、经过多久到你手中、流通环节等。阿里则会整合这两种码，形成了阿里巴巴医疗码，当APP扫描条形码会跳出浮层，显示功能信息，扫描监管码，会跳出监管信息。除了扫码的数据外，未来药品流通、功能数据，消费者购买、用药行为数据都会整合到一起，形成一个综合的医药数据服务平台。

2014年初，阿里巴巴斥资1.7亿美元战略投资中信21世纪。当时阿里对外表示，将基于中信21CN在药品电子信息方面的积累，结合阿里巴巴在电商平台、云计算及大数据方面的优势，联手推进药品信息化平台建设。近期，阿里巴巴对外透露，已经完成和中信21世纪的数据对接，联手启动"药品安全计划"，用户通过手机淘宝和支付宝钱包客户端，扫描全国市面上任意一盒药品包装上的条形码和药品监管码，就能获得该药品的真伪提示、用法、禁忌、生产批次及流通过程等信息。

2014年5月28日，支付宝推出名为"未来医院"计划，支付宝将对医疗机构开放自己的平台能力，包括账户体系、移动平台、支付及金融解决方案、云计算能力、大数据平台等。这一计划将改变中国大部分公立医院拥挤不堪的现状，帮助医院提高运转效率，更加优化医疗资源的配置。

广州暨南大学的华侨医院和阿里巴巴的支付宝合作，开通"支付宝医保脱卡结算功能"，医保患者只需通过支付宝钱包就可结算每笔费用，同时医保报销部分将得到实时结算。我国多数综合性三甲医院超半数患者是医保用户，如果更多医院通过类似方式打通医保报销通道，能使患者享受移动就医的便捷，改善了患者的就医体验。"未来医院"除了医保卡结算外，还给患者下载的客户端服务，包括移动挂号、查收报告、服务评价等功能，进一步节约患者就医成本。

（赵科颖）

第四章 个人信息管理工具

个人信息管理涉及许多方面，包括个人生活、工作、学习等，个人信息具有时效性、碎片性等特点，有效管理个人信息能方便我们的生活、提高工作和学习效率，提升自己的工作和学习能力。本章从个人信息的发展与理论、技术及实现个人信息管理的工具使用等几个方面对其进行了介绍。

第一节 个人信息管理的发展与相关理论

一、个人信息管理的基本概念

（一）个人信息的定义

关于个人信息的定义，还没有形成统一的意见，一般认为，个人信息有狭义和广义两种。

1. 个人信息（狭义） 主要指个人隐私信息。通常包括社会中多数人所不愿向外界透露的有关自己情况的一些信息（除了对朋友、家人等之外）；或者是个人对自己的某些信息因其敏感而不希望他人知道，他人如果知道这些信息会造成对自己的尴尬和困扰，如年龄和体重问题，一般男性不在意他人是否知道自己的年龄和体重，但大多数女性对自己的年龄和体重极为敏感，不想外人知道。

2. 个人信息（广义） 所谓个人信息包括人的内心世界、身体特征、身份信息、地位和社会影响力、其他关于个人一切事项的事实、判断、评价等信息。

在个人信息管理领域，一般认为个人信息（personal information，PI）主要包括3层意思：一是个人为方便日后使用而保存的信息；二是和个人有关的一些信息，但是这些信息并不全为个人所控制，其中一部分可能保存在他处，如医生和卫生组织会保留人们的健康记录；三是个人因为生活、工作、学习等需要而对外交流过程中已被个人所接收的信息，而这些信息可能不受本人控制保存在他处（如银行卡工资流水信息、电信公司保存的个人通话记录、个人浏览网页的记录等）。

本章所指的个人信息主要是指第一类个人信息，尤其是指为了满足个人工作和学习需要而方便使用的各类信息。

（二）个人信息管理与个人知识管理

目前学术界对个人信息管理的定义还未达成一致意见。DK Barreau 认为个人信息管理是“个人在工作环境下所建立的或是为在工作环境下的个人所开发的系统。该系统包括个人获取信息的方法和习惯、组织和存储信息的机制、维护系统的规则和过程、检索机制和多重输出的过程”。Lansdale 认为个人信息管理是“人们在日常工作的基础上处理、分类和检索信息所使用的方法和步骤”。Ofer Bergman 等认为个人信息管理是“为个人对支持自己工作和生活的信息进行的管理，并通过存储、组织和检索这些信息为自己所使用”。

综合以上的定义，我们认为个人信息管理是以个人为中心，以信息为对象，管理贯穿于个人的信息搜集、获取、处理（分类）、存储、共享等的活动。对个人信息进行有效管理能够实现对个人信息的适时调用并满足个人的工作和生活的需要。

个人知识管理（personal knowledge management，PKM）是指个人通过建立知识体系并不断完善，进行知识的收集、消化吸收和创新的过程。个人知识管理的目的是在于帮助个人提升工作效率，整合自己的信息资源，提高个人的竞争力。通过实施个人知识管理，个人可以在短时间内处理大量的信息，快速有效地获取所需要的知识，准确地表达知识，提高工作效率和自身能力。

个人信息管理与个人知识管理之间的关系正如信息管理与知识管理的关系，既有区别又有联系。个人信息管理侧重对信息外部形态的整合，而个人知识管理注重动态过程，注重知识的应用和共享，以人为核心，以知识创新为中心，目标是知识创新与增值。从管理对象来看，个人信息管理关注显性知识，而知识管理包括显性知识管理和隐性知识管理，以隐性知识为管理重点，注重显性知识和隐性知识之间的共享与转换。从管理目标来看，个人信息管理在于信息的整理与组织，个人知识管理在于知识的共享与创新。

二、个人信息管理产生与发展

（一）个人信息管理的产生

随着科学技术和经济的快速发展，同时随着信息技术的发展，推动社会快速迈入“信息爆炸”的时代，生活和工作中都离不开各种信息的处理，信息已经成为个人、组织和社会最宝贵的资源。但是人们面临信息过载与信息不足并存的囧境，一方面信息冗余日益累积，信息负担不断加重，信息压力与日俱增，另一方面在浩瀚的信息海洋中，不知道怎样才能获取自己所需要的信息，给个人信息的管理带来巨大的挑战。

如何化解这种矛盾关系，关键在于信息的使用者如何对这些信息进行有效的管理。要使信息变为资源被人类所利用，一方面需要能被人类所感知，并达到一定的富集度，另一方面是信息能为人类带来福利（可利用）。因此要解决信息资源利用的有效性问题的办法就是加强信息管理。加强个人信息的管理可以节省时间、提高学习效率和办事效率。

个人信息管理是新出现的一个研究领域，其发展与现代信息获取技术、存储技术、传递技术等息息相关。个人信息管理的思想最早可以追溯到美国科学家范内瓦 · 布什（Vannevar Bush，1890～1974）在 1945 年发表的论文《诚如所思》（*As We May Think*）。他在该文中设想通过一个叫麦克斯储存器（Memex）的信息管理器来帮助存储、查找个人信息，补充人的记忆。随着计算机的应用，20 世纪 80 年代陆续出现了基于计算机的简易个人信息管理工具，如对日程、电话号码的管理等。1988 年，Mark Lansdale 在 *Applied Ergonomics*（《应用人体工程学》）*The psychology of personal information management*（PIM 心理学）的文章首次使用“personal information management”（PIM，个人信息管理）一词，正式出现了 PIM 术语。PIM 的研究逐渐受到人们的关注，并伴随着现代信息技术、计算机技术和网络技术的进步日渐深入，研究范围也越来越广。2005 年以来国际上先后召开了 4 次个人信息管理专题讨论会（PIM workshop），来自信息管理、信息科学、图书情报、社会学、心理学、人工智能等不同领域的专家、学者共同探讨 PIM 的理论和实践问题，并取得了一些成果。

（二）个人信息管理的演进

个人信息管理的发展大致可以划分为 3 个层次。

（1）从手工管理到计算机化（单机环境）管理，再到网络化，直至网格化、云计算等。

（2）从仅供个人使用到共享化阶段。

（3）从个人信息管理升华到个人知识管理等。目前个人信息管理已经发展到网络化、共享化、移动化阶段，在这个阶段信息组织方法正由语法信息组织向语义信息组织、语用信息组织发展。

第二节　个人信息管理的技术与方法

个人信息管理的发展与现代信息技术、网络技术的发展密切相关。从基于 PC 单机终端到基于网络个性化的可以通过 Internet、Wap 等访问 PIM 个性化信息管理网站。人们可以直接通过电脑、功能手机、智能手机、手持平板电脑等各种信息终端、平台在任何时间和地点完成对自己信息的查询、管理。利用网络技术，实现以人为中心的信息处理，将人和周围的信息有序地建立联系，从而实现任何人在需要的时候都可以通过网站平台、使用任何终端，进行有效的交流、查询、管理个人信息。

从技术角度来看个人信息管理，可以将个人信息管理分为 3 个阶段：仅利用单一计算机管理个人信息的阶段；利用网络管理个人信息的阶段和利用移动通讯技术管理个人信息的阶段。

一、利用单一计算机管理个人信息

利用单一计算机管理个人信息是指仅仅一台计算机终端（不联网）来处理、存储和检索个人信息。其实现方法是将信息分类存储在电脑中，利用电脑搜索功能来实现信息的查找。后来出现过一些专门的个人信息管理（单机）软件，如友情强档（图 4-1）、超级通讯网、EssentialPIM、DailyPIM、LeaderTask、Microsoft Outlook、Outlook Express、IBM Lotus Notes 等，这些软件一般都提供联系人管理、日程安排、任务管理等。但是这种单机个人信息管理存在的缺点确实是显而易见的，信息存放在 PC 机上，不易移动使用，其使用受到 PC 机器的限制，信息交流与共享等存在困难。不过随着技术进步，原来的单机版个人信息管理工具大部分已经实现了网络存储与同步功能。

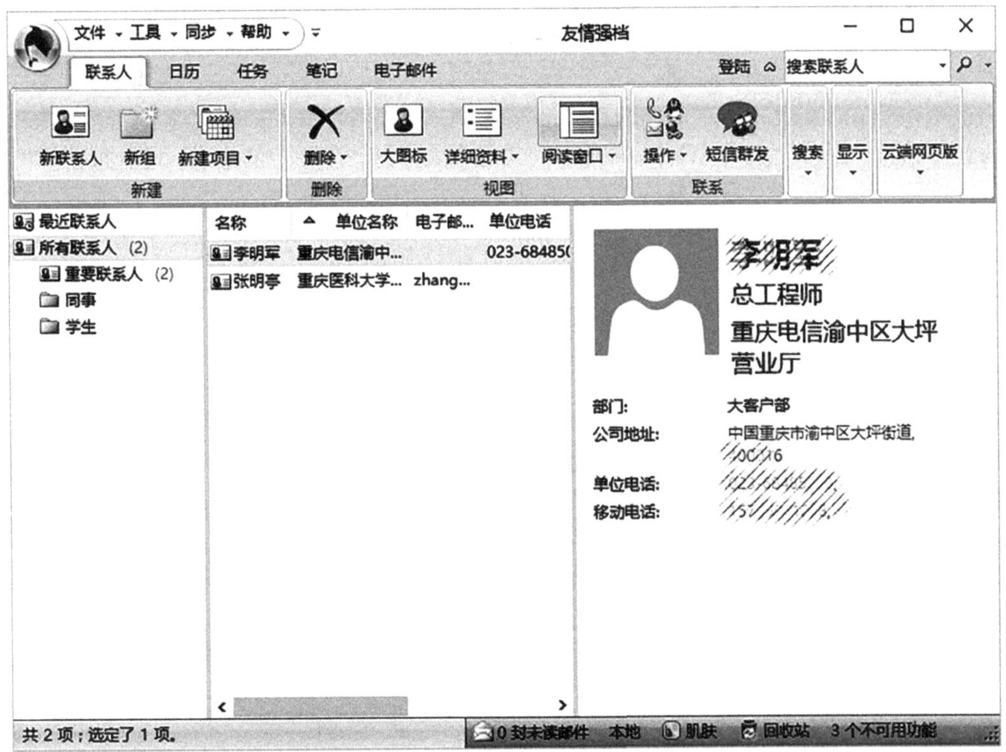

图 4-1　友情强档 PIM 界面

二、利用网络技术管理个人信息

随着互联网技术的兴起，个人信息管理逐渐摆脱对个人电脑等设备及地点的束缚，利用联网通讯同步与云存储功能，方便了人们根据个人喜好在网络上定制或获取个人需要的信息，进行网络存储，随时随地与人共享信息，带来了个人信息管理革命性变化。其管理工具主要有有道云笔记、印象笔记、和笔记、Microsoft OneNote 等。网络信息技术加快了信息传播的速度，也改变了人们对个人信息的利用方式，同时也可以处理更多的个人信息，如可以用来记录工作或学习中的事项，对自己需要记录和保存的信息分门别类地保存，同时通过网络技术，甚至是云技术将数据存储到云端，不受时间和地点及设备的限制，只要用户在任何一台联网终端中安装相应客户端，并登录即可快速同步自己已经保存的信息。

三、利用移动通讯技术平台管理个人信息

由于移动网络技术的进步，特别是 3G 和 4G，甚至是处于实验研究阶段的 5G 技术，非常方便用户通过移动终端（智能手机、手持 PAD、智能手表等设备）快速访问互联网信息而获得绝大多 PC 机器上能够获得的网络信息，可以方便实现上网、收发邮件、收发短信、日程管理、通讯录管理等，大大方便人们处理个人事务及工作事务。

移动终端使用的技术主要是使用 WAP 协议，通过浏览器发送 WAP 网关并产生 http 请求并发送给服务器，从服务器端获取数据生成 WML 页面并返回 WAP 网关，通过 WAP 网关将 WML 进行编码并发送到浏览器，浏览器对 WML 进行解析，然后将结果显示给用户。

人们使用智能终端进行个人信息管理与在个人电脑上的操控要求有明显的区别：在智能终端进行个人信息管理时更侧重非结构化信息的录入与处理，要求处理过程简单，录入信息简单明了，不要进行过多编辑，而基于个人电脑的信息处理主要是进行一些日常化信息的归档、分类，用户可以对信息进行更深入的编辑处理。

目前国内外有很多既支持移动终端系统又支持 PC 桌面系统软件，如有道云笔记，其可以在 Android、iPhone、iPad、Mac、Windows 等平台实现个人信息的跨平台的管理。还有很多软件如百度云、小米云、欢喜云等云服务软件可以方便管理个人短信、联系人、手机照片、通话记录、手机找回、音乐等相关个人信息服务。

第三节 个人信息管理工具

进行个人信息管理通常是希望能随时调用自己需要的信息，快捷地实现信息的再利用，达到实际需要的目的。但是在具体实施个人信息管理的过程中，却有许多困难。“我们正受信息淹没，但却渴求知识”，J.奈斯比特的名言揭示了现在个人信息利用的现状。因为随着网络的推广与利用，个人信息呈现指数级的增长，但另一方面由于个人信息具有长期性、时效性、动态性、复杂性、碎片性和非结构性等特点，使个人需要花大量时间来处理和搜索，还不一定能实现满足其现实目的，因此，人们迫切需要一些工具来实现对个人信息的管理。

按照个人信息管理工具的功能，大致可以分为以下几类。

一、私人信息管理工具

常用的私人信息管理工具有友情强档、EssentialPIM、佳盟个人信息管理软件、AnyPIM、Lotus

Notes 等软件，这些软件主要是实现私人信息（如通信录、日历、任务、电子邮件等信息）的处理。

1. 友情强档（简称 WinPIM，http：//www.winpim.com/）　是由成都友强软件公司开发。该软件是专为中国人设计，主要用于保存、查询、处理通讯录、名片、个人日记、日程安排、任务、笔记、电子邮件等（图 4-2）。

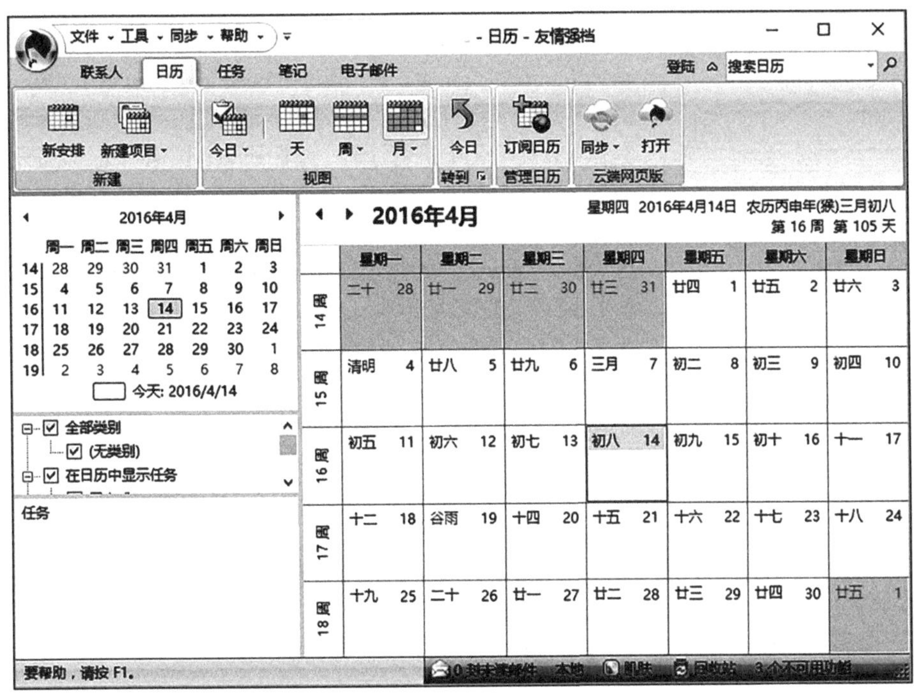

图 4-2　友情强档界面

该软件主要是安装在电脑上使用，包括免费版（功能受限）、个人版（收费）、企业版（收费）3 个版本。它的功能有以下几点。

（1）联系人：可以存储大量联系人，对联系人进行分类管理，并快速查询和使用这些信息。

（2）日历：可以显示并进行会议、约会等日程安排。

（3）任务：可以新建任务、删除任务、标记任务，并实现对日历中安排的日程信息进行追踪，关注日程的进展状态，包括进行中、已完成、在等待、已推迟等。

（4）笔记：可以记录笔记，插入图片、表格、表情图形、笔记日期等，排版方便。

（5）电子邮件：通过设置可以作为邮件客户端收发个人电子邮件。

2. IBM Notes　是 IBM 一个功能非常强大的支持在多个操作系统上运行的工具，包括 Windows 系统、苹果操作系统、Linux 操作系统，其提供了集成协作功能，包括电子邮件、日历、联系人管理、任务跟踪、即时通信、一个办公生产力套件（IBM Symphony）及访问其他 Domino 应用程序和数据库的能力。IBM Notes 还可以集成额外的协作能力，包括音视频会议、在线会议、讨论组、论坛、博客、文件共享、微博及用户目录。除了这些标准的应用程序，还可以使用 IBM Domino Designer 开发环境及其他工具来开发额外的集成应用程序，如请求批准/工作流及文档管理。

二、笔 记 工 具

笔记工具主要适用于经常需要做笔记，随时记录自己的想法，或生活中、工作中重要的事件、资料等，以及实现对信息的分类存储与查询，方便工作和生活，提高办事效率。当下这类工具具有一个鲜明的特点就是基本都支持云存储，可以在安装有该工具的各种终端中进行信息同步，供用户使用。其工具主要包括有道云笔记、Evernote（印象笔记）、和笔记、为知笔记、Microsoft OneNote 等。

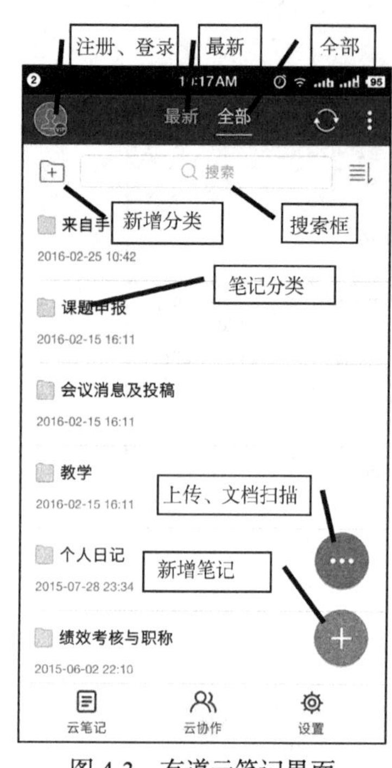

图 4-3　有道云笔记界面

1. 有道云笔记（http：//note.youdao.com/）　是网易旗下有道搜索在有道笔记基础上发展而来的免费笔记类应用，通过云存储技术帮助用户建立一个可以轻松访问、安全存储的云笔记空间，解决个人资料和信息跨平台跨地点的管理问题。其版本包括 Windows 版、网页版、手机页面版、iPad 版、iPhone 版、Mac 版、Android 版。手机客户端版（图 4-3），主要功能包括新建、浏览、编辑笔记和笔记本；可以在笔记上进行涂鸦，绘制所想；图像纠偏，增强图像效果；通过云技术轻松实现手机、电脑的笔记同步；资料多重备份，移动端支持手写输入并保留原笔迹及拍照录入、扫描录入（扫描录入时可以自动判断文件的四角，并对扫描结果进行增强，使显示更加清晰）；可以分类整理资料，支持丰富的附件格式；网易公司免费提供 2GB 云存储起始空间，无限量增长。

其 Android 版本使用方法如下。

（1）下载安装（http：//note.youdao.com/）所需要的版本。

（2）注册并登录有道云笔记。

（3）点击“新增分类的加号（+）”增加分类。

（4）点击新增笔记（+），进行笔记编辑，可以选择手写输入并可以保留原笔迹（图 4-4）、拼音输入、语音录入、涂鸦、视频、添加附件等。

（5）编辑完成后系统自动保存。

（6）点击笔记题目，展开后可以看到笔记内容（图 4-4），屏幕底部有分享、收藏、编辑、阅读模式、更多（包括设置阅读密码、快捷方式、刷新、标签、删除、详细信息等）。

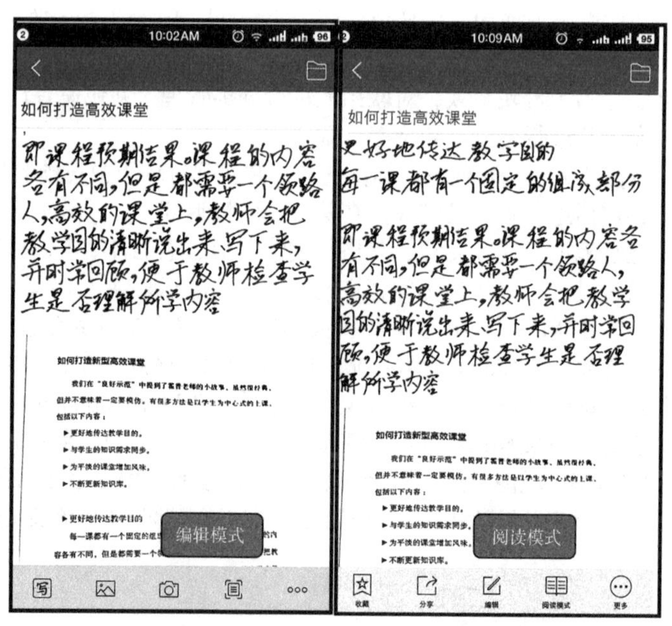

图 4-4　有道云笔记的编辑与阅读界面

（7）点击“云协作”，还可以建立群进行云协作（云协作是指用户可以建立群组组建团队共同管理资料、协同编辑和实时沟通。有道云协作消除了时间和空间的限制，降低了团队协作成本，提升了团队的工作效率）。

2. 印象笔记　2012 年 5 月 10 日，Evernote CEO Phill Libin 在 GMIC2012 演讲中正式宣布推出“印象笔记”服务。Evernote 是通过建立本土公司的方式进入中国市场的，Evernote 在北京组建的北京印象笔记科技有限公司（https：//www.yinxiang.com/）已开始运营。

印象笔记需要注册使用，账户分为免费账户、标准账户、高级账户、企业账户等。

印象笔记的界面（图 4-5），其主要功能包括建立笔记（包括一般笔记、录音笔记、手写笔记、

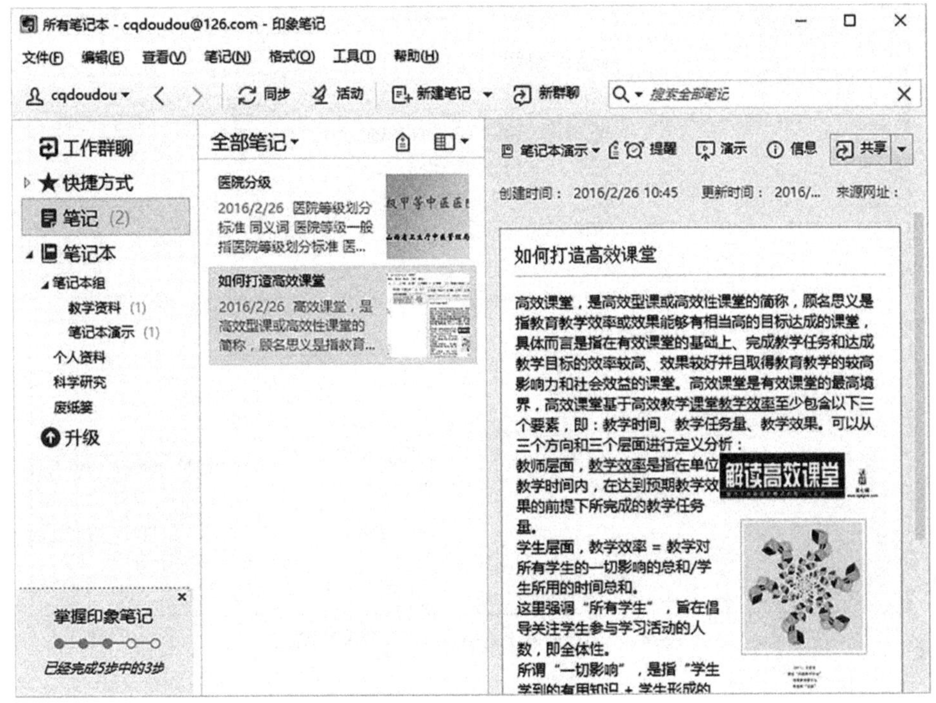

图 4-5　印象笔记编辑界面

拍照笔记、截屏笔记等）；可以组建团队进行工作聊天、发送群聊信息、共享笔记、讨论项目，可以对笔记进行演示，随时在笔记中添加注释和反馈，非常适合于研究团队和企业的需求；用户也可以建立笔记本，在笔记本下面建立各种笔记分类（如教学资料、科学研究、个人资料等）；可以以印象笔记格式、html、web 存档（mht）格式、多个网页文件（html）格式导出自己的笔记，也可以以电子邮件方式将笔记发送给其他需要的人使用。用户在印象笔记中建立保存的一切都会自动同步到手机、平板、电脑和网页的印象笔记中，方便用户随时随地记录、查看、搜索和编辑笔记。

3. Microsoft OneNote（http：//www.onenote.com/）　是微软公司开发一款用于个人笔记应用软件及多用户协作的工具，其适用于笔记本电脑、台式机、智能手机、平板电脑等。

OneNote 软件（图 4-6）主要的功能包括：建立笔记、搜索笔记、在多个设备之间同步笔记、共享笔记（共享团队中的任何人都可以进行协作，查看编辑笔记）；用户也可以建立自己的笔记本，在每个笔记本中建立多个笔记分类，如教学工作、科研工作、学校文件、生活信息、学生信息；在编辑笔记时可以方便地排版、标记为待办事项；标记重要（☆）、问题（？）、关键（!）、联系人、地址、电话；可以插入表格、文件（作为附件或作为 PDF 输出显示）、照相机照相、照片、链接；可以利用电子墨水功能进行涂鸦、添加注释、处理文字或绘图；可以网页截图插入，也可以网页保存插入，并且还可内嵌多媒体影音或 Web 链接。作为容器及收集不同来源的信息仓库，

OneNote 笔记本非常适合用于整理来自某个课程或研究项目的大量信息。

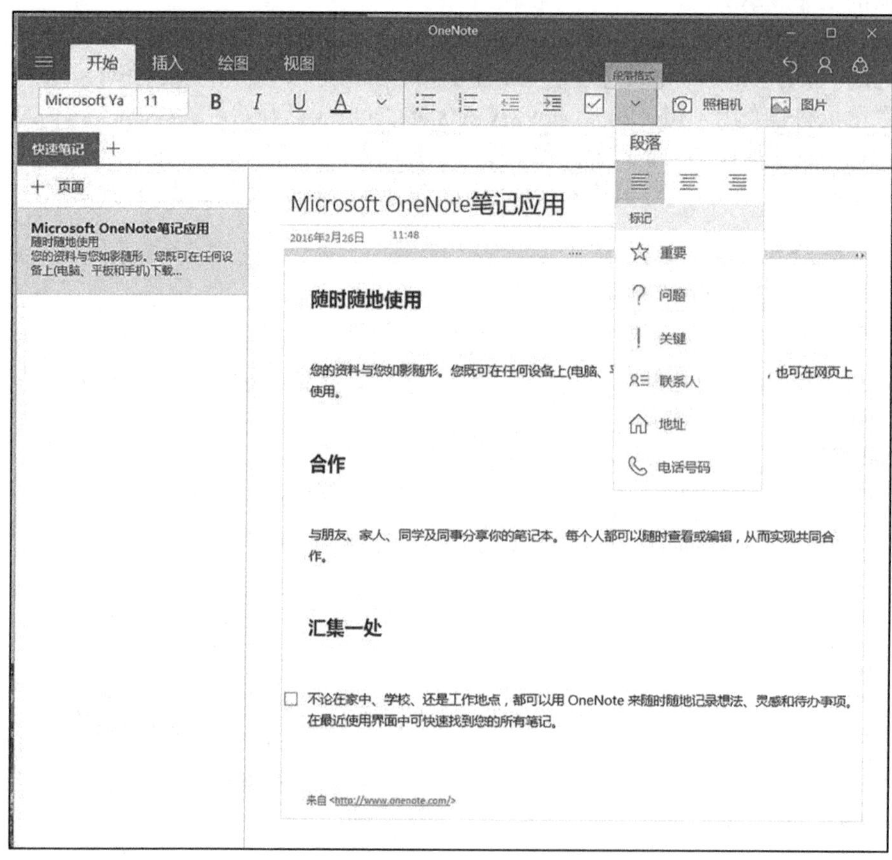

图 4-6 Microsoft OneNote 笔记编辑界面

OneNote 的重要创新之一是内建的搜索功能，以及可索引的图形和音频仓库。图像文件（如屏幕截图、扫描的嵌入式文档，或照片）中可以搜索内嵌的文本内容，电子墨水注释也可作为文字进行搜索。音频内容也可以通过关键字进行语义搜索，同时还可以在录制的同时播放笔记中记录的内容。

OneNote 的多用户功能可实现脱机编辑和随后的同步合并，并可以以段落为基础进行合并。这使得 OneNote 成为一个非常适合就某个项目进行协作，而且所有成员并非总是在线的情况下使用的强大工具。

4. 和笔记（http：//mnote.weibo.10086.cn/） 原名彩云笔记，是由中国移动公司开发的一款应用笔记软件。

其主要功能包括以下几点：

（1）创建笔记，包括语音笔记、语音转录文字、文字笔记、拍照笔记、照片笔记，记录生活和工作信息，提高工作效率；可以实现笔记在电脑和智能手机等不同终端之间同步。

（2）笔记分类将不同信息进行归类，便于浏览和查找；也可以创建待办事项、魔鬼倒计时（创建日程安排，设置短信提醒时间，以免耽误或漏掉重要事情）。

（3）笔记提醒通过用户设置的方式（免费短信、铃声、震动、桌面弹框等）设置提醒，以免耽误或遗漏重要事情。

（4）保密柜功能，该功能非常重要，用户可以将自己特别重要信息（如各种密码等）转移到保密柜，以防忘记，如果自己忘了密码可以通过短信从系统中找回密码。

5. 为知笔记（http：//www.wiz.cn/）　由北京我知科技有限公司开发，是一款免费的主要用于工作的笔记类软件，也是一款可以共享资料、基于资料进行沟通的协作工具。用户可以随时随地记录和查看有价值的信息。其与其他笔记类软件一样，所有数据在电脑、手机、平板、网页可通过同步保持一致。

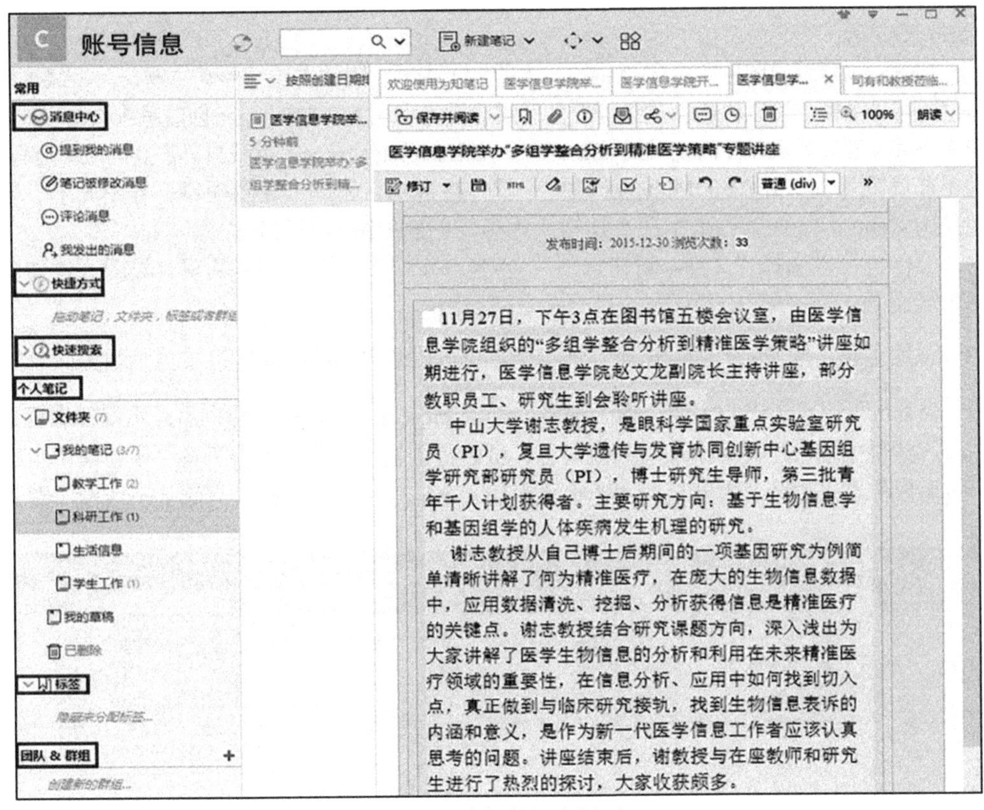

图 4-7　为知笔记主界面

为知笔记（图 4-7）主要功能包括：创建笔记；建立笔记分类（文件夹），方便进行分类管理；对笔记添加标签、附件、将笔记以电子邮件形式发送、分享；可以一键收集微信、网页、微博、剪贴板等碎片化信息，批量导入各种文档；可以以文字、清单、照片、拍照、语音等形式创建笔记；可以打造自己的工作团队群、科研团队群，与成员分享资料，团队成员可以直接评论笔记，针对笔记的工作讨论集中保存在评论中；可以语音阅读笔记。

三、思维导图工具

一直以来人们都习惯于使用 Word、Excel 或 PPT 处理学习和工作中的有用信息，但随着思维导图概念的引入和扩散，使用思维导图工具已经成为一种潮流。思维导图工具不仅仅是一种更有趣更高效的图式笔记，还可以帮助我们进行知识梳理、思维优化，让我们的思维更加有条理，同时也便于知识的记忆或讲授，有利于知识创新和管理。其工具主要包括思维导图工具 MindManager、XMind、iMindMap、Novamind、FreeMind、MindMapper、百度脑图等。

1. Mindmanager（http：//www.mindmanager.cc/）　由美国 Mindjet 公司开发，其不仅仅是一款创造、管理和交流思想的思维导图软件，直观清晰的可视化界面和强大的功能可以快速捕捉、组织及共享思维、想法、资源与项目进程，更是一套完整的项目管理与协作方案，包含非常强大的思维导图和头脑风暴工具，帮助用户组织项目、从项目各分支分配任务给不同的人、将所需单独的待做事项和工作进行完整规划从而保证项目成功，无论是管理个人待做事项还是与几十、几百个人协作，都可以得心应手。MindManager 在全球拥有 400 多万大用户，包括 ABB、可口可乐、迪斯尼、IBM 及沃尔玛等著名客户。

MindManager 是收费软件，其版本包括 Windows 版、Mac 版和 Android 版，用户可以免费下载试用 30 天。

MindManager 思维导图主要由中心主题、主题、子主题、附注主题、浮动主题、关系线等模块构成，通过这些导图模块可以快速创建您需要的思维导图，利用 MindManager 创建思维导图步骤如下。

（1）下载安装：进入软件的主网站（http：//www.mindmanager.cc）下载自己需要的版本进行安装。

（2）新建项目：打开 MindManager 软件，软件将自动新建一个导图项目，导图的中心导图的中心主题为 Central Topic，点击主题直接输入你想要创建思维导图的名称。

另外，你也可以选择“文件->新建选项”，新建一个空白导图，或者从现有导图或者预设模板创建一个导图。

（3）添加主题：按 Enter 键可迅速添加主题，也可以双击屏幕或者通过工具主题图标 添加主题，或者也可以点击中心主题边框上加号（+）添加主题，或选中主题框后点击鼠标右键，选择插入主题。如果主题下还需要添加下一级内容，可以再创建子主题，点击工具栏中新建子主题即可完成，或用鼠标点击主题，主题框的 4 边将会出现 4 个加号（+），点击加号添加子主题（图 4-8）。

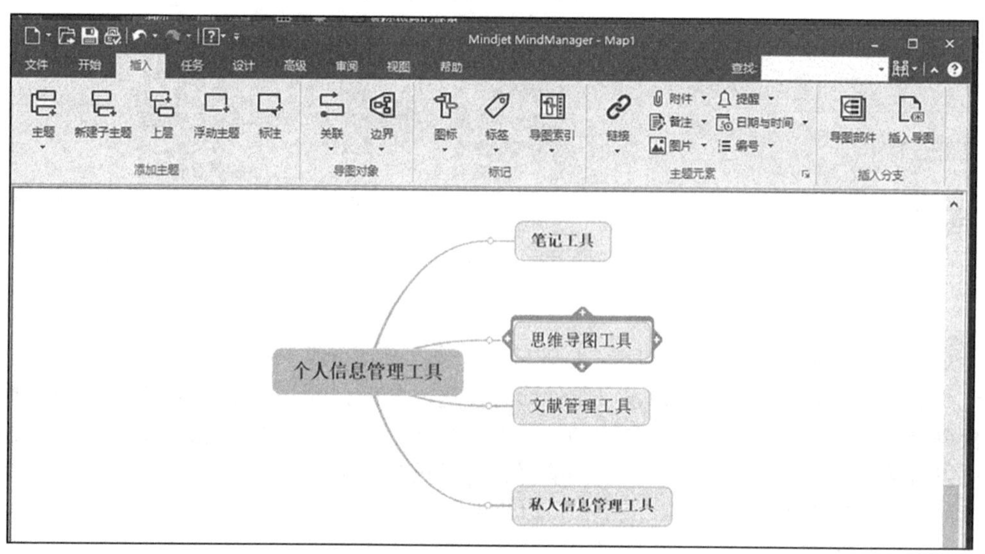

图 4-8　MindManager 主题添加

（4）添加主题信息：通过菜单“插入→主题元素工具”，可以为主题添加超链接、附件、备注、图片、标签、提醒及指定任务信息等信息（图 4-8），也可以通过右击主题，选择需要的主题元素添加到思维导图。

（5）添加主题信息的可视化关系：通过菜单“插入→导图对象或者标记”，可以为主题添加特殊标记来对主题进行编码和分类、使用箭头展现主题之间的关系、使用分界线功能环绕主题组或者使用图像说明导图（图 4-8）。

（6）调整导图格式：点击“设计”菜单，通过“导图式样”、“主题式样”、“备注格式”、“平衡导图”、“对齐”、“主题样式”、“填充颜色”、“线条颜色”、“布局”、字体大小和颜色等调整导图格式（图 4-9）。

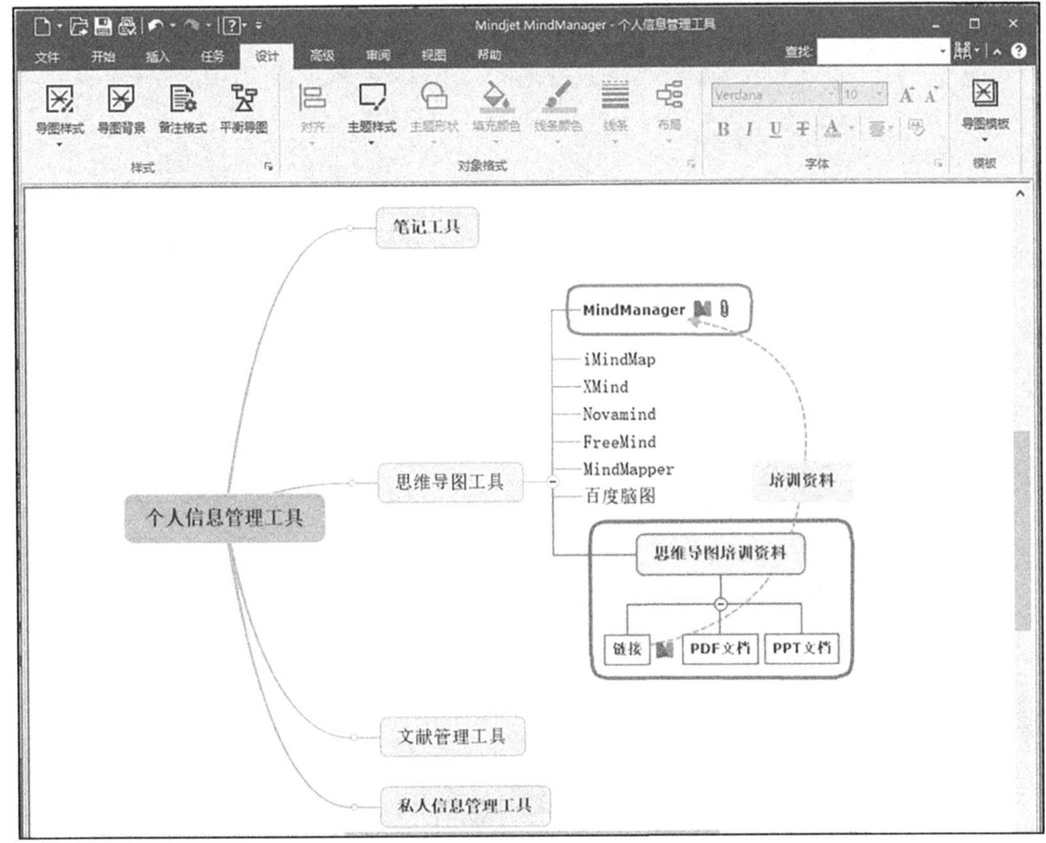

图 4-9　MindManager 格式调整

（7）保存：最终确认导图内容的拼写检查、检查导图中的链接、属性等，保存导图。

（8）使用导图：用户可以将最终保存的导图以原始格式发给团队成员使用，也可进行演示、打印导图，或创建一组网页。

2. XMind（http：//www.xmindchina.net/）　是由苏州苏杰思网络有限公司采用 Java 语言开发的一款非常实用的、可跨平台运行的、开源的思维导图软件，也是一款专业的集思维导图与头脑风暴于一体的“可视化思考”工具。该软件界面美观、功能丰富、兼容 FreeMind 和 MindManager 数据格式，还可以绘制鱼骨图、二维图、树形图、逻辑图和组织结构图等。XMind 有 4 个版本：XMind Free（免费版）、XMind Plus（增强版）、XMind Pro（专业版）和 XMind Pro Subscription（专业订阅版）。

进入 XMind 界面（图 4-10），可以轻松创建、管理及控制思维导图，其方法简要介绍如下：

（1）启动 XMind，选择一个空白模板或模板创建。

（2）单击中心主题，输入文字即可对中心主题重命名。

（3）使用键盘 Enter 键创建主要/同级主题，使用 Tab/Insert 创建子主题；也可以点击“插入”菜单选择插入“主题”或“子主题”、“父主题”等来完成。

（4）双击空白处创建浮动主题。

（5）拖动已有主题可调整主题位置。

（6）单击“–”按钮收齐分支，点击“+”按钮展示分支。

（7）按住鼠标右键可以拖动思维导图。

（8）点击主题即可选中，使用 Delete 键删除主题。

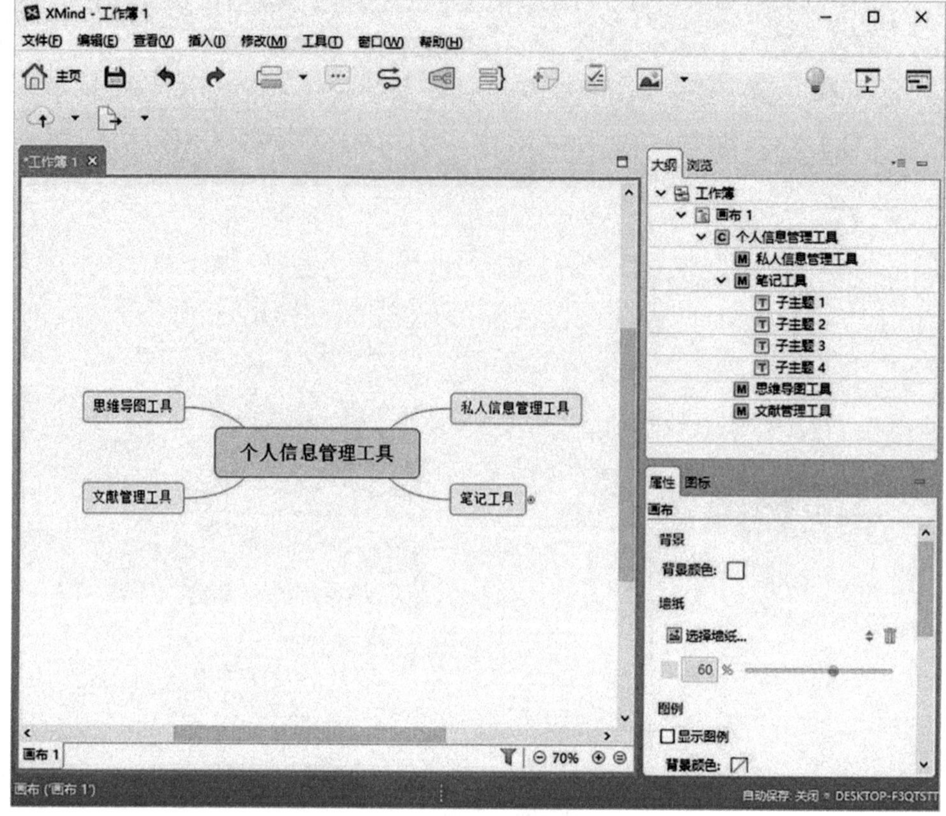

图 4-10 XMind 界面

3. MindMapper（http：//mindmapper.com/） 是一款专业的可视化概念图实现、用于信息管理和处理工作流程的智能工具软件，可以通过智能绘图方法使用该软件的节点和分支系统。MindMapper 除了具备一般的思维导图软件的功能外，还提供与其他文档软件如 Word、PowerPoint、MicrosoftProject、Email 和手持设备之间的双向转换导入导出功能。

4. FreeMind 是一款用 Java 语言编写的开源的跨平台的思维导图工具软件，其与商业软件 MindManager 有异曲同工之妙，但 FreeMind 是符合 GPL 的免费软件，其比 MindManager 多了特殊功能，如实时缩放文件夹和链接的跟进等功能，因而其操作与导航功能更加便捷。

四、文献管理工具

文献管理工具可以帮助用户完成文献的检索、管理、分析、知识发现、辅助写作等功能。国内著名的文献管理工具主要有 NoteExpress、CNKI E-Learning、NoteFirst、医学文献王等；国外著名的文献管理工具主要有 EndNote（EN）、Reference Manager、RefWorks、Zotero、Mendeley、CiteUlike 等。其中免费的文献管理工具主要有 CNKI E-learning、Mendeley、Zotero、CiteUlike 等。

文献管理工具的原理主要是通过过滤器将不同来源、不同格式的文献转换为文献管理工具对应的统一格式，然后导入个人文献库（数据库），从而实现文献管理、分析与利用的目的。

下面选择几种文献管理工具来介绍其使用方法。

1. EndNote（EN）（http：//www.endnote.com） 是美国 Thomson Reuters 公司开发的一款的文件管理软件，深受读者的喜爱，在全世界占有很大的市场份额。EndNote 有单机版和 web 版，都属于收费软件，用户可以从其网站下载试用版来使用。EndNote 主要适合于经常需要查询与阅读外文文献、撰写英文论文的用户，是一个文献管理的有力助手，其缺点是未考虑中文用户的使用习惯，其在处理中文文献时，特别是撰写论文时，对中英文参考文献混排存在一定的难度。

EndNote 的主要功能包括：数据导入、附件及全文管理、做笔记、文献标记、统计分析、论文撰写模板、论文撰写的参考文献管理等。

下面主要围绕数据库界面和个人建库、数据导入、数据管理、论文撰写 4 个方面来介绍其使用方法。

（1）个人建库：下载并正确安装 EndNote 后，打开 EndNote 软件，系统会出现一个对话框，里面包含 3 部分内容：Learn about EndNote（了解 EndNote）、Create a new library（创建一个新的个人文献库）、Open an existing library（打开一个已有的个人文献库）。选择第二项，然后对个人文献进行命名（如 My EndNote Library，其后缀名为*.enl），然后保存到自己个人电脑硬盘中。

建立个人文献库后就进入了系统的主界面（图 4-11），可以看到系统有菜单[File、Edit、References、Groups（分组）、Tools]、工具栏等。

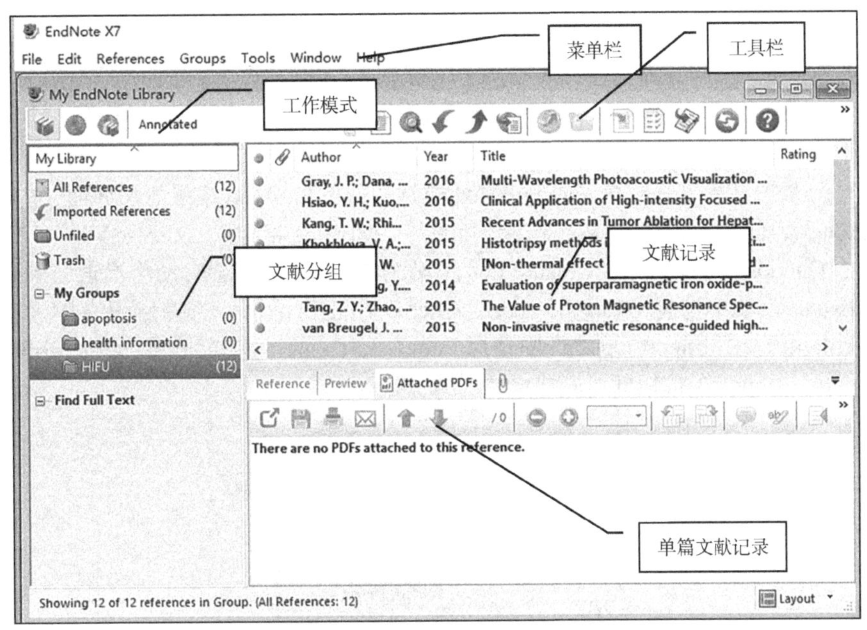

图 4-11　EndNote 的主界面

其界面有 3 种工作模式：Local Library Mode（本地个人文献库模式）、Online Search Mode（在线检索模式）、Intergrated Library & Online Search Mode（个人文献库与在线检索整合模式），根据自己的需要进行选择。

（2）数据导入：EndNote 数据导入的方法主要有 4 种：手工添加、联机检索导入、过滤器导入、PDF 全文导入。

1）手工添加：主要适用于自己手边有纸质全文、图书，或无法用自动导入添加方式实现的全文文献。点击菜单“References→New Reference”，选择文献类型（如 Journal Article），然后将文献的标题、作者、期刊名称、卷期页码等信息录入相应字段，但是要注意的是在录入作者时一行只能录入一个作者，而且一般是采用姓在前、名在后，姓用全称，名用缩写（如 Perich，E.）的格式，然后保存记录。

2）联机检索结果导入：在在线检索模式或个人文献库与在线检索整合模式下均可以看见 Online Search，其下面有 Library of Congress，PubMed 等数据库，可以选择“More”选择系统内嵌的数据库进行检索；也可以通过菜单“Tools→Online Search→选择合适的数据库”进入在线检索界面（图 4-12），选择合适的字段、输入检索词、选择逻辑关系符号，点击“Search”即可以进行检索，系统会自动反馈回结果数量，只需要输入需要提取的检索记录号码段即完成检索。

不过需要注意的是，在线检索的结果虽然提取到系统中了，但该检索结果还并不真正属于你自己，还需要将对检索结果进行选择，然后点击鼠标右键，选择“Add References To”，并选择自己的相应的文献分组，将检索结果添加到文献分组中去，这才算是真正完成了联机检索。

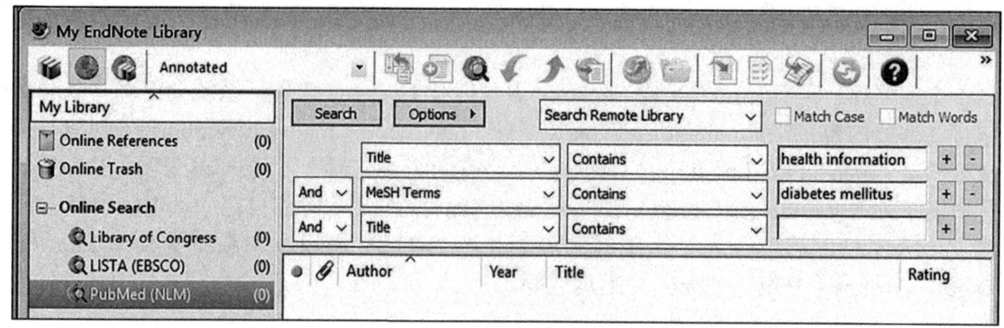

图 4-12　EndNote 在线检索界面

3）过滤器导入：过滤器导入适合于系统中已经有相应过滤器，或者能通过系统编辑符合特定数据库的过滤器。要使用该功能，需要首先在数据库中进行检索，然后将检索结果利用过滤器导入，具体操作方法如下。

A. PubMed 数据结果导入：在完成 PubMed 检索后，在 PubMed 结果显示界面，选择部分记录或不选择记录，点击“Send To”，依次选择“File”，“Medline 格式”，“Create File”，“保存文件”；或依次选择“Citation Manager”，“Create File”，“保存文件”，系统会自动将检索结果导入。

在 EndNote 菜单中选择“File→Import→File”，出现对话框，选择刚保存的文献记录文件（pubmed_result.txt），在“Import Option”中选择 PubMed 对应的过滤器，选择“Other Filter→PubMed（NLM）”，点击“Import”按钮即可完成结果导入（图 4-13）。

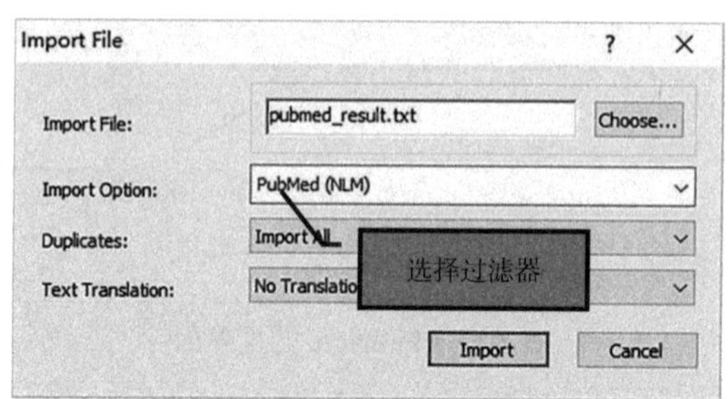

图 4-13　EndNote 过滤器导入

B. 外文全文数据库检索结果导入：下面以 Elsevier 为例进行介绍：在完成检索后，选择部分需要的文献，点击“Export”，选择“RIS”（for Endnote，Reference Manager，ProCite）和“Citations and Abstracts”（题录和文摘格式），点击“Export”按钮系统生成需要的文件并保存。

接下来重复 PubMed 检索结果导入步骤，不过在过滤器选择时，需要选择“Reference Manager（RIS）”，其余步骤相同，完成数据导入。

C. CNKI 数据导入：在 CNKI 检索完成后，选择引文格式“EndNote”导出所需要的检索结果；在 EndNote 导入文献时，其过滤器需要选择“EndNote Import”，其余步骤同上，完成数据导入。

D. 万方数据导入：新版万方数据库（http：//www.wanfangdata.com.cn）的一站式检索界面的检索结果需要一条一条地通过记录后面的导出图标进行选择；而其高级检索界面可以进行全选或部分选择，然后点击“导出”进入导出记录页面，选择 EndNote 过滤器，选择复制，或导出即可完成操作。

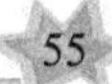

注意：不管是 CNKI、万方数据库，还是维普数据库，完成以 EndNote 格式导出后，在 EndNote 数据导入时的过滤器选择时，一定要选择“EndNote Import”，否则不能完成。

E. 百度学术结果导入：在进入百度学术（http：//xueshu.baidu.com）完成检索后，不能一次性将所有检索结果导出到文献管理工具，只能一条一条地单独导出，在选择其检索结果的右栏中的“< >引用”（图 4-14），系统会出现引用对话框，选择导入链接 EndNote，完成记录的保存（图 4-15）。

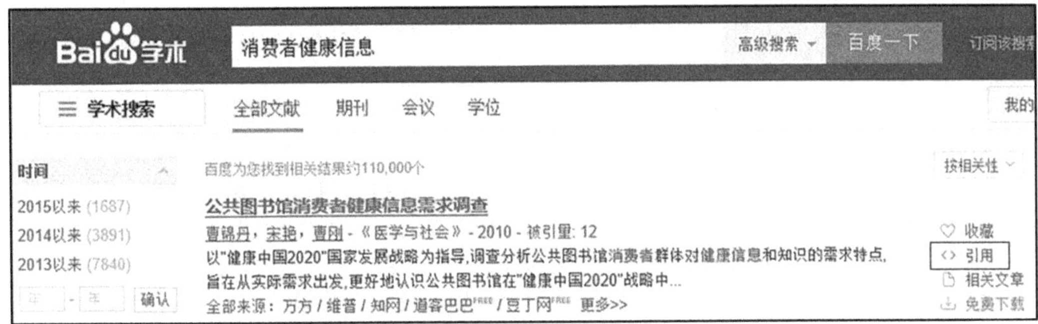

图 4-14　百度学术检索显示

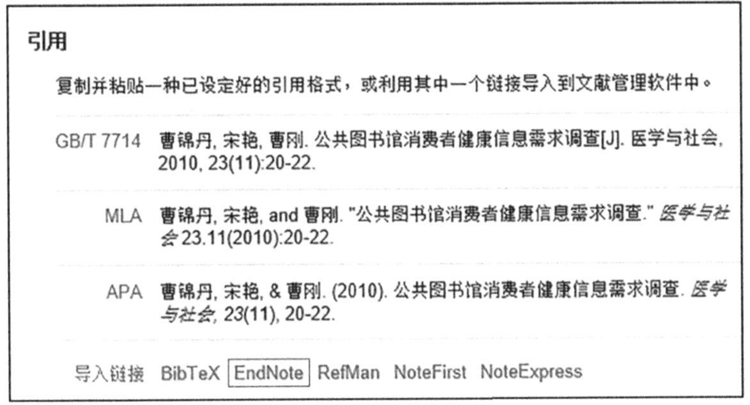

图 4-15　百度学术结果导出的导入链接选择

4）PDF 全文导入：选择“File→import→File（或 Folder）”，然后选择需要导入的文件或文件夹，可以选择“Include files in subfolders”（包括子文件夹中的文件），过滤选项选择“PDF”，然后点击“Import”按钮导入（图 4-16）。对于未能识别的内容只有通过手工编辑的方式进行添加。

Import Folder
Import Folder: 学（2015 赵文龙主编）\全文导入 Choose...
Include files in subfolders
Create a Group Set for this import
Import Option: PDF
Duplicates: Import All
Import　Cancel

图 4-16　EndNote 全文导入

（3）数据管理：数据导入个人文献库后就可以进行数据管理了，其主要包括以下几点：

1）查重：用户一般都需要检索不同的数据库来满足自己检索的需要，但经常会有重复的文献出现，所以需要查重。选择需要查重的文献范围（文献分组）菜单“References→Find Duplicates”，然后系统自动将重复的文献以左右框对比的形式出现在对话框中，让用户自己决定需要删除哪一条。不过系统默认的重复文献标准是 Author（作者）、Year（出版年）、Title（标题）等，可以通过菜单“Edit→Preferences→Duplicates”来设定自己的文献查重标准。

2）阅读标记：当文献进入个人文献库后，在每一条文献记录的前面都有灰色的小圆点，其表示该文献未阅读过，当你阅读过该文献后，小圆点会自动转变为白色。也可以在文献上用鼠标右键标记为已读或未读。

3）文献分级：在阅读文献时，如果觉得一些文献非常重要，你可以在文献上点击鼠标右键对文献进行优先级（Rating）的标记，系统优先级的标识是采用五星（★★★★★）。

4）分组管理：一般是按照检索的主题对文献进行分类管理（包括分组、智能分组、群组），用户需要在“My Groups”上点击鼠标右键选择“Create Group”生成一个新的组并需要完成命名。

5）附件管理：当你手里面有部分文献的相关资料（包括全文、图片、PPT、Word、Excel 文档、甚至是网页链接等）都可以以附件的形式与文献做关联。在文献上点击鼠标右键选择 “File Attachments→Attach File”即可完成附件关联。

6）个人文献库查询：个人文献库查询包括快捷查询和高级查询两种。快捷查询可以通过页面的右上角的输入框来完成查询，而高级检索（图 4-17）可以通过菜单“Toos→Search Library”来完成。

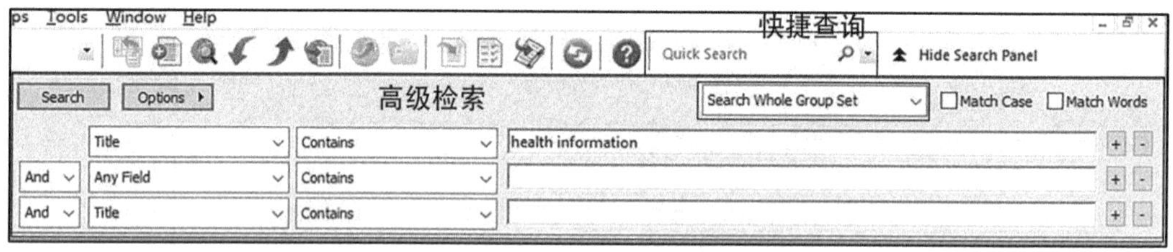

图 4-17 Endnote 个人文献库高级检索

7）做笔记：选中一篇文献，单击其详细信息中的“Reference”格式就可以进行编辑。做笔记一般是在 Research Notes 字段进行，在 EndNote 笔记中只能用文字符号进行笔记，不能添加图表等信息。

8）全文下载：EndNote 提供批量外文文献的全文下载，条件是使用者具有对相应论文的使用权限（或者已经购买权限，或论文本身免费）。选择需要下载全文的文献，点击右键，选择“Find Fulltext”；或点击软件工具栏中的查找全文图标 。

9）统计分析：主要满足用户对自己快速进行文献分析的需要，可以从作者、年份、期刊等多个字段进行统计分析，让研究者快速对所研究内容有一个大致的了解。其具体方法是通过菜单“Tools→Subject Bibliography”；然后选择需要统计的字段，选择“OK”；点击“#Records”进行排序，统计结果就呈现在用户的面前。

（4）论文撰写：EndNote 在论文撰写时主要提供两种功能：期刊论文模板和参考文献管理。

1）期刊论文模板：EndNote 提供大多数英文期刊的论文模板，不提供中文期刊模板。选择菜单“Tools→Manusript Templates”，选择需要投稿的期刊论文模板，然后根据提示添加对应部分的内容即可完成论文的内容填充。如果系统中没有你所需要的期刊模板，可以到 EndNote 主网站进行查询下载。

2）参考文献管理：目前微软 Word，金山文字均提供对 EndNote 的插件支持，安装 EndNote 后 Word 菜单栏会出现 EndNote 插件（图 4-18），如果没有出现，请检查是否安装正确或卸载后重新安装。

在撰写论文时，先用鼠标点击需要插入参考文献的地方，然后到 EndNote 中选择需要作为参考文献的文献，点击“Insert Citations”（插入引文）；或者再次回到 Word 中，点击“Insert Citation”插入参考文献，系统会自动在正文中显示引文序号，并在文末对参考文献进行编号，按设定的格式进行显示；如果论文编辑过程中需要对参考文献进行修改，先用鼠标点击正文中的引文位置，然后点击 EndNote 插件中的“Edite & Manage Citation（s）”对引文进行修改、删除等。

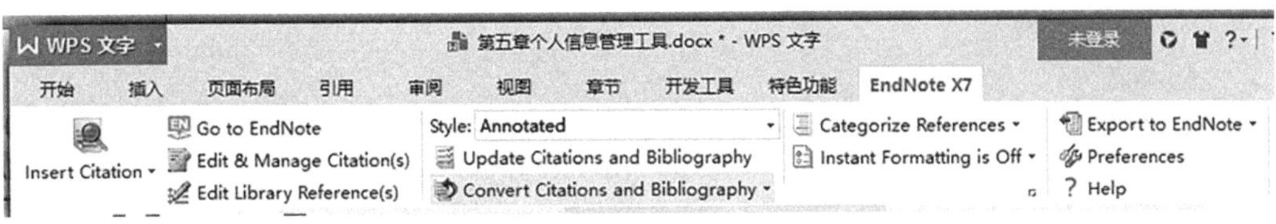

图 4-18　EndNote 参考文献管理

要满足投稿要求，还需要将论文的引文和参考文献格式设置成对应期刊的格式（Output Style）。选择“Edit→Output Styles→Open Style Manager”选择一个已有的期刊引文和参考文献显示式样进行修改最为简单。Citations 是对应正文中的引文，Bibliography 是对应文末的参考文献。分别选择“Templates”，通过插入字段（Insert Field）来实现引文显示格式。相对来说参考文献文献格式要稍微复杂一点。其需要对每一种文献类型进行设置（根据需要），然后对现有的文献类型的参考文献格式进行调整（通过删除字段或通过 Insert Field 来完成）。在进行引文和参考文献格式调整过程中会发现：其对英文文献较为适应，而对中文文献相对来说极为困难，因为英文姓名是分开书写，而中文作者姓名是连在一起的。

2. NoteExpress（简称 NE，http：//www.inoteexpress.com）　是北京爱琴海乐之技术有限公司开发的一款专业级别的文献检索与管理系统，也是国内广受用户欢迎的文献管理工具之一。其特点是软件界面（图 4-19）美观、简单易学、功能强大，涵盖“知识采集、管理、应用、挖掘”的知识管理的所有环节，是学术研究、知识管理的必备工具，支持 Microsoft Word 和 WPS 软件，支持中英文参考文献混排，是发表论文的好帮手。

NoteExpress 属于收费软件，需要购买使用，其版本包括个人版和集团版，可以申请试用。

NoteExpress 的使用包括：建库、数据添加、文献管理、论文写作 4 个方面方法如下。

（1）建库：系统安装成功后，内置一个示例数据库，用户在使用时，需要自己建立一个自己的个人数据库。用鼠标点击菜单“文件→新建数据库”；对个人数据库进行命名，选择保存的位置，点击“保存”后，系统会出现一个对话框（图 4-20），建议选择复制文件到附件文件夹（方便用户以后在进行数据库备份时可以将附件一起压缩、拷贝到其他电脑进行使用），点击“确定”，完成建库。然后用户关闭示例数据库，方便其使用。

（2）数据添加　NoteExpress 文献记录添加可以有以下 4 种方法。

1）在线检索导入：在工具栏点击“在线检索”，或点击菜单“检索→在线检索”，选择“CNKI 中国知网”进行检索（图 4-21）；选择字段主题，输入检索词语“健康信息”，点击“开始检索”按钮进行检索，共检索到 2977 条文献，每页 10 条，点击批量获取，选取需要获取的页码（如第 1～10）；也可以勾选题录（自动勾选新取回的题录、勾选所选题录或勾选本页题录），然后保存勾选的题录至我的文件夹（或另一文件夹，注：文件夹相当于 EndNote 的主题分类管理——Group），完成在线检索。

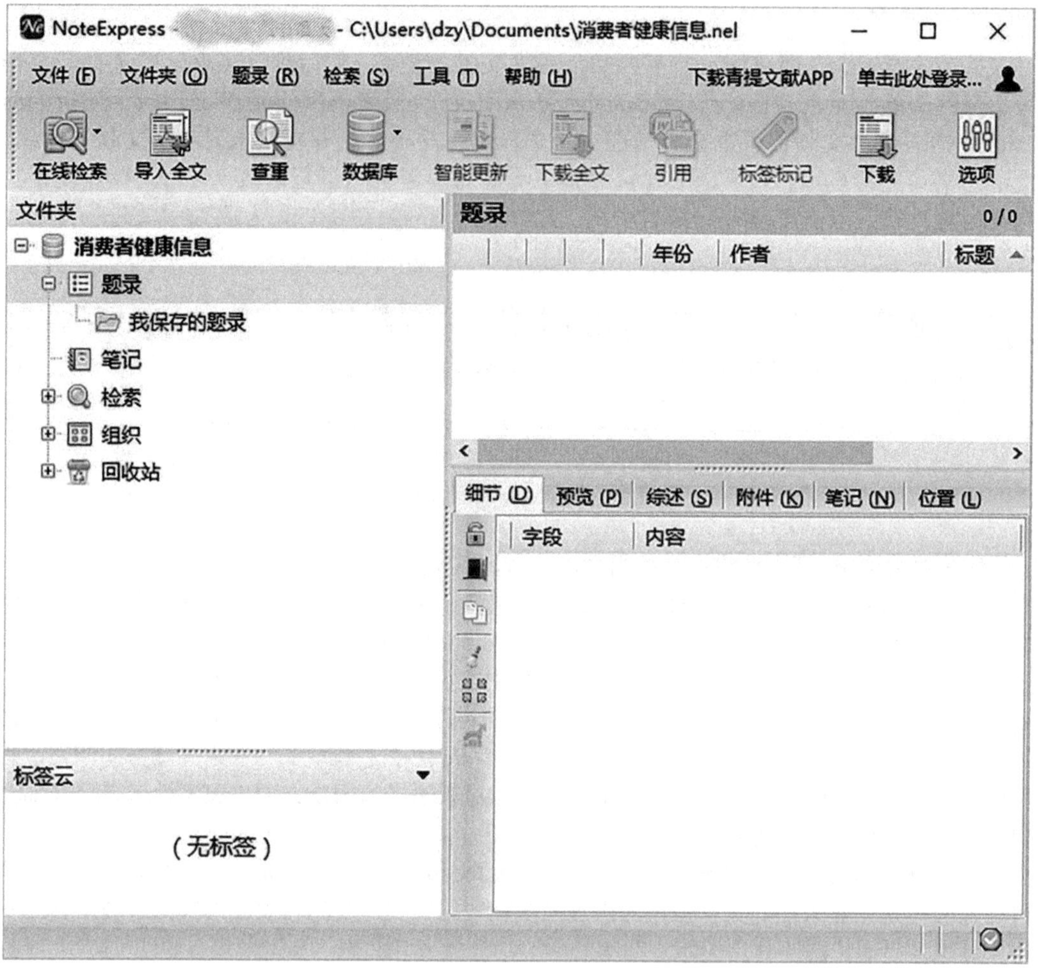

图 4-19　NoteExpress 主界面

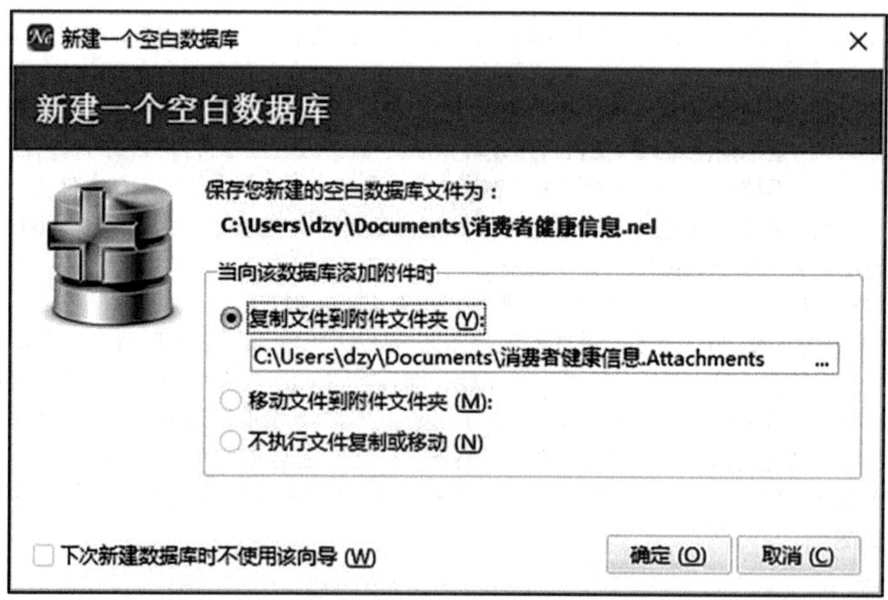

图 4-20　NoteExpress 建库

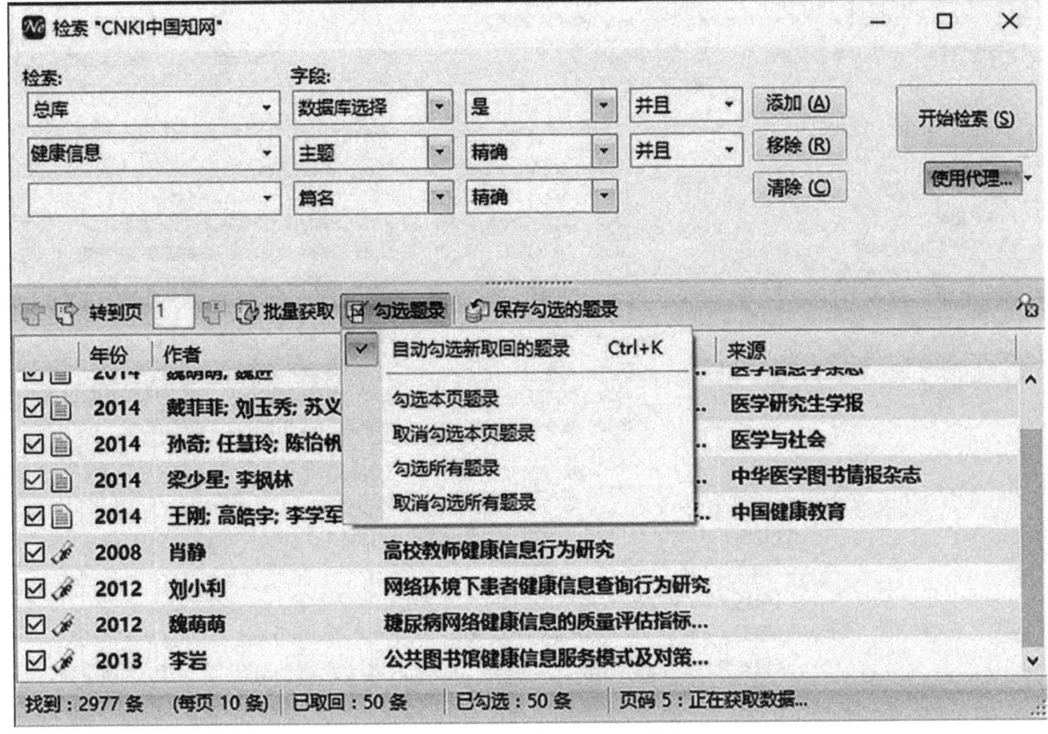

图 4-21　NoteExpress 在线检索

2）过滤器导入：主要适用于用户已经在其他数据库中进行了检索又需要进行文献管理，如 PubMed、CNKI、维普、万方等，这时就可以导入 NoteExpress 进行管理。其导入方法中需要注意的是，如果数据库检索结果导出中有 NoteExpress 格式，就可以选择对应格式导出，然后以 NoteExpress 格式导入；对于检索结果没有 NoteExpress 格式的，在注意导出时的格式，然后在导入时选择合适的过滤器导入。下面分别以 CNKI 和 PubMed 检索结果导出、导入为例进行介绍。

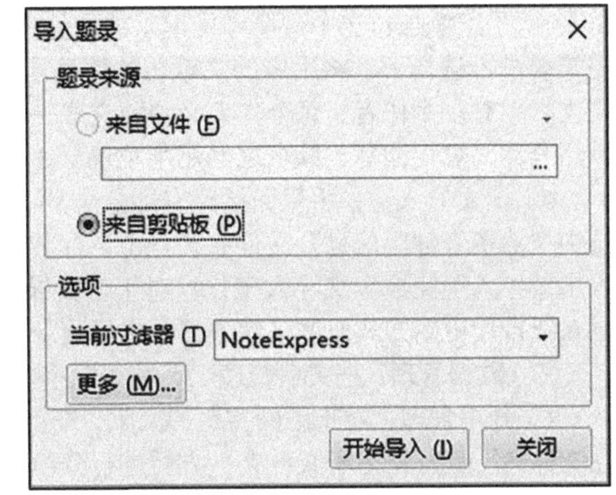

图 4-22　NoteExpress 过滤器导入

A. CNKI 结果导出与导入：首先在检索结果导出页面选择“NoteExpress”格式，然后选择“复制到剪贴板”或“导出”即可生成文件进行下载；回到 NoteExpress 数据库，选择文件夹，点击右键，选择“导入题录”；在对话框（图 4-22）中选择“来自剪贴板”（前提是在 CNKI 结果导出时选择了“复制到剪贴板”）；当前过滤器选择“NoteExpress”，开始导入，完成 CNKI 结果导入过程（图 4-23）。

B. PubMed 结果导出与导入：其检索结果导出方法同 EndNote 中的 PubMed 结果导出；在结果导入时需要注意的是过滤器需要选择 PubMed。

C. 中国生物医学文献服务系统（CBM 在线版）的检索结果导入时需要选择过滤器“SINOMED 修正”。

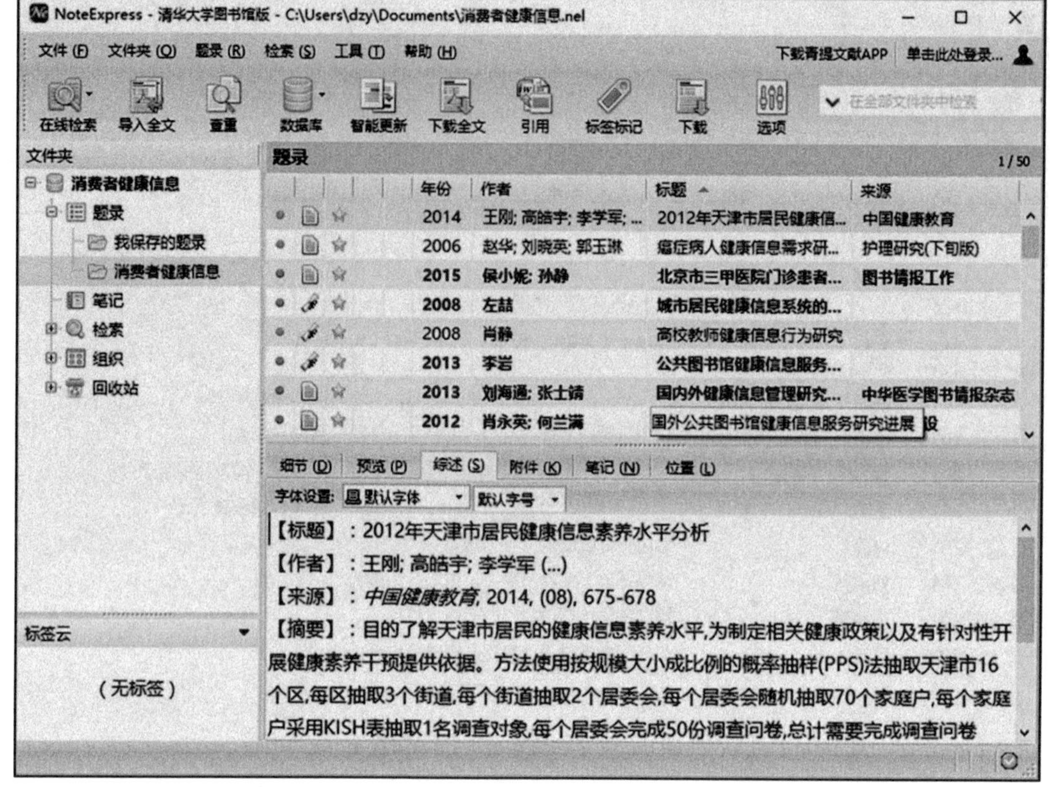

图 4-23 NoteExpress 数据导入

3）手工添加：选中需要添加记录的文件夹，然后选择菜单“题录→新建题录→期刊文献（根据需要进行选择）”，将手中的文献相关信息录入到系统中即可，然后点击保存。需要注意的是如果文献中有多个作者，每个作者必须独立成一行，如果是英文文献，作者应按照姓在前，名在后，姓用全称，名用缩写，姓名之间用半角逗号（,）隔开。

4）全文导入：如手里面已经有部分全文（可以是 PDF、DOC、DOCX、CAJ、KDH 格式）。选中“消费者健康信息”文件夹，点击鼠标右键，选择“导入文件”，选择导入的文件或文件夹，点击“导入”完成全文导入工作。对于全文导入过程中未能识别的、缺失的信息，系统会通过题录在线自动更新方式对题录缺失部分进行更新补充完成。

（3）数据管理：是文献管理工具中非常重要的一环，NoteExpress 工具具有以下数据管理功能：

1）分组管理：对于不同主题的文献，需要建立不同文件夹（在个人数据库中点击“右键→建立文件夹”），甚至是子文件夹，方便进行分组管理。

2）题录更新：对于已经保存的文献，选中文献，然后选择菜单“检索→在线题录更新→自动更新”；或者点击工具栏中的“智能更新”。

3）查重：从不同来源（CNKI、万方、维普等）的数据经常会有重复数据，点击菜单“检索→查找重复题录”；在对话框中对选择重复标准（待查重字段），点击“查找”按钮，系统会将重复的数据进行筛选，并以浅蓝色进行着重显示，点击鼠标右键选择“从所有文件夹中删除”或“从指定文件夹中删除”完成去重。

4）做笔记：选中一条题录，然后点击“笔记”；或选择菜单“题录→为题录新增笔记”均可开始对题录做笔记，在笔记中可以添加文字、图片、链接、全文等信息，随时将自己的思考添加进行笔记中。

5）标记题录：用户可以对题录的阅读状态（已读为灰色，未读为红色）进行标记；星标（黄色、灰色）；优先级标记（非常低、低、普通、高、非常高），用户也可以自定义（如用五星（★）级来标注文献的优先级）。

6）批量全文下载：在选择需要下载全文的文献题录，点击工具栏“下载全文”，然后会出现选择全文数据库的对话框，选择具有全文下载权限的数据库自动下载全文（图 4-24）。这种方式省去了用户从数据库单篇下载保存、导入全文的麻烦。下载的全文以附件方式与题录进行关联，方便阅读。

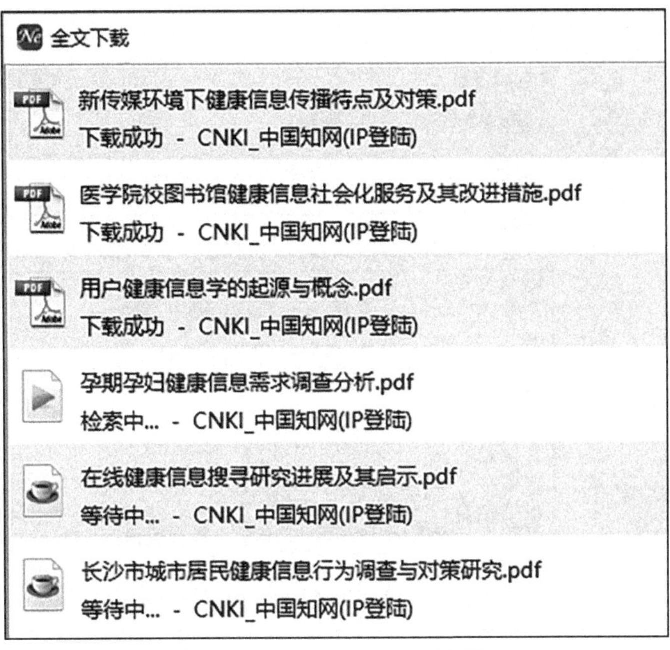

图 4-24　NoteExpress 全文下载

7）添加附件：与其他文献管理工具一样，PDF 全文、Word、Excel 资料、网页链接、PPT、笔记等资料均可以作为附件与题录进行关联。

8）题录查询：选择菜单“检索→在个人文献库中检索”；界面同“在线检索”相似，选择字段（包括作者、标题、星标、优先级等），输入词语即可完成对个人数据库的检索；也可以在页面右上角的检索框中输入词语完成对题录的查询。

9）统计分析：选择需要的文件夹，点击“鼠标右键→文件夹信息统计→选择字段（如作者、期刊、年份、主题等）”，点击“统计”既可以完成统计分析，其结果包括字段、记录数、百分比、图形。

（4）论文写作：NoteExprss 支持 Microsoft Word 和 WPS 等字处理软件，其可以帮助用户高效地完成对论文撰写过程中的引文和参考文献管理（图 4-25）。插入引文的方法如下：在 NoteExpress 中选择需要作为参考文献的题录，转到 Word 中，选择插入引文的位置，点击 NoteExpress 插件中的“插入引文”，系统会自动插入引文并在文末出现一定格式的参考文献。

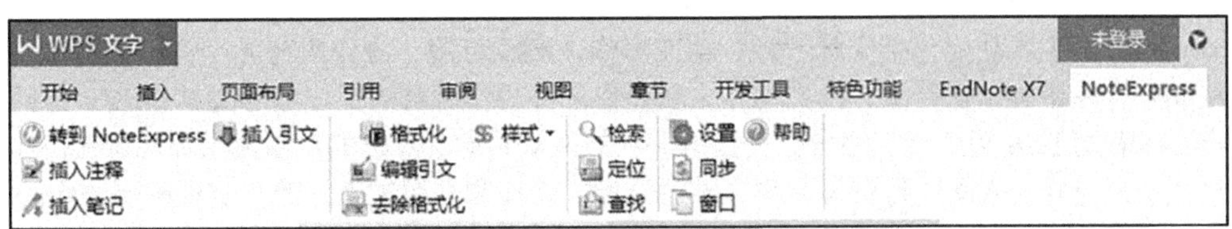

图 4-25　NoteExpress 参考文献管理

引文和参考文献的格式调整需要通过样式来进行调整：菜单“工具→样式→样式管理器”，选择合适的期刊样式，并能预览引文和参考文献样式，选择对符合要求的期刊样式，如果实在没有合适的期刊样式，可以选择一个相似的进行编辑（图 4-26），这样可以减少工作量，也相对容易。注意：如果要编辑系统已有的期刊样式，首先需要另存为一个新的期刊样式，然后可以对引文和参考文献模板进行修改，同时注意均需要对引文和参考文献的中英文格式进行修改。

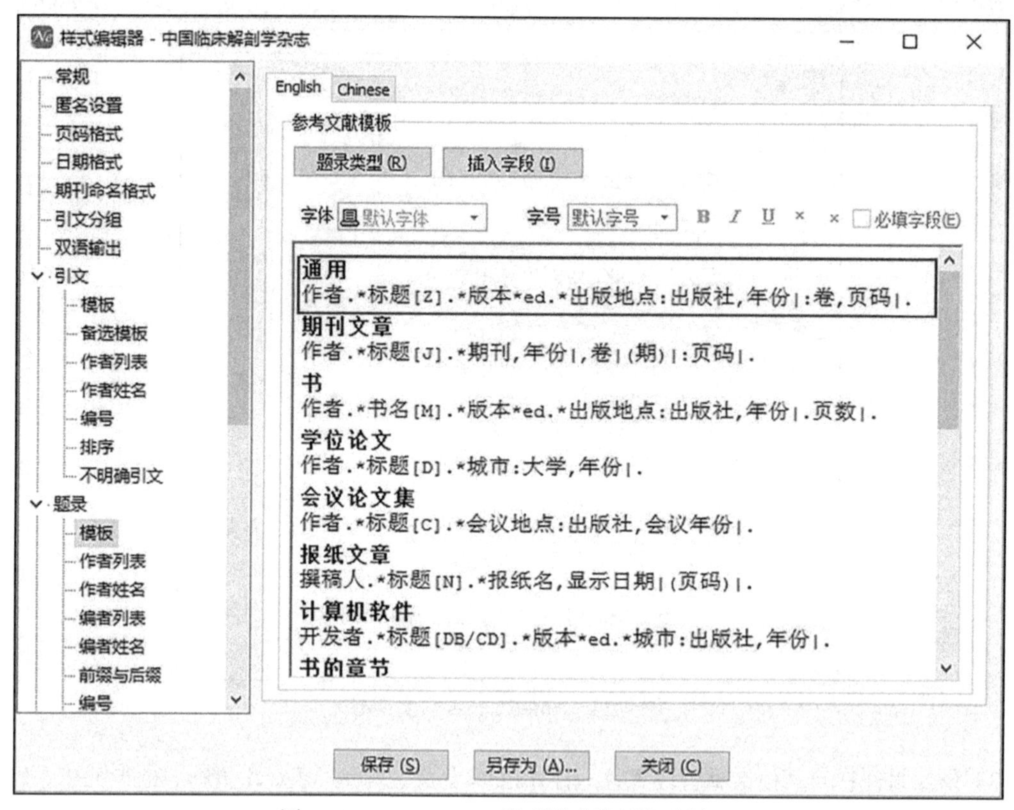

图 4-26　NoteExpress 期刊样式模板修改界面

在完成论文撰写、投稿前，需要将 Word 文档中的域代码进行清除变成普通论文，使其在其他电脑中能够正常显示，但在清除前需要将论文另存为一个新的名字进行保存，以备将来论文修改时使用。

3. NoteFirst（http：//www.notefirst.com/）　是由西安知先信息技术有限公司开发的一款网络版专业文献管理软件。

针对个人用户，NoteFirst 推出了标准版，它集成了文件管理、文献收集、论文中参考文献的自动形成、参考文献自动校对、免费科技文献等功能。支持多种其他软件的文件格式，并集成了多语言系统。

而针对学术型团队用户，NoteFirst 推出了团队科研协作的功能，帮助科研团队收集和管理知识，传承经验，分享和交流，以及更好地管理团队任务。

NoteFirst 之于科研人员个人，是知识管理系统；之于团队和机构，则是团队科研协作系统。

NoteFirst 的主要功能包括文献管理、论文写作、RSS 订阅、协作研究 4 个方面。文献管理主要是获取并管理相关文献资源；论文写作主要是在论文写作时自动形成参考文献；RSS 订阅主要是用户可以利用 RSS 阅读器订阅自己关注的期刊的最新文章、专家的最新成果和博客；协作研究主要是让用户与好友之间进行资源共享，共同开发、管理和利用文献资源，实现科研协作。

NoteFirst 4.1（标准版）需要下载安装、注册和登录才能使用（如不注册，仅能使用单机版），进入主界面（图 4-27）。下面从数据管理、文献订阅、知识卡片、团队协作、论文写作等几个方面介绍其使用方法。

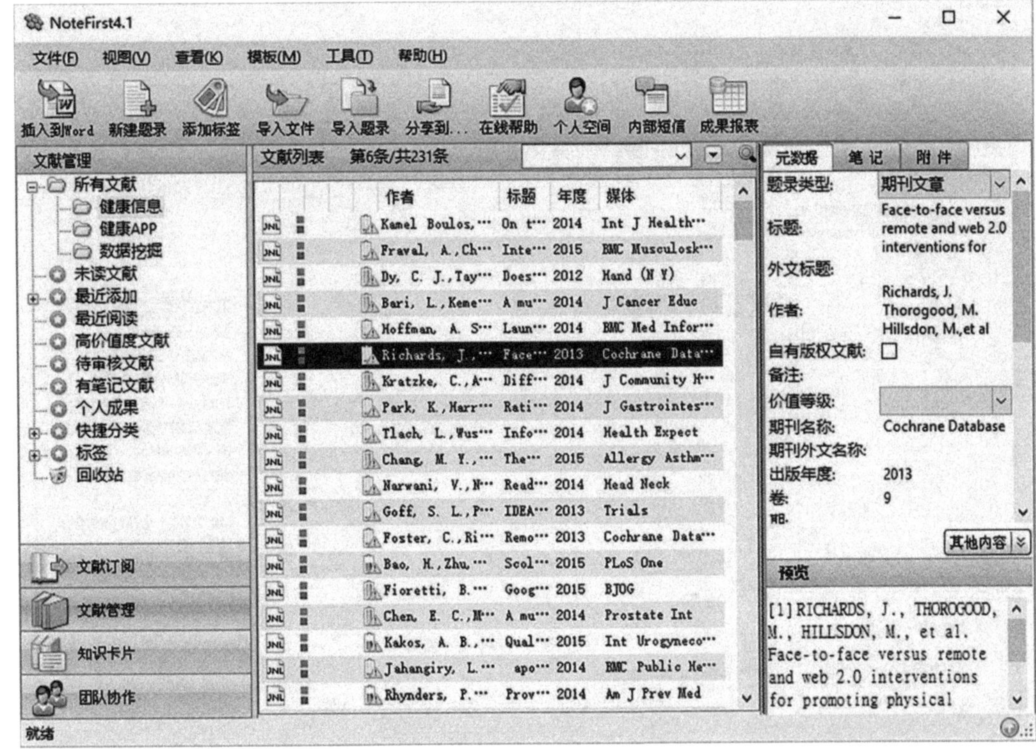

图 4-27　NoteFirst 主界面

（1）文献管理

文献获取：NoteFirst 文献获取方法包括手工添加、过滤器导入、全文导入等方式。在获取文献之前，需要点击文献管理，选择所有文献，点右键添加虚拟文件夹（本章添加了健康信息、健康 APP、数据挖掘 3 个虚拟文件夹），以便对获取的文献进行分组管理。

1）手工添加：选中需要添加题录的虚拟文件夹，点击“鼠标右键→新建题录→手工录入数据”，需要注意的是作者录入时，外国作者需要姓在前，名在后，姓用全称，名用缩写，也可以点击作者栏右侧的对话框，按提示录入信息。

2）过滤器录入：其使用方法与 NoteFirst 相似，如果数据库结果导出时有 NoteFirst 格式，需要选择 NoteFirst 格式导出；如果没有 NoteFirst 格式，也可以选择国外常用的格式如 RIS、BibTex、RefWorks、RefManager、NoteExpress 等，然后在导入时选择对应的格式导入也可以完成。

3）全文导入：选中需要添加题录的虚拟文件夹，点击“鼠标右键→导入文件→选择文件或文件夹→文献类型→导入”。软件能自动识别文献关键信息（标题、作者等）并添加到题录中，对于未能识别而缺失的信息，系统会自动进行在线自动更新并补充完整。

（2）论文写作 ：NoteFirst 目前还不支持 WPS，因此在进行论文写作时，需要安装有 Microsoft Word。在论文写作时支持参考文献样式设定、自动形成双语参考文献等。

（3）文献订阅：包括 RSS 订阅和主题订阅。

1）RSS 订阅：用于订阅用户自己关注期刊的最新发表的文章，还可以订阅其他相关资讯，如基金委动态、相关企业最新产品、国内外要闻、幽默资讯等。其使用时需要添加 RSS 源。

2）主题订阅：（图 4-28）也称为关键词订阅，就是通过软件，选择数据库（这里选择万方数据库），输入关键词（健康信息）进行检索，保存为订阅，选择订阅分组和订阅名称，点击确定按钮完成订阅，从而实现订阅某主题的最新文献。

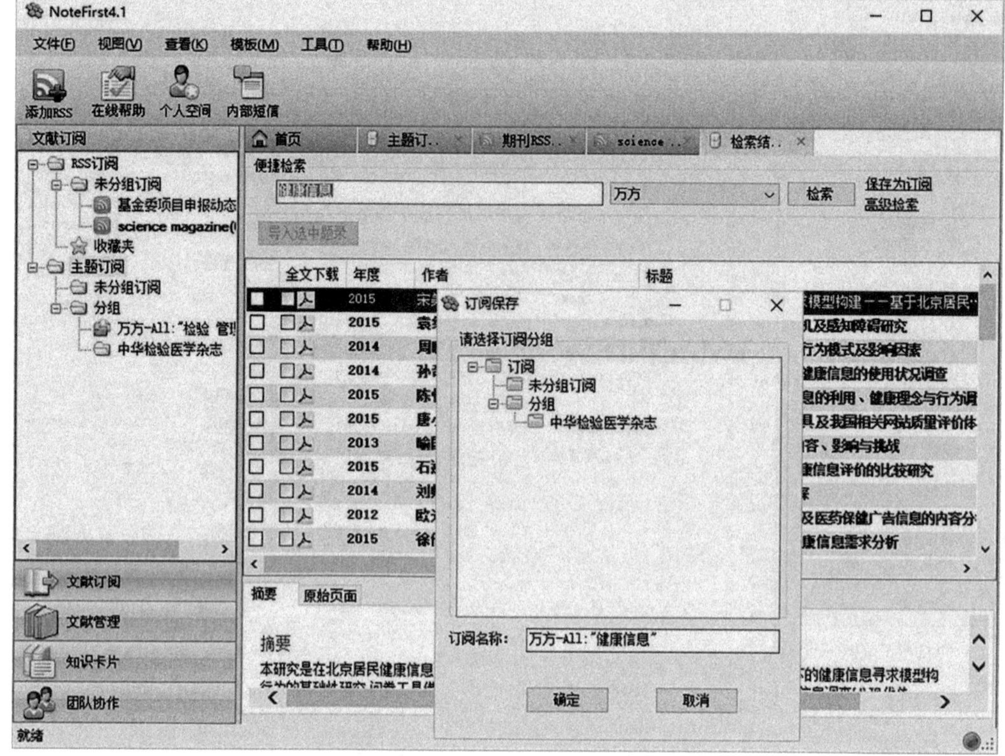

图 4-28 NoteFirst 主题订阅

（4）知识卡片：主要是方便用户在平时进行快捷、高效地进行知识积累。其功能主要包括：一键保存网页，快速分类收藏有价值的信息；屏幕截图，以图片形式保存有价值的信息；知识卡片管理，对卡片进行分类管理，提供快捷查询和预览；转换为电子书，便于把收集的卡片转换为电子书，便于收藏、出版和分享。

（5）科研协作：科研协作功能可实现各类知识资源在团队的分享；阅读、实验任务管理；团队物品、实验耗材的管理；自动构建机构知识库；允许每一个用户都可以创建自己的群并可以实现群的管理；NoteFirst 可以管理的资源包括文献、笔记、知识卡片、文件、实验记录等，成员可把需要分享的资源自主、便捷地分享到某个参与的团队（群组），实现团队资源的积累与共享，提高成员的学习效率。

NoteFirst 为内部成员提供了 3 种交流方式：最新动态（了解用户参与群组的最新动态——资源分享、成员加入、微博信息等）、内部短信、微博。

4. CNKI E-Study（原名为 CNKI E-Learning） 是数字化学习与研究平台（当前最新版本为 3.0.1），该平台通过科学、高效地研读和管理文献，以文献为出发点，理清知识脉络、探索未知领域、管理学习过程，最终实现探究式的终生学习。该平台可以基于 CNKI 所收录的全球的学术成果，为读者提供面向研究领域的课题，收集、管理学术资料，深入研读文献，记录数字笔记，实现面向研究主题的文献管理和知识管理；实现在线写作、求证引用、格式排版、选刊投稿，为用户提供与 CNKI 数据库紧密结合的全新数字化学习体验。

CNKI E-Study 的主界面（图 4-29），主要包括菜单栏、工具栏、导航栏、主界面（用于文献记录显示）、底边栏。菜单栏包括：资料管理、阅读工具、笔记素材、开题报告、下载、写作与投稿、设置、帮助等。下面就 CNKI E-Study 的使用方法简要介绍如下。

（1）资料管理：主要是用于检索与下载、阅读文献使用。在使用之前用户需要从 CNKI 主网站（http：//www.cnki.net）下载并安装软件。

1）建立自己的学习单元 ：点击主界面的学习单元（或从资料管理菜单，选择新建学习单元），命名并保存。

2）文件夹：根据自己学习需要，在学习单元下可以再次新建文件夹（用于对需要管理的文献进行主题分类管理），文件夹可以进行重命名、复制到其他文件夹。

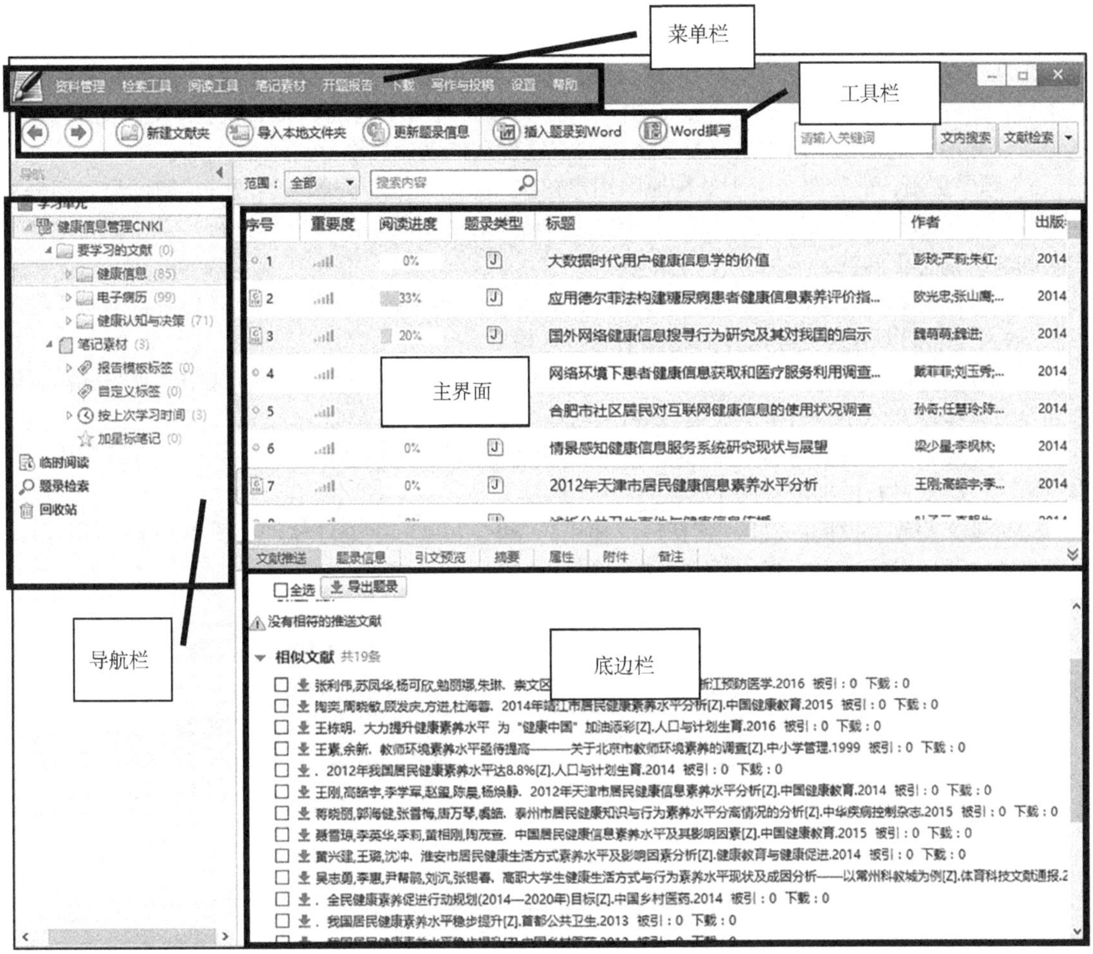

图 4-29　CNKI E-Study 主界面

3）导入文献：可以通过菜单中的检索工具选择数据库进行检索，然后将检索结果导入平台中指定的文件夹；也可以通过 CNKI、万方、维普及其他数据库进行检索，然后将检索结果导入；对于数据库检索结果导出格式选择中需要注意的是如果检索结果导出格式有 CNKI e-learning 格式的可以直接选择其进行导出，如果没有此格式，也可以选择其他常用文献管理工具格式如 NoteExpress 格式、RIS、EndNote 等格式，然后在导入时选择对应的过滤器进行导入即可；如果用户手里面有 CAJ、PDF 等格式的全文也可以通过点击学习单元中的文件夹右键，选择“添加文献”来自动识别并导入题录，将全文作为附件与题录进行关联；如果有无法识别的全文或纸质书刊等资料，也可以通过新建题录的方式，用手工添加相关信息。

4）文献阅读：在导航栏中用鼠标双击需要阅读的文件夹，题录信息将会以列表方式显示在主界面中（图 4-30），用户可以对文献进行重要性标记（以通信信号强弱方式展示），可以显示单篇文献的阅读进度，上次学习时间等。在主界面中选择某篇文献，在底边栏中将会显示其对应的通过在线自动查询获取的文献推送信息（参考文献、引证文献、相似文献、读者推荐文献）、题录信息、引文预览、摘要、属性、附件、备注。

如果文献有全文，双击题录信息可以直接打开全文，然后可以阅读全文，并可以通过工具栏（“笔记素材”或“阅读工具”）提供的工具进行标记、文字识别、拖拽、放大与缩小等。

5）记录管理：本软件的笔记功能主要是针对在进行全文阅读时进行的笔记记录，双击题录，打开全文然后可以添加笔记、绘制标注、删除笔记、还原删除笔记、笔记跳转到原文、修改笔记格式等；还可以对笔记按照上次学习时间、自定义标签、加星标笔记、报告模板标签等进行管理；笔记可以导出；笔记还可以通过软件右上部的快速检索框进行检索。

6）题录更新：部分题录由于某种原因用户初次下载时信息不完整，通过一段时间后，如果数据库对题录信息有补充或更正，用户可以通过工具栏的更新题录信息进行更新，以保证在论文写作时的文献信息正确性。

7）文件夹检索：选择文件夹或学习单元，点击右侧的范围（全部、标题、作者、出版年等字段），输入检索词即可对已经保存的题录信息进行检索。

8）附件管理：在进行文献阅读时，如果有已经下载过的相应全文，可以选中题录用鼠标右键添加全文，如果文献本身有全文，可以导出全文。

（2）开题报告：点击菜单“开题报告→生成开题报告”，可以按照一定版式生成开题报告，用户只需要按格式进行添加内容即可。

（3）论文写作与投稿：CNKI 支持广泛使用的 WPS 和微软字处理软件（图 4-30）。可以添加、编辑参考文献、参考文献格式化等，操作简便。

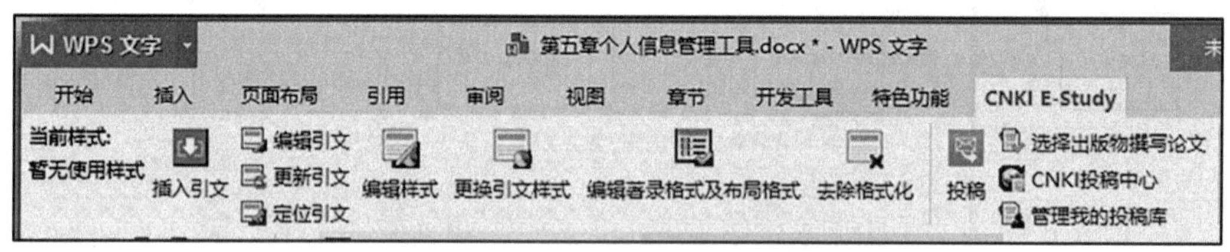

图 4-30　CNKI E-Study 的 Word 插件

在撰写论文时，首先从插件的“出版物撰写论文”选择期刊论文模板，用户可以按其提供的模板来修改论文格式，然后就可以插入引文，编辑样式。

需要注意的是在完成论文写作后，需要将论文另存为一个名字，然后使用“去除格式化”将插入论文的域代码清除，使投稿论文脱离文献管理软件后能正常显示，同时保留的原版可以在论文修回时进行修改。

5. Mendeley（https：//www.mendeley.com/） 是一款免费的跨平台文献管理软件，同时也是一个在线社交学术交流平台，2013 年被世界领先的科技及医学出版公司 Elsevier 收购。

Mendeley 主要功能包括：参考文献管理；PDF 文件阅读与标注；添加与组织；与全球同行协作；数据网络同步；论文写作引文与参考文献管理等。

如果要使用 Mendeley，首先需要注册一个 Mendeley 账号，然后从其网站下载其桌面版本进行安装，接下来就可以正常使用，现将其使用方法简单介绍如下。

（1）主界面（图 4-31）：主要包括菜单栏、快捷工具栏、文献组织、文献题录栏、文献详细信息栏等。

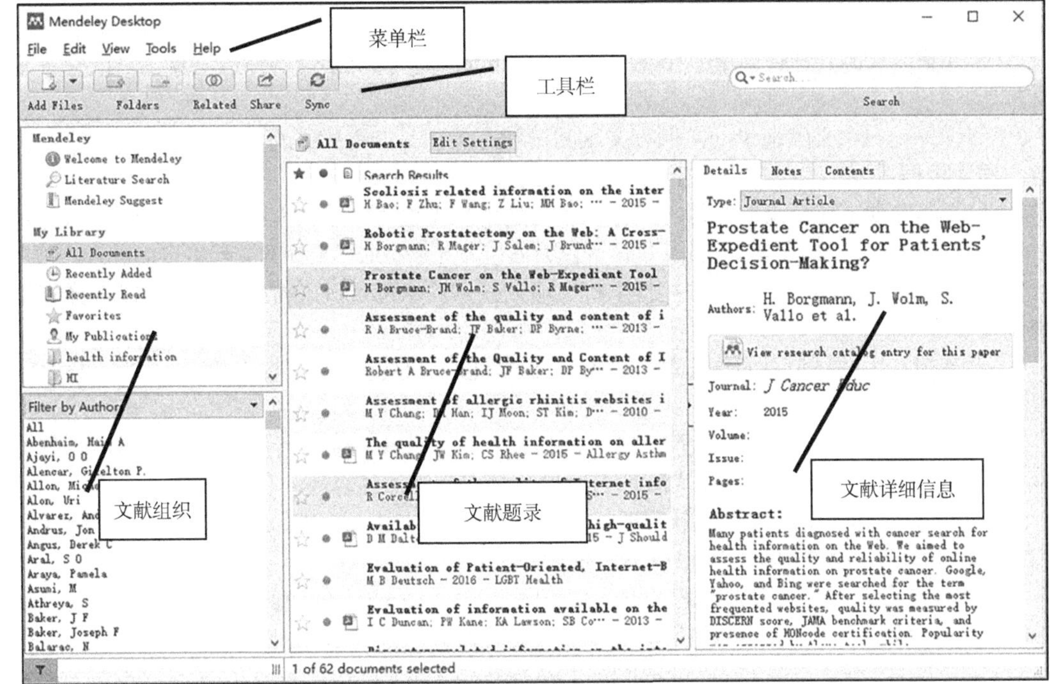

图 4-31　Mendeley 主界面

（2）文献导入：Mendeley 文献导入的方法包括从 EndNote 等导入书目；过滤器导入；手动录入；一键式网页导入；PDF 文件导入；监视文件夹以 PDF 文件自动导入等。

1）PDF 导入：在工具栏最左侧或从菜单栏选择“Add Files”，然后选择需要的 PDF，选择文献类型，系统会自动从选择的 PDF 文献中抽取标题、作者、期刊等信息，同时将 PDF 全文与抽取出来的信息进行关联，方便用户管理。

2）从 Endnote 等文献管理工具导入：用户可以通过 EndNote 等文献管理软件的文献导出功能，将需要导出的文献以 XML 格式导出，然后再在 Mendeley 中选择菜单“File→Import→Endnote XML”即可完成文献题录信息的导入。

3）过滤器导入：当在其他数据库检索时，检索结果导出时需要选择 RIS 格式导出，然后选择菜单“File→Import→RIS”，完成文献导入工作。

4）一键式网页导入：选择菜单“Tools→Install Web Importer”安装网页插件，以后遇到需要的网页格式文献，只需要点击插件即可完成文献信息添加。

5）监视文件夹以 PDF 文件自动导入：选择快捷工具栏选择“watched fold”，然后设置监视的文件夹，以后只要用户保存到该文件夹中的全文文件，系统会自动抽取信息形成目录添加到个人文献库中。

6）手工添加：点击快捷工具栏选择“Add Entry Manually”，将文献类型、题录信息等手工添加完整。

7）Document details 查询：对于添加进来的文献或通过 PDF 添加的文献如果出现信息不全的情况，先选择该文献，然后点击右侧的“Details”，如果其中 Catalog IDs 有 ArXiv ID、DOI、ISSN、PMID 等 ID 号，可以点击该 ID 号进行在线文献题录信息的更新，免去了手工更正的烦恼。

（3）文献管理：与其他文献管理软件一样，Mendeley 同样具有合并重复文献、阅读标记、检索、题录更新等功能，除此之外还具有收藏夹、PDF 注释与分享等。

1）分组管理：点击“My Library”鼠标右键建立自己的文件夹（folder），这里的文件夹就相当于是文献的主题分组，可以建立不同的文件夹，将不同主题的文献放入相应文件夹中以便进行分组管理。

2）合并重复文献：选择菜单“Tools→Check Duplicates”系统会自动筛选重复文献或标签重复的文献。

3）阅读标记：在文献记录的左侧有文献阅读状态标识，未阅读过的文献为绿色，阅读过的为灰色，同样根据需要用户也可以自定义其阅读状态。

4）星标与收藏：在记录的左侧有☆标识，凡是用户喜欢的文献或需要进行跟踪的文献都可以用鼠标点击添加星标，未添加星标的其星标颜色为灰色，凡是添加了星标的文献将自动进入收藏夹。

5）检索：在系统的右上角有快捷检索框，输入任意词语都可以进行检索，也可以选择字段进行限制检索。

6）做笔记：在题录信息右侧选择“Notes”做笔记。做的笔记也可以在检索框中选择“Note”字段进行检索。

7）PDF 注释与分享：软件内置有 PDF 阅读器，可以选择文字进行高亮显示，添加注释等。你也可以在系统中建立群组，分享文献，或对群共享文献添加注释。

（4）论文撰写的引文与参考文献管理：目前 Mendeley 支持 MS Word，不支持 WPS 软件，其使用方法同 Endnote 插件相似，这里就不再赘述。

（5）文档与参考文献共享：点击“Groups”下“Create Group”创建群组，完善相应的群信息，然后添加成员和文档，然后就可以进行文档和参考文献共享。该功能方便一些科研团队的虚拟协作。

【案例 4-1】

某医科大学某教授每年到了年终都需要填写《事业单位工作人员年度考核登记表》，需要填写一年来个人在各个方面取得的成绩，但经常容易漏填或填错信息。

案例分析

1. 分析需求　填写个人年度考核登记表需要填写个人一年来德能勤方面的信息，包括在思想政治；教学方面的教学班级、总学时数、课程数；科研方面的课题申报情况、获得通过情况、论文发表、专利申报与授权情况、成果申报与获奖情况；参与学术会议的时间、地点；参与学院或教研室的人才培养情况等。

2. 解决办法　由于一年的跨度时间较长，一年来在各方面的事情也较多，而且涉及多方面的信息，最好能有一个很方便的电子记事工具（如有道云笔记、印象笔记等）能随手将这些信息分门别类的记录与整理，在年底填写年度考核登记表时就非常方便。

思　考　题

（1）个人信息的内涵是什么？

（2）个人信息管理工具可以分为哪几类？

（3）笔记类管理软件的主要功能有哪些？结合学习的实际情况，思考如何利用笔记类工具来辅助学习。

（4）文献管理软件主要有哪些？其主要功能有哪些?对于开展科研协作而言，可以使用什么文献管理工具？

（5）文献管理工具中的过滤器的原理是什么？

（杜志银）

第五章 公共卫生疾病预防控制业务信息管理

第一节 概　　述

公共卫生疾病预防控制体系由国家、省、市、县级疾病预防控制机构和医疗机构设置的预防保健等部门组成，承担我国的疾病预防控制工作。公共卫生疾病预防控制业务信息主要分为以下几类，即传染病类、慢性非传染性疾病类、健康危害因素类、基本公共卫生信息类等。随着疾病预防控制信息化的建设，各业务信息采集管理模式由手工采集管理模式向计算机管理模式转变，信息收集汇总由报表管理模式向个案报告管理模式转变，报告方式由被动报告到主动预警模式转变。

2003 年传染性非典型肺炎（SARS）的暴发流行，暴露出我国公共卫生重大疾病监测的弊端，引起我国政府的高度重视，在原卫生部的直接领导下，中国疾病预防控制中心在不到一年的时间内建立了横向到边，纵向到底的传染病与突发公共卫生事件网络直报系统，并从 2004 年 1 月 1 日起在全国范围内启用。这一疾病监测报告系统是全球规模最大、监测病例个案数据量最大的疾病在线直报网络系统，它为我国的传染病与突发公共卫生事件报告及管理翻开了新的一页，为公共卫生监测走向信息化的道路打下了坚实的基础。

中国疾病预防控制信息系统（原传染病与突发公共卫生事件网络直报系统）平台经过不断完善与建设，现已涵盖了公共卫生疾病预防控制各类业务信息。各业务信息系统均建立在统一的基础编码和权限控制管理基础上，系统的管理更加规范、科学，提高疾病预防控制水平，更好地为广大人民群众服务。

第二节 中国疾病预防控制信息系统

中国疾病预防控制信息系统信息安全等级定为三级保护，访问和管理系统，均需通过虚拟专网（VPN），或电子政务外网，或其他专网进行使用。目前，使用中国疾病预防控制信息系统（图 5-1）的有综合医院、社区服务中心、乡镇卫生院、采供血机构、妇幼保健院、疾控机构等 16 大类医疗卫生机构。

一、业 务 范 围

中国疾病预防控制信息系统平台有业务管理子系统 21 个：传染病报告信息管理系统、突发公共卫生事件管理信息系统、乙脑监测信息报告管理系统、流脑监测信息报告管理系统、霍乱监测信息报告管理系统、中国流感监测信息系统、麻疹监测信息报告管理系统、救灾防病信息报告系统、基本信息系统、高温中暑病例报告信息系统、症状监测直报系统、鼠疫防治管理信息系统、职业病与职业卫生信息监测系统、全国饮用水水质卫生监测信息系统、结核病信息管理系统、出生登记信息管理系统、艾滋病综合防治信息系统、人口死亡信息登记管理系统、重点慢性病监测信息系统、AFP 监测信息报告管理系统、人感染 H7N9 禽流感信息管理。

有两个系统管理平台：标准编码管理系统、用户授权和认证系统。

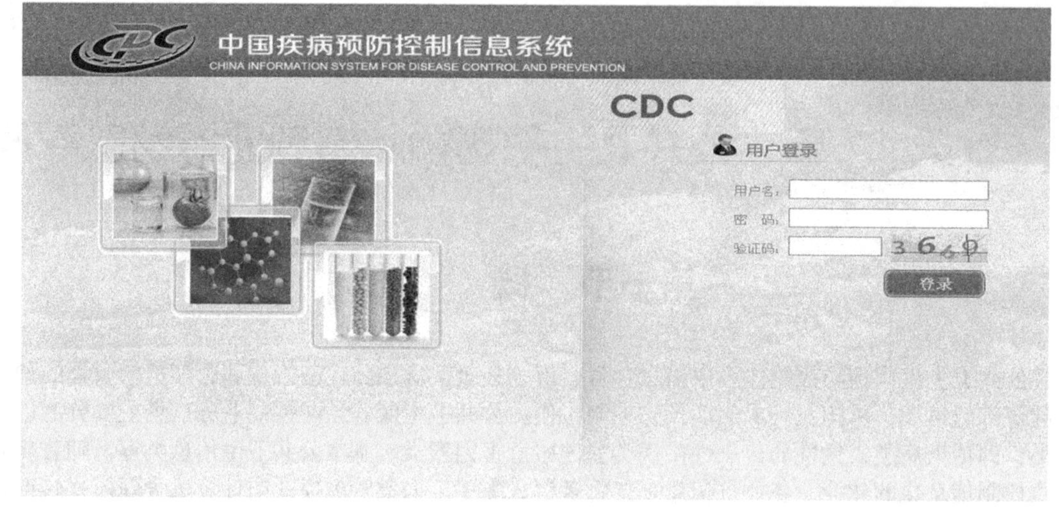

图 5-1 中国疾病预防控制信息系统

二、基础编码及维护

中国疾病预防控制信息系统平台各业务系统采用统一基础编码，以确保平台系统间的兼容性、稳定性和高效性。中国疾病预防控制信息系统基础编码包括疾病编码、年龄分组编码、职业编码、地区编码、机构编码、地区人口信息。

疾病编码按照疾病代码、病种名称、英文名称及病种对应的国际疾病分类（international classification of diseases，ICD-10）编码进行描述；年龄分组编码分为 26 个年龄段，从 0 岁到 85 岁及以上年龄；职业编码列出 29 种职业类型。这三类编码由国家级的管理员进行统一维护。

地区人口信息每年从国家统计局获取，以每个省的总人数不变为原则，对各地有变化的人口数据由省级编码管理员统一进行维护。

中国疾病预防控制信息系统地区编码为 8 位编码，前 6 位采用国家统计局颁布的县及县以上行政区划代码，分别表示省、地、县，后 2 位为乡镇级编码，自行编制。对开发区等地域，国标没有单独划分的地区，但行政和疾病管理机构完全独立，具有本地疾病控制机构，与县区级疾病控制机构职能和业务上完全相仿，按照一个县区来编码。机构编码为 6 位机构所在县区的国标码，加 3 位流水号。机构编码由系统自动生成。

地区编码和机构编码每年年底统一维护一次，由各县（区）负责编码管理人员组织核查地区和机构的变化情况，对地区名称、地区级别、行政级别、单位名称、单位类型、单位级别、经济类型、管理类型等进行核实，重点对地区、机构的拆分、合并、新增、修改、删除等信息进行核实。由省级负责编码管理人员统一在系统中维护，之后由国家对维护情况进行质量评价及反馈，各地再进行核对和订正，直至最终确认。

为保持系统稳定性，地区编码每年年底维护一次，年初更新，年度内不能进行更改。如出现地区的新增、合并、改名等情况时，年度内仍按原地区编码管理和使用，年底修订地区编码时统一更新。新增和修改机构可以随时进行，机构一旦维护在系统中，年内不允许删除，统一在每年年底编码维护中进行修改。

机构要使用《中国疾病预防控制信息系统》，首先要把机构信息添加到系统中。由机构提出申请，将机构属性，即单位全称、组织机构代码、单位类型、单位级别、经济类型、管理类型等信息填写完整，交县（区）级负责编码管理人员审核，报省级负责编码管理人员统一添加到系统中。

三、用户与权限管理

中国疾病预防控制信息系统按照行政区划，实行用户权限的分级管理；按照业务职能，建立角色体系，实行用户授权管理。系统用户类型分为 4 类，即系统管理员、业务管理员、本级用户、直报用户，他们具有不同的权限，承担不同的职能。

（一）直报用户

各类医疗卫生机构使用《中国疾病预防控制信息系统》中各业务子系统，负责本机构或所管片区内相关业务数据的采集和采集数据管理的责任人。

（二）本级用户

对《中国疾病预防控制信息系统》中各业务子系统开展数据审核、数据质量监控、统计分析等数据管理的用户，称为本级用户。

（三）业务管理员

《中国疾病预防控制信息系统》中各业务系统分别设置业务管理员，负责本业务系统用户权限管理工作。按照行政区域、行政级别，设立国家级、省级、地级、县级业务管理员，各级业务管理员在上一级业务管理员的指导下，开展角色的创建与管理，负责本级用户及下一级业务管理员用户的角色分配授权管理。县区级业务管理员还要负责辖区内直报用户的角色分配授权管理。

（四）系统管理员

系统管理员负责《中国疾病预防控制信息系统》各级各类用户的管理工作。按照行政区域、行政级别，在疾病预防控制中心设立国家级、省级、地级、县级系统管理员，各级系统管理员在上一级系统管理员的指导下，负责本级业务管理员、本级用户及下一级系统管理员用户账号的创建、密码管理、有效期管理等管理工作，并负责为用户账号分配系统。县区级系统管理员还要负责辖区内直报用户的账号管理。

四、用户账号及权限的获取

（一）系统管理员账号及权限

系统管理员账号在《中国疾病预防控制信息系统》上线运行时，由系统按照行政区域、行政级别，为各级疾病预防控制中心自动创建一个，分配各项功能。

（二）业务管理员账号及权限

业务管理员账号由本级系统管理员创建并分配相应的系统，向上一级业务管理员申请权限，分配对应的角色。《中国疾病预防控制信息系统》中各业务系统，按照行政区域、行政级别分别设置一个业务管理员账号。

（三）本级用户账号及权限

1. 卫生计生行政部门和疾病预防控制中心用户　用户填写所辖地区的用户申请表和相关系统的权限申请表，经本部门主管领导签字同意后，由本级系统管理员创建本级用户账号并分配相应的系统，由本级相应系统的业务管理员分配角色，获得权限。

2. 其他用户　用户填写所在辖地区的用户申请表和相关系统的权限申请表，经本单位领导签字批准后，向同级卫生计生行政部门的相关业务主管部门提出申请，批示同意后，由本级系统管理员创建本级用户账号并分配相应的系统，由本级相应系统的业务管理员分配角色，获得权限。

（四）直报用户账号及权限

用户填写所在县区的用户申请表和相关系统的权限申请表，经本单位领导签字批准后，由所在辖区县（区）级系统管理员创建直报用户账号并分配相应的系统，由所在辖区县（区）级相应系统的业务管理员分配角色，获得权限。

第三节 传染病报告管理信息系统

传染病疫情报告是疾病预防与控制的有效手段，是传染病预防与控制工作的基础。我国的传染病疫情报告信息从无到有、从小到大、从点到面，逐步形成了初具规模的报告信息网络。2004年1月1日启用的传染病网络直报系统，实现了传染病个案信息的网络直报，彻底改变了传染病报告管理模式，极大地提高了我国法定传染病报告的及时性、完整性和监测的敏感性，提高了探测传染病早期暴发的能力，是我国公共卫生领域的一次重大变革。

一、传染病报告数据的获取

（一）传染病报告的责任单位和责任人

各级各类医疗卫生机构为传染病报告的责任报告单位；其执行职务的人员和乡村医生、个体开业医生均为责任疫情报告人。传染病报告实行属地化管理，首诊负责制。首诊医生在诊疗过程中发现传染病患者、疑似患者和规定报告的病原携带者，负责进行传染病报告。现场调查时发现的传染病病例，由属地医疗机构诊断并报告。采供血机构发现阳性病例也要报告。

（二）传染病报告的病种

1. 法定传染病

（1）甲类传染病：鼠疫、霍乱。

（2）乙类传染病：传染性非典型肺炎、艾滋病（艾滋病病毒感染者）、病毒性肝炎、脊髓灰质炎、人感染高致病性禽流感、麻疹、流行性出血热、狂犬病、流行性乙型脑炎、登革热、炭疽、细菌性和阿米巴性痢疾、肺结核、伤寒和副伤寒、流行性脑脊髓膜炎、百日咳、白喉、新生儿破伤风、猩红热、布鲁菌病、淋病、梅毒、钩端螺旋体病、血吸虫病、疟疾、人感染H7N9禽流感。

（3）丙类传染病：流行性感冒、流行性腮腺炎、风疹、急性出血性结膜炎、麻风病、流行性和地方性斑疹伤寒、黑热病、包虫病、丝虫病，除霍乱、细菌性和阿米巴性痢疾、伤寒和副伤寒以外的感染性腹泻病、手足口病。

（4）国家卫生计生委决定列入乙类、丙类传染病管理的其他传染病和按照甲类管理开展应急监测报告的其他传染病。

2. 其他传染病 省级人民政府决定按照乙类、丙类管理的其他地方性传染病和其他暴发、流行或原因不明的传染病。

3. 不明原因肺炎病例和不明原因死亡病例等重点监测疾病

（三）传染病报告数据的获取方式

传染病疫情信息实行网络直报或数据交换。不具备网络直报条件的医疗机构，在规定的时限内将传染病报告卡信息报告属地乡镇卫生院、城市社区卫生服务中心或县级疾病预防控制机构进行网络报告，同时传真或寄送传染病报告卡至代报单位。

区域信息平台或医疗机构的电子健康档案、电子病历系统具备传染病信息报告管理功能，逐步实现与传染病报告信息管理系统的数据自动交换功能。军队医疗卫生机构向社会公众提供医疗服务时，发现传染病疫情，按照规定进行传染病网络报告或数据交换。

1. 网络直报方式　首先，传染病报告机构将单位全称、组织机构代码、单位类型、单位级别、经济类型、管理类型等信息，提供给辖区内疾病预防控制中心负责《中国疾病预防控制信息系统》的县（区）级系统管理人员，申请使用系统。县（区）级系统管理人员审核相关信息后，报省级疾病预防控制中心负责编码管理人员，将申请机构信息添加到系统中。

其次，传染病报告机构负责传染病信息报告管理工作人员（一般情况是防保科医生），填写所在县区的用户申请表和《传染病报告管理信息系统》的权限申请表，经本单位领导签字批准后，向辖区内疾病预防控制中心的县（区）级系统管理员，实名申请《中国疾病预防控制信息系统》直报用户的用户账号和密码，向辖区内疾病预防控制中心的县（区）级《传染病报告管理信息系统》业务管理员申请用户权限。

当医生在诊疗过程中发现传染病，按照传染病诊断标准（卫生计生行业标准）及时对传染病患者或疑似患者进行诊断，填写《中华人民共和国传染病报告卡》（以下简称传染病报告卡，详见表 5-1），交防保科医生审核。防保科医生以直报用户身份登录传染病报告管理信息系统，点击左侧目录树报告卡管理，新增报告卡片，右侧出现传染病报告卡的录入界面（图 5-2），地区编码和报告单位由系统默认和自动导入，姓名等内容按照传染病报告卡上内容录入。传染病报卡的录入在网页可以用鼠标选择，也可以用键盘直接输入。选择有些疾病的时候，如甲型 H1N1 流感、手足口病、艾滋病等，会增加不同项目的附卡信息的填写。录入完毕后用户需要按“保存”才能把刚录入的数据提交到服务器保存起来，如果中途退出或关机，那么录入的数据将不会被保存。对于有逻辑性错误的报卡，系统会发出相应的提示信息，要求用户改正后才能保存。

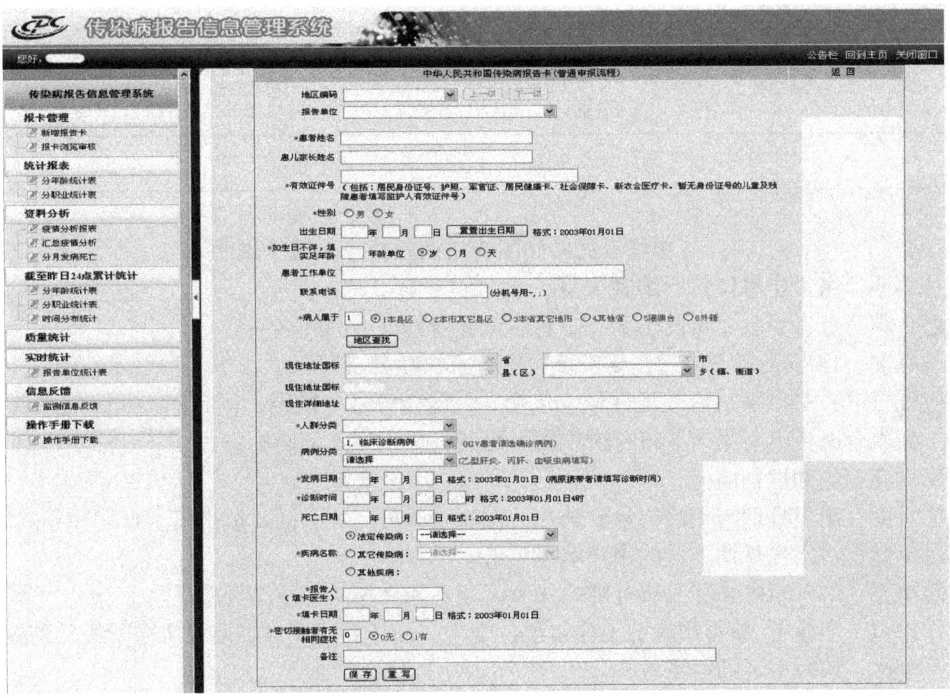

图 5-2　传染病报告信息管理系统传染病报告卡数据录入

表 5-1　中华人民共和国传染病报告卡

卡片编号：　　　　　　　　　　　　　　　　　　报卡类别：1. 初次报告　　2. 订正报告

<table>
<tr><td>姓名*：（患儿家长姓名：）
有效证件号*：
性别*：男　女
出生日期*：年　月　日（如出生日期不详，实足年龄：　年龄单位：岁月天）
工作单位（学校）：
联系电话：
患者属于*：本县区　本市其他县区　本省其他地市　外省　港澳台　外籍
现住址（详填）*：省市县（区）乡（镇、街道）村（门牌号）
人群分类*：
幼托儿童、散居儿童、学生（大中小学）、教师、保育员及保姆、餐饮食品业、商业服务、医务人员、 工人、民工、农民、牧民、渔（船） 民、干部职员、离退休人员、家务及待业、其他（ ）、不详
病例分类*：（1） 疑似病例、临床诊断病例、确诊病例、病原携带者
（2） 急性、慢性（乙型肝炎*、血吸虫病*、丙肝）
发病日期*：年　月　日
诊断日期*：年　月　日　时
死亡日期：年　月　日</td></tr>
<tr><td>甲类传染病*：
鼠疫、霍乱</td></tr>
<tr><td>乙类传染病*：
传染性非典型肺炎、艾滋病（艾滋病患者 HIV）、病毒性肝炎（甲型、乙型、丙型、丁肝、戊型、未分型）、脊髓灰质炎、人感染高致病性禽流感、麻疹、流行性出血热、狂犬病、流行性乙型脑炎、登革热、炭疽（肺炭疽、皮肤炭疽、未分型）、痢疾（细菌性、阿米巴性）、肺结核（涂阳、仅培阳菌、阴、未痰检）、伤寒（伤寒副伤寒）、流行性脑脊髓膜炎、百日咳、白喉、新生儿破伤风、猩红热、布鲁氏菌病、淋病、梅毒（Ⅰ期、Ⅱ期、Ⅲ期、胎传隐性）、钩端螺旋体病、血吸虫病、疟疾（间日疟恶性疟未分型）、人感染 H7N9 禽流感</td></tr>
<tr><td>丙类传染病*：
流行性感冒、流行性腮腺炎、风疹、急性出血性结膜炎、麻风病、流行性和地方性斑疹伤寒、黑热病、包虫病、丝虫病、除霍乱、细菌性和阿米巴性痢疾、伤寒和副伤寒以外的感染性腹泻病、手足口病</td></tr>
<tr><td>其他法定管理以及重点监测传染病：</td></tr>
<tr><td>订正病名：　　　　退卡原因：
报告单位：　　　　联系电话：
填卡医生*：　　　　　　　　　　填卡日期*：　年　月　日</td></tr>
<tr><td>备注：</td></tr>
</table>

《中华人民共和国传染病报告卡》填卡说明

卡片编码：由报告单位自行编制填写。

姓名：填写患者或献血员的名字，姓名应该和身份证上的姓名一致。

家长姓名：14 岁及以下的患儿要求填写患者家长姓名。

有效证件号：必须填写有效证件号，包括居民身份证号、护照、军官证、居民健康卡、社会保障卡、新农合医疗卡。尚未获得身份识别号码的人员用特定编码标识。

性别：在相应的性别前打“√”。

出生日期：出生日期与年龄栏只要选择一栏填写即可，不必同时填报出生日期和年龄。

实足年龄：对出生日期不详的用户填写年龄。

年龄单位：对于新生儿和只有月龄的儿童，注意选择年龄单位为天或月。

工作单位（学校）：填写患者的工作单位。学生、幼托儿童须详细填写所在学校及班级名称。

联系电话：填写患者的联系方式。

病例属于：在相应的类别前打“√”。用于标识患者现住地址与就诊医院所在地区的关系。

现住地址：至少须详细填写到乡镇（街道）。现住址的填写，原则是指患者发病时的居住地，不是户籍所在地址。如患者不能提供本人现住地址，则填写报告单位地址。

职业：在相应的职业名前打“√”。

病例分类：在相应的类别前打“√”。

发病日期：本次发病日期；病原携带者填初检日期或就诊时间；采供血机构报告填写献血者献血日期。

诊断日期：本次诊断日期，需填写至小时；采供血机构填写确认实验日期。

死亡日期：病例的死亡时间。

疾病名称：在做出诊断的病名前打“√”。

其他法定管理及重点监测传染病：填写纳入报告管理的其他传染病病种名称。

订正病名：订正报告填写订正前的病名。

退卡原因：填写卡片填报不合格的原因。

报告单位：填写报告传染病的单位。

填卡医生：填写传染病报告卡的医生姓名。

填卡日期：填写本卡日期。

备注：用户可填写文字信息，如最终确诊非法定报告的传染病的病名等。诊断为耐多药肺结核或订正诊断为耐多药肺结核的患者在此栏补充填写“MDRTB”。

注：报告卡带“*”部分为必填项目。

2. 数据交换方式　当医生在诊疗过程中发现传染病，按照传染病诊断标准（卫生计生行业标准）对传染病患者或疑似患者进行诊断，医院信息系统（简称 HIS 系统）医生工作站自动提示报卡并弹出一份电子的传染病报告卡，报告卡上患者的基本信息根据患者就诊信息自动推送，医生完成报卡填写后，提交给防保科，负责传染病报告管理人员对错项、漏项、逻辑错误等进行审核，不合格退回医生工作站修改，合格后系统自动形成符合交换文档标准的电子传染病报告卡，上传到县（区）、地、省三级卫生信息平台，自动完成与国家《传染病报告管理信息系统》的数据交换。

二、传染病报告数据管理

传染病报告数据管理主要从审核、订正、补报、查重这几方面进行。

1. 审核　医疗机构传染病报告管理人员须对收到的纸质传染病报告卡或电子传染病报告卡的信息进行错项、漏项、逻辑错误等检查，对有疑问的报告卡必须及时向填卡人核实。医疗机构传染病报告管理员用直报账号登录《传染病报告管理信息系统》，点击左侧目录树报告卡管理、报告卡浏览审核，右侧以记录列表方式显示报告卡，可以对报告卡进行修改、浏览、删除操作。

县级疾病预防控制机构疫情管理人员每日对辖区内网络直报或通过数据交换的传染病信息进行审核。县级疾病预防控制机构《传染病报告管理信息系统》业务管理员或管理该系统的本级用户，登录《传染病报告管理信息系统》，点击左侧目录树报告卡管理，报告卡浏览审核，右侧以记录列表方式显示报告卡，管理员对有疑问的报告信息及时反馈报告单位或向报告人核实、修改，对误报、重报信息及时删除。记录列表前有一列审核勾选项，本级未审核并且要求审核的数据前有审核勾选框，勾选正确的报卡记录，按下“审核”按钮，审核后会提示申请审核多少张卡片，成功审核卡片多少张。在本级无需进行审核的数据前没有审核勾选框。本级已审核的数据前的审核勾选框变成灰色，不能再勾选。

按照省、地、县三级审核管理模式，如果需要审核的数据，下一级还没有进行审核，那么这个级别及其上级也不能对要审核的数据进行审核。只有下级审核完成之后，上级才能再进行审核。如果报告卡已经被终审，那么“修改”按钮则变成“订正”。

2. 订正　医疗卫生机构发生报告病例诊断变更、已报告病例因该病死亡或填卡错误时，该医疗卫生机构及时登录系统对相应的报告卡进行订正报告。

3. 补报 责任报告单位发现本年度内漏报的传染病病例，机构直报用户应及时登录《传染病报告管理信息系统》进行补报或上传交换漏报数据。

4. 查重 登录《传染病报告管理信息系统》，进入报告卡浏览界面后，点击查询条件中的“查重”按钮，进入“查重条件选择”。选择查重的地区、开始和结束时间，勾选查重项目，如姓名、性别、年龄、职业、病种等，点击“确定”按钮进行查询。系统分组显示重复报告卡列表，核实后删除重复报告卡。卡片在删除后，数据库中都做删除标记及删除原因，同时保存删除日期。未审核卡片删除后不能恢复，终审的卡片可以恢复。

三、传染病报告数据的分析与利用

（一）实时疫情监控

各级疾病预防控制机构每日对《传染病报告管理信息系统》进行动态监控。重点关注甲类或按甲类管理的传染病、季节性高发流行传染病及不明原因疾病和不明原因肺炎等病例的报告。对异常报告数据及时核实，报告同级卫生行政部门和上级疾病预防控制机构，必要时启动应急处置机制，预防和控制传染病的暴发流行。

（二）动态和专题分析报告

省级及以上疾病预防控制机构按周、月、年对传染病报告数据进行动态分析报告；市（地）和县级疾病预防控制机构按月、年进行传染病疫情分析；二级及以上医疗机构按季、年进行传染病报告的汇总或分析。当有甲类或按照甲类管理及其他重大传染病疫情报告时，随时做出专题分析和报告。通过报告疫情数据的分析，识别可能的传染病聚集和暴发，从而进行早期预警，及时采取干预措施，阻断疾病的传播。从分析报告中找出传染病流行规律，为预测预报传染病的发生提供科学依据。

1. 周报分析内容

（1）疫情概况：传染病 1 周内报告发病、死亡总数，发病顺位，各病与去年同期升降比，地区分布及分类发病情况。

（2）重点疫情：按照甲类和按照甲类管理的、新发和再发、季节性高发及近期重点关注的传染病、本周内报告病例具有明显聚集性和与去年同期比较上升幅度较大的传染病，以及媒体公众关注的其他传染病，确定重点病种进行分析。季节性高发一般是指冬春季关注呼吸道传染病及某些自然疫源性传染病，如流行性脑脊髓膜炎、麻疹、流行性感冒、流行性腮腺炎、布鲁菌病、流行性出血热等；夏秋季重点关注肠道传染病和虫媒传染病，如伤寒和副伤寒、细菌性和阿米巴性痢疾、流行性乙型脑炎、手足口病和疟疾等。

（3）突发公共卫生事件监测情况：1 周内报告事件起数和病例数，与去年同期比，报告事件顺位，地区分布情况等。

（4）重点提示：总结 1 周内传染病的发病特点，并提出针对性的防控措施与建议。

2. 月报分析内容

（1）本月报告摘要：简述疫情概况，传染病本月报告发病、死亡总数，发病、死亡率及与上月及去年同期升降比。重点疫情概要，疫情地区分布，实验室诊断结果。突发公共卫生事件概述，事件报告数，各类事件所占比例，报告事件数地区前几名排名。

（2）疫情概况：分别叙述甲、乙、丙类传染病，报告发病数，与上月及去年同期升降比；报告死亡数，与上月及去年同期升降比。

（3）各类传染病报告发病、死亡情况：本月报告肠道传染病、呼吸道传染病、虫媒及自然疫源性传染病、血源及性传播疾病、新生儿破伤风病，发病、死亡数，占甲乙类或乙类发病数的百分比，与去年同期的比较。

（4）突发公共卫生事件：月内报告事件起数和病例数，死亡人数，与上月及去年同期比。突发公共卫生事件中，以传染病为主的、突发中毒事件、环境因素事件和其他公共卫生事件的报告件数，占报告事件总数比例，与去年同期比较。报告事件数和报告病例数地区排名，比例情况。按照突发公共卫生事件报告情况，开展风险评估建议，提出重点传染病的监测、报告和处置建议。

（5）报告质量评价：本月传染病报告卡中，各机构传染病报告情况，包括报告单位类型、报告卡片数、重卡数、报告及时率、审核率、重卡率和网络报告率及综合质量评价结果。

（6）统计报表：甲乙类传染病报告发病率、死亡率，丙类传染病报告发病率、死亡率，详见表 5-2，表 5-3；甲乙类传染病报告发病数、死亡数与上月及去年同期比较报表，丙类传染病报告发病数、死亡数与上月及去年同期比较报表，详见表 5-4；突发公共卫生事件分类汇总及与上月比较报表，详见表 5-5；突发公共卫生事件分类汇总及与去年同期比较报表，详见表 5-6；突发公共卫生事件地区分布报表，详见表 5-7；传染病疫情报告信息质量综合评价统计表，详见表 5-8。

表 5-2　××年××月××地区甲乙类传染病报告发病率、死亡率（样表）

地区	合计		鼠疫		霍乱		艾滋病		肝炎		甲肝		乙肝		丙肝		戊肝		肝炎（未分型）		……	
	发病率	死亡率	发病率	死亡率	发病率	死亡率	发病率	死亡率	发病率	死亡率	发病率	死亡率	发病率	死亡率	发病率	死亡率	发病率	死亡率	发病率	死亡率	发病率	死亡率
地区 1																						
地区 2																						
……																						

表 5-3　××年××月××地区丙类传染病报告发病率、死亡率（样表）

地区	合计		流行性感冒		流行性腮腺炎		风疹		急性出血性结膜炎		麻风病		斑疹伤寒		黑热病		包虫病		其他感染性腹泻病		……	
	发病率	死亡率	发病率	死亡率	发病率	死亡率	发病率	死亡率	发病率	死亡率	发病率	死亡率	发病率	死亡率	发病率	死亡率	发病率	死亡率	发病率	死亡率	发病率	死亡率
地区 1																						
地区 2																						
……																						

表 5-4　××年××月××地区××类传染病报告发病数、死亡数与上月及去年同期比较（样表）

病名	发病数								死亡数							
	本月	上月	与上月比（%）	去年同月	与去年同月比（%）	本年累计	去年累计	与去年累计比（%）	本月	上月	与上月比（%）	去年同月	与去年同月比（%）	本年累计	去年累计	与去年累计比（%）
合计																
鼠疫																
霍乱																
……																

表 5-5 ××年××月××地区突发公共卫生事件分类汇总及与上月比较（样表）

事件类型	本月			上月			与上月比升降（%）		
	事件数	病例数	死亡数	事件数	病例数	死亡数	事件数	病例数	死亡数
传染病									
突发中毒事件									
……									

表 5-6 ××年××月××地区突发公共卫生事件分类汇总及与去年同期比较（样表）

事件类型	本月			去年同期			与去年同期比升降（%）		
	事件数	病例数	死亡数	事件数	病例数	死亡数	事件数	病例数	死亡数
传染病									
突发中毒事件									
……									

表 5-7 ××年××月××地区突发公共卫生事件地区分布（样表）

地区	合计			传染病			食物中毒			其他事件		
	事件数	病例数	死亡数	事件数	病例数	死亡数	事件数	病例数	死亡数	事件数	病例数	死亡数
地区 1												
地区 2												
……												

表 5-8 ××年××月××地区传染病疫情报告信息质量综合评价（样表）

序号	地区名称	及时报告数	及时报告率（%）	及时审核数	及时审核率（%）	重卡数	重卡率（%）	网络报告正常运行机构数	正常运行率（%）	综合指数率（%）
1	×××									
2	×××									
…	……									

3. 年分析内容要点 全年疫情报告信息质量评价；全年法定传染病发病、死亡情况；全年内发生的重大传染病暴发流行事件；重大传染病、重点传染病疫情监测；其他重点非法定报告传染病疫情；概况总结年内疫情监测主要结果及所引发的结论，并提出相应的对策和措施建议。

4. 专题分析内容 不同病种的传染病，专题分析也有不同，以手足口病疫情分析为例。

（1）疫情概况：专题分析期间报告手足口病病例数、发病率，重症病例数、占报告病例总数百分比，报告死亡数、病死率。手足口病病例报告地区分布情况，GIS 地区分布图。专题分析期间报告病例的时间分布。报告病例的病例特征，男女病例数及比例，不同年龄段所占的百分比，最高年龄组的发病率。报告病例中，散居儿童和托幼儿童所占的百分比。与前一年人群分布特征比较。报告病例的地区特征，不同地区报告病例的升降趋势。

（2）重症及死亡病例分析：专题分析期间报告重症病例数，地区分布及所占的比例；时间分布，重症病例增多的时间点；年龄分布及所占的比例，男女性别比例。报告死亡病例数、地区分布、时间分布，年龄构成情况，男女性别比。死亡病例从发病到死亡最短最长时间及所占百分比情况。

（3）实验室检测结果分析：专题分析期间《传染病报告管理信息系统》报告实验室诊断病例

数，占报告病例数的百分比。EV71 阳性、CoxA16 阳性及其他病毒阳性例数，百分比。实验室诊断病例数地区分布，实验室确诊率的地区分布。

（4）小结：手足口报告疫情发展趋势，与去年发病情况比较。总体发病情况分析，病例较多地区流行强度分析。重症病例集中分布地区，发病到死亡平均时间，病情进展情况。实验室诊断比例较高地区分析，与前年比较。根据分析结果所引发的结论提出相关防控建议，并对采取防控措施后的效果进行评估。

（三）信息发布

省级及以上卫生计生行政部门定期发布本行政区域传染病疫情信息，对外公布法定传染病发病、死亡数。各级疾病预防控制中心利用发布的传染病疫情信息开展健康宣传，提示近期可能发生的传染病流行，引导市民做好预防，减少疾病的发生。

（四）公共卫生科学数据中心

中国公共卫生科学数据中心（网址：http：//www.phsciencedata.cn）是国家人口健康科学数据共享平台的主要数据中心之一，是中国疾病预防控制中心对外数据服务门户，是国内数据最全、覆盖面最广、服务最好的公共卫生数据服务网站，为政府机构、疾控部门、科学家和科研工作者在决策、工作和研究过程中，提供多元化的数据服务。

1. 公共卫生科学数据共享服务内容

（1）公共卫生数据服务

1）传染性疾病：2004 年 1 月 1 日启用传染病网络直报以来，传染病报告管理信息系统所有的传染病报告个案数据，提供分时间、地区和病种等多维度的发病人数、发病率、死亡人数和死亡率等数据。传染性疾病数据还包括全国人体重要寄生虫病现状调查数据库、传染病疫源地监测数据、全国病毒性肝炎血清流行病学调查数据。

2）慢性非传染性疾病：主要提供影响我国居民健康和生存质量的高血压、糖尿病、肿瘤及心脑血管疾病等慢性非传染性疾病数据。

3）健康危险因素：提供与健康危害因素相关的各类数据，现阶段有 1989 年到 2006 年间，7 次中国健康与营养调查数据、中国青少年健康危险行为调查数据库、中国老年人口健康状况调查数据库、2010 全球成人烟草中国调查及 1996 中国吸烟行为的流行病学调查等。

4）生命登记信息：主要提供出生登记和死因登记等数据资源，现阶段有 1973～1975 年全国第一次死因调查数据、1991～2000 年全国疾病监测系统死因监测数据、2004～2005 年第三次死因回顾抽样调查数据及全国疾病监测系统死因监测网络报告数据库等。

5）基本信息：现阶段有 2000 年人口普查分县资料、传染病网络报告全国行政区划数据库、传染病网络报告机构数据库及传染病网络报告人口数据库等。

（2）公共卫生专题服务：专题服务是公共卫生科学数据中心共享服务的一个特色，是针对特定人群的需求而专门整理和加工数据以开展特定服务的一种服务形式。目前已完成热点传染病预警与追踪和结核病防治健康教育两个专题。

1）热点传染病预警与追踪专题：对法定报告传染病数据进行加工处理，结合预警预测模型和地理信息系统，形成热点传染病预警和追踪专题。

2）结核病防治健康教育专题：由结核病防治健康教育材料资源库、中国结核病防治健康促进材料资源库学校版、中国结核病防治健康促进材料资源库医疗机构版 3 个资源库组成，是结核病健康教育和促进工作获取媒体材料、培训材料和工作材料的“工具箱”。

（3）公共卫生百科知识服务：全面介绍与公共卫生、预防医学相关的医学或其他相关知识。

2. 公共卫生科学数据共享服务方式

（1）在线浏览、下载：访问公共卫生科学数据中心网站 http：//www.phsciencedata.cn，通过首页的数据导航、站内检索、元数据检索和高级检索 4 个功能区查询需要的数据，并可对查询到的数据资源进行浏览和下载。

（2）离线申请：对用户的特定需求和数据保护期的数据，为用户提供离线申请功能。用户注册登录后，通过“数据申请”按钮进行数据申请操作。公共卫生科学数据中心收到数据申请后会根据数据的需求情况及时与用户联系，明确用户的需要，与数据申请者签署数据共享使用责任书，并根据数据申请表中的内容对用户申请的数据进行授权和数据加工处理，以在线下载和离线拷贝、邮寄的方式提供给用户。

第四节　突发公共卫生事件管理系统

突发公共卫生事件指突然发生，造成或者可能造成社会公众身心健康严重损害的重大传染病、群体性不明原因疾病、重大食物和职业中毒及因自然灾害、事故灾难或社会安全等事件引起的严重影响公众身心健康的公共卫生事件。根据突发公共卫生事件性质、危害程度、涉及范围，突发公共卫生事件划分为特别重大（Ⅰ级）、重大（Ⅱ级）、较大（Ⅲ级）和一般（Ⅳ级）4 级。根据《国家突发公共卫生事件相关信息报告管理工作规范》要求，还要求报告未达到Ⅳ级的“未分级”事件。

2014 年 1 月 1 日，国家启用了统一的突发公共卫生事件相关信息网络报告平台，用于收集、处理、分析和传递突发公共卫生事件相关信息，有效地提高了突发公共卫生事件报告的敏感性、准确性、完整性和及时性。

一、突发公共卫生事件报告数据获取

（一）突发公共卫生事件责任报告单位和责任报告人

县级以上各级人民政府卫生行政部门指定的突发公共卫生事件监测机构、各级各类医疗卫生机构、卫生行政部门、县级以上地方人民政府和检验检疫机构、食品药品监督管理机构、环境保护监测机构、教育机构等有关单位为突发公共卫生事件的责任报告单位。执行职务的各级各类医疗卫生机构的医疗卫生人员、个体开业医生为突发公共卫生事件的责任报告人。

（二）突发公共卫生事件报告内容

1. 事件信息　突发公共卫生事件信息报告主要内容包括：事件名称、事件类别、发生时间、地点、涉及的地域范围、人数、主要症状与体征、可能的原因、已经采取的措施、事件的发展趋势、下步工作计划等。突发公共卫生事件报告管理系统中报告的事件类别包括：传染病（包括甲、乙、丙类法定传染病和其他类传染病）、突发中毒事件（包括食物中毒、急性职业中毒、其他中毒）、环境因素事件（包括空气污染、水污染、土壤污染）、群体性不明原因疾病、预防接种/服药事件（包括群体性预防接种反应、群体预防性服药反应）、医源性感染事件、放射事件（包括放射事故、其他放射事件）、其他公共卫生事件、高温中暑事件。

2. 事件发生、发展、控制过程信息　分为初次报告、进程报告、结案报告。报告过程信息基本要求是：初次报告要快、进程报告要新、结案报告要全。

（1）初次报告：报告内容包括事件名称、初步判定的事件类别和性质、发生地点、发生时间、发病人数、死亡人数、主要的临床症状、可能原因、已采取的措施、报告单位、报告人员及通讯方式等。

（2）进程报告：报告事件的发展与变化、处置进程、事件的诊断和原因或可能因素、势态评估、控制措施等内容。同时，对初次报告的《突发公共卫生事件相关信息报告卡》进行补充和修正。

重大及特别重大突发公共卫生事件至少按日进行进程报告。

（3）结案报告：事件结束后，应进行结案信息报告。达到《国家突发公共卫生事件应急预案》分级标准的突发公共卫生事件结束后，由相应级别卫生行政部门组织评估，在确认事件终止后 2 周内，对事件的发生和处理情况进行总结，分析其原因和影响因素，并提出今后对类似事件的防范和处置建议。

3. 突发公共卫生事件相关信息报告卡及填卡说明　详见表 5-9。

表 5-9　突发公共卫生事件相关信息报告卡

□初步报告　□进程报告（ 次）　□结案报告

填报单位（盖章）：____________　填报日期：______ 年___月___日

报告人：____________联系电话：____________

事件名称：____________

信息类别：1. 传染病；2. 食物中毒；3. 职业中毒；4. 其他中毒事件；5. 环境卫生；6. 免疫接种；7. 群体性不明原因疾病；8. 医疗机构内感染；9. 放射性卫生；10. 其他公共卫生

突发事件等级：1. 特别重大；2. 重大；3. 较大；4. 一般；5. 未分级；6. 非突发事件

初步诊断：____________　初步诊断时间：______年___月___日

订正诊断：____________　订正诊断时间：______年___月___日

确认分级时间：______年___月___日　　订正分级时间：______年___月___日

报告地区：________省________市________县（区）

发生地区：________省________市________县（区）________乡（镇）

详细地点：____________

事件发生场所：1. 学校；2. 医疗卫生机构；3. 家庭；4. 宾馆饭店写字楼；5. 餐饮服务单位；6. 交通运输工具；7. 菜市场、商场或超市；8. 车站、码头或机场；9. 党政机关办公场所；10. 企事业单位办公场所；11. 大型厂矿企业生产场所；12. 中小型厂矿企业生产场所；13. 城市住宅小区；14. 城市其他公共场所；15. 农村村庄；16. 农村农田野外；17. 其他重要公共场所；18. 如是医疗卫生机构，则

（1）类别：①公办医疗机构；②疾病预防控制机构；③采供血机构；④检验检疫机构；⑤其他及私立机构

（2）感染部门：①病房；②手术室；③门诊；④化验室；⑤药房；⑥办公室；⑦治疗室；⑧特殊检查室；⑨其他场所

19. 如是学校，则类别：（1）托幼机构；（2）小学；（3）中学；（4）大、中专院校；（5）综合类学校；（6）其他

事件信息来源：1. 属地医疗机构；2. 外地医疗机构；3. 报纸；4. 电视；5. 特服号电话 95120；6. 互联网；7. 市民电话报告；8. 上门直接报告；9. 本系统自动预警产生；10. 广播；11. 填报单位人员目睹；12. 其他

事件信息来源详细：____________

事件波及的地域范围：____________

新报告病例数：________新报告死亡数：________　排除病例数：________

累计报告病例数：________累计报告死亡数：________

事件发生时间：______年______月______日______时______分

接到报告时间：______年______月______日______时______分

首例患者发病时间：______年______月______日______时______分

末例患者发病时间：______年______月______日______时______分

主要症状：1. 呼吸道症状；2. 胃肠道症状；3. 神经系统症状；4. 皮肤黏膜症状；5. 精神症状；6. 其他　（对症状的详细描述可在附表中详填）

主要体征：（对体征的详细描述可在附表中详填）

主要措施与效果：（在相关信息表相应选项处选填）

附表（略）：传染病、食物中毒、职业中毒、农药中毒、其他化学中毒、环境卫生事件、群体性不明原因疾病、免疫接种事件、医疗机构内感染、放射卫生事件、其他公共卫生事件相关信息表

注：请在相应选项处划“○”

《突发公共卫生事件相关信息报告卡》填卡说明

填报单位（盖章）：填写本报告卡的单位全称。

填报日期：填写本报告卡的日期。

报告人：填写事件报告人的姓名，如事件由某单位上报，则填写单位。

联系电话：事件报告人的联系电话。

事件名称：本起事件的名称，一般不宜超过 30 字，名称一般应包含事件的基本特征，如发生地、事件类型及级别等。

信息类别：在做出明确的事件类型前画“○”。

突发事件等级：填写事件的级别，未经过分级的填写“未分级”，非突发事件仅适用于结案报告时填写。

确认分级时间：本次报告级别的确认时间。

初步诊断及时间：事件的初步诊断及时间。

订正诊断及时间：事件的订正诊断及时间。

报告地区：至少填写到县区，一般指报告单位所在的县区。

发生地区：须详细填写到乡镇（街道），如发生地区已超出一个乡镇范围，则填写事件的源发地或最早发生的乡镇（街道），也可直接填写发生场所所在的地区。

详细地点：事件发生场所所处的详细地点，越精确越好。

事件发生场所：在做出明确的事件类型前画“○”。

如是医疗机构，其类别：选择相应类别，并选择事件发生的部门。

如是学校，其类别：选择学校类别，如发生学校既有中学，又有小学，则为综合类学校，余类似。

事件信息来源：填写报告单位接收到事件信息的途径。

事件信息来源详细：填写报告单位接收到事件信息的详细来源，机构需填写机构详细名称，报纸注明报纸名称、刊号、日期、版面；电视注明哪个电视台，几月几日几时哪个节目；互联网注明哪个 URL 地址；市民报告需注明来电号码等个人详细联系方式；广播需注明哪个电台、几时几分哪个节目。

事件波及的地域范围：指传染源可能污染的范围。

新报告病例数：上次报告后到本次报告前新增的病例数。

新报告死亡数：上次报告后到本次报告前新增的死亡数。

排除病例数：上次报告后到本次报告前排除的病例数。

累计报告病例数：从事件发生始到本次报告前的总病例数。

累计报告死亡数：从事件发生始到本次报告前的总死亡数。

事件发生时间：指此起事件可能的发生时间或第一例病例发病的时间。

接到报告时间：指网络报告人接到此起事件的时间。

首例患者人发病时间：此起事件中第一例患者的发病时间。

末例患者发病时间：此起事件中到本次报告前最后一例病例的发病时间。

主要症状体征：填写症状的分类。

主要措施与效果：选择采取的措施与效果。

附表：填写相关类别的扩展信息。

（三）突发公共卫生事件网络直报

1. 新建突发事件报告流程 根据《突发公共卫生事件与传染病疫情监测信息报告管理办法》第十九条规定：获得突发公共卫生事件相关信息的责任报告单位和责任报告人，应当在 2 小时内以电话或传真等方式向属地卫生行政部门指定的专业机构报告，具备网络直报条件的要同时进行网络直报，直报的信息由指定的专业机构审核后进入国家数据库。不具备网络直报条件的责任报告单位和责任报告人，应采用最快的通讯方式将《突发公共卫生事件相关信息报告卡》报送属地卫生行政部门指定的专业机构，接到《突发公共卫生事件相关信息报告卡》的专业机构，应对信息进行审核，确定真实性，2小时内进行网络直报，同时以电话或传真等方式报告同级卫生行政部门。

接到突发公共卫生事件相关信息报告的卫生行政部门应当尽快组织有关专家进行现场调查，如确认为实际发生突发公共卫生事件，应根据不同的级别，及时组织采取相应的措施，并在2小时内向本级人民政府报告，同时向上一级人民政府卫生行政部门报告。如尚未达到突发公共卫生事件标准的，由专业防治机构密切跟踪事态发展，随时报告事态变化情况。

2. 网络直报　负责突发公共卫生事件网络直报人员，按照本章第二节“用户账号和权限的获取”流程，得到《突发公共卫生事件管理系统》登录账号和权限，登录进入系统后点击左侧功能树“事件管理”、“新增突发事件”，开始进行“初次报告”，见图5-3。

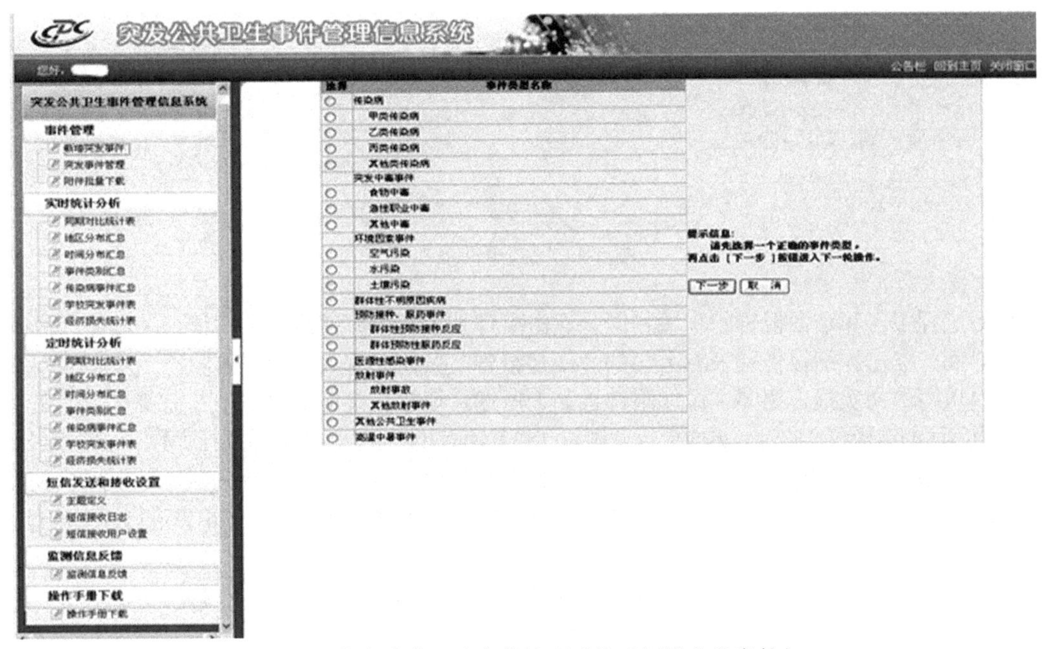

图5-3　突发公共卫生事件管理系统（新增突发事件）

选择“事件类别”，进入报告录入界面，如图5-4所示。

报告录入界面（内容）根据事件类型不同而不同。各类事件的共同变量有：事件名称、事件类别、事件严重等级、报告地区、报告人、联系电话、事件信息来源、发生地区、详细地点、学校类别、事件波及的地域范围、波及或暴露人口数、本次报告发病人数、本次报告死亡人数、事件发生时间、接到报告时间、初步核实认定时间、首例患者发病时间、末例患者发病时间、事件发生场所。带红色“*”符号的项目为必填项，各项内容由用户手工录入，或通过点击“选择”按钮，在弹出的对话框中选择填入，或通过点击下拉框进行选择录入。当用户对填写报告界面中某项信息不明白或者业务上不知道如何填写时，用鼠标移到具体项信息时会有详细的定义说明，帮助理解填写。

当填写完成后，点击“保存”按钮，系统将返回事件列表页面，点击“附件”，进入上传附件界面，可以上传报告需提交的Word文档、图片等。点击“返回”按钮返回列表页面，此时，“操作”的下方出现两个功能按钮“下载”和“删除”，点击“下载”按钮可以将附件下载到本地，点击“删除”按钮删除已经上传的附件，但结案后的事件报告对应的附件不允许删除。

突发事件报告

*事件名称

*事件类别 传染病-甲类传染病

报告地区 ---国家--- 上一级 下一级 报告单位 -----请选择-----

报告人

联系电话

事件信息来源 选择...

发生地区 ---国家--- 上一级 下一级

*详细地点

学校类别 请选择... (事件发生在学校请选择此项)

事件波及的地域范围

*波及或暴露人口数

*本次报告发病人数

*本次报告死亡人数

*事件发生时间 2013 年 07 月 30 日 15 时 03 分

*接到报告时间 2013 年 07 月 30 日 15 时 03 分

*初步核实认定时间 2013 年 07 月 30 日 15 时 03 分

首例病人发病时间 2013 年 07 月 30 日 15 时 03 分

事件发生场所 选择...

*初步诊断 请选择...

*事件严重等级 请选择...

事件发生原因 选择...

病人处理过程 选择...

事件控制措施 选择...

保存 返回

图 5-4 突发事件报告

填写进程报告和结案报告的步骤相同，点击事件列表某个事件后面的“详细”按钮，进入详细信息界面，点击详细报告列表右上角的“新建报告”按钮，进入新建报告状态。步骤同新增突发事件时填写的初次报告相同。添加附件也如上所述。填写结案报告过程中，需要选中“是否结案”选项后面的选择框，此时，页面会自动刷新，并累计前几次报告的发病数和死亡数。结案报告要根据突发事件的最终状态来填写内容，还须填写“末例患者发病时间”、“经济损失项目”。当填完所有项目之后，点击“保存”按钮，会弹出对结案报告的确认提示，提醒结案时对关键信息进行详细核查。

二、突发公共卫生事件报告数据的管理

突发公共卫生事件报告管理员进入《突发公共卫生事件管理系统》，点击左侧功能树“事件管理”、“突发事件管理”，选择查询条件，右边会显示突发事件浏览查询的界面，如图 5-5。

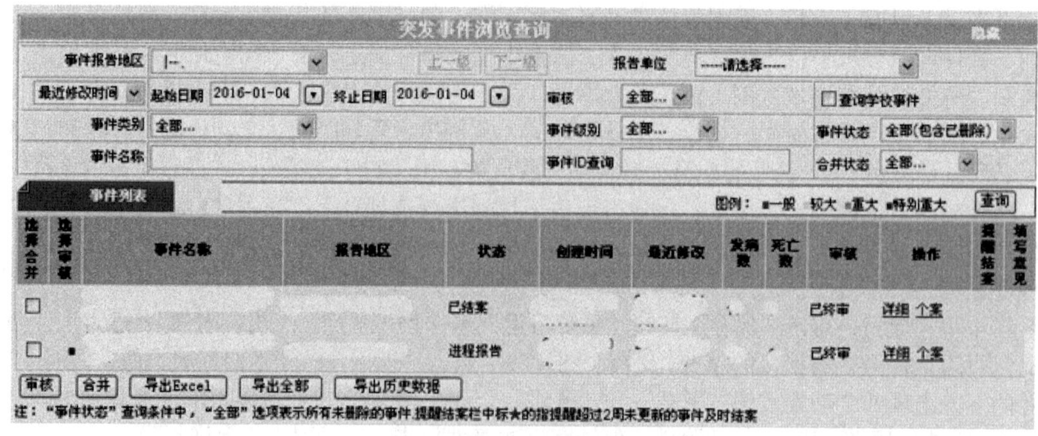
突发事件浏览查询 隐藏

事件报告地区 |--. 上一级 下一级 报告单位 -----请选择-----

最近修改时间 起始日期 2016-01-04 终止日期 2016-01-04 审核 全部... 查询学校事件

事件类别 全部... 事件级别 全部... 事件状态 全部(包含已删除)

事件名称 事件ID查询 合并状态 全部...

事件列表 图例：一般 较大 重大 特别重大 查询

选择合并	选择审核	事件名称	报告地区	状态	创建时间	最近修改	发病数	死亡数	审核	操作	提醒结案	填写意见
□				已结案					已终审	详细 个案		
□	■			进程报告					已终审	详细 个案		

审核 合并 导出Excel 导出全部 导出历史数据

注：“事件状态”查询条件中，“全部”选项表示所有未删除的事件.提醒结案栏中标★的指提醒超过2周未更新的事件及时结案

图 5-5 突发事件浏览查询

（一）初次报告、进程报告和结案报告管理

在事件列表的操作功能区中，点击“详细”按钮，进入事件详细信息界面，可以对初次报告、进程报告和结案报告进行查询、修改、删除、填写意见管理。对于事件的初次报告即对突发事件进行删除时，系统发出提示信息，增加一个删除原因填写框，要求填写具体删除原因。

（二）事件合并管理

本地区《突发公共卫生事件管理系统》业务管理员或管理系统的本级用户，可对事件进行合并管理。事件合并只能在结案事件之间，或未结案事件之间进行。登录系统，在事件查询页面中勾选上需要合并的事件信息后，再点击“合并”按钮，系统会弹出提示合并的信息界面，如图 5-6 所示。

Microsoft Internet Explorer
确认合并突发事件？一旦合并将不允许再取消合并事件。
如确认请点击【确定】后选择合并事件的事件类型！
确定
取消

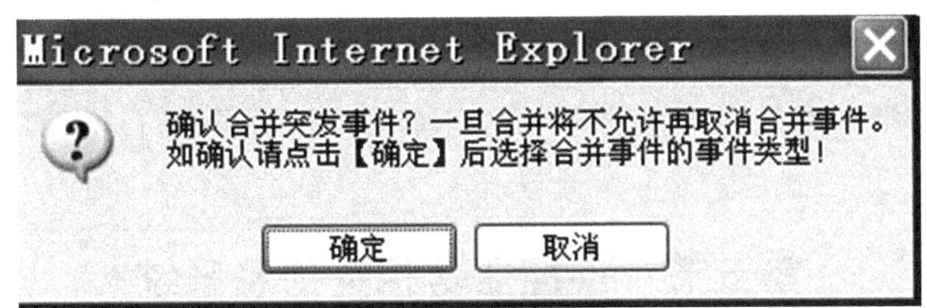

图 5-6　事件合并确认

确定后选择合并事件的事件类型，对合并事件的信息进行修改确认。合并事件信息多数变量沿用最早报告事件信息，涉及数字变量由累加得到，报告人为合并事件操作用户。

（三）个案管理

在事件列表的操作功能区中，点击“个案”按钮，显示个案列表，如图 5-7。

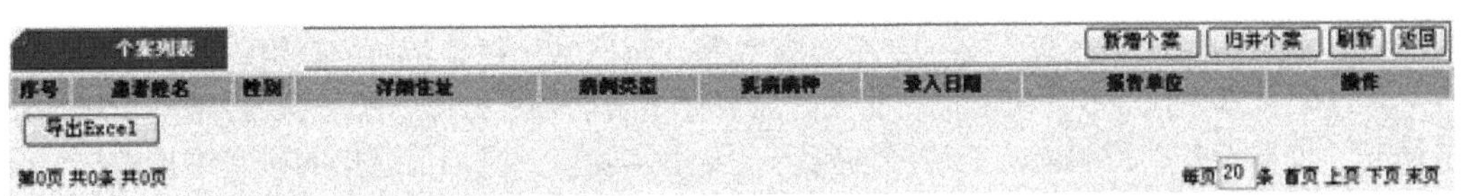

图 5-7　个案列表

点击“新增个案”按钮，打开传染病报告卡录入界面，输入相应的个案信息，点击“保存”按钮，完成个案信息的新增。点击“归并个案”，打开归并个案界面，输入查询条件，《传染病报告管理信息系统》符合条件的传染病个案信息自动推送到《突发公共卫生事件管理信息系统》，系统默认查询的是事件对应的初步诊断相关联病种的个案信息，选择要与该突发事件关联的个案信息，点击“归并卡片”按钮，完成归并个案操作。

三、突发公共卫生事件报告数据的分析利用

1. 统计分析　《突发公共卫生事件管理信息系统》具有实时统计分析和定时统计分析功能。进入系统，左侧的功能树列出统计分析清单，选择统计查询条件，符合条件的统计信息显示在报表显示区，供管理者分析使用。

2. 地理信息空间分析　按照行政级别或某个地区范围，用地理信息系统描述突发公共卫生事件分布图、发病人群分布图、事件影响分布图、警示级别分布图等。

3. 分析报告内容

（1）事件概况：突发公共卫生事件报告发生起数、报告病例数、死亡人数、与去年同期比较。突发公共卫生事件报告分级发生起数、报告病例数、死亡人数、与去年同期比较。

（2）特点分析：时间分布：报告事件发生数与去年同期比较，与近几年同期的比较；地区分布：各地报告事件发生起数，各场所报告事件发生起数构成比；报告事件分级构成、分类构成，与去年同期比较，对报告事件类别较多的事件或者学校突发公共卫生事件进行分析。

（3）趋势分析：突发公共卫生事件发生的时间、地域及人群等情况，开展趋势分析。

（4）对策建议：从加强监测，完善应急预案，组织开展培训，加强队伍建设，提高基层突发事件处置能力，开展突发事件应急处置演练，开展公众宣传教育和风险沟通、多部门合作，加强传染病管理、预防接种管理及应急物资储备等方面建议。

4. 信息发布与反馈 各级卫生行政部门，对各自的权限范围内突发公共卫生事件的相关信息进行发布。各级卫生行政部门指定的专业机构，每日对网络报告的突发公共卫生事件进行动态监控，定期进行分析、汇总，分析结果以定期简报或专题报告等形式向上级卫生行政部门指定的专业机构和同级卫生行政部门报告，并及时向下一级卫生行政部门和相同业务的专业机构反馈。

第五节 疾控业务相关信息系统

一、疾控基本信息系统

各级疾病预防控制机构，通过登录中国疾病预防控制信息系统《疾控基本信息系统》，报告本机构的人、财、物信息，形成当年的疾控基本信息报告的分析报告，为各级卫生行政部门了解我国疾控系统的资源配置现状、评估疾控资源配置合理性及制定相应的卫生防病策略起着非常重要的作用。

疾控基本信息报告的主要内容包括各级疾病预防控制机构基本信息、人员情况、仪器设备、检验能力、房屋与资产、经费收支、专用实验室等方面信息。每年年初国家组织各级疾控机构填报上一年度疾控基本信息，系统填报功能仅开放需要报告的年度数据。登录《疾控基本信息系统》，人员情况、仪器设备、检验能力、房屋与资产、专用实验室、机构信息里的科室维护数据，分别通过点击导入历史记录按钮，系统统一导入上一年的数据，在历史数据的基础上，对填报年度有变化的信息进行添加、修改和删除的修订；机构基本信息在职人员数由系统根据疾控机构人员基本情况自动生成；经费收支项目，点击新增完成填报。系统提供多类统计报表，供疾控基本信息分析报告使用。疾控基本信息统计分析报告对报告质量进行管理，对不符合要求的报告项或地区不纳入统计分析，提高报告数据的完整性和准确性，为卫生行政部门统筹规划和加强疾控应急能力建设提供科学依据。

二、结核病信息管理系统

《结核病管理信息系统》是《中国疾病预防控制信息系统》的子系统之一，于 2005 年建立并启用。它是基于个案管理的专报信息系统，由各级结核病防治机构和医疗机构对肺结核患者的发现报告、转诊追踪、治疗管理和队列转归等几个环节进行监测管理，评估对结核病的控制效果，为政府决策和疾病预防控制提供支撑。《结核病管理信息系统》数据收集包括 4 个模块，分别为传染病报告卡管理、患者病案管理、项目管理和手工录入报表。结核病防治机构可以通过以上模块实时录入结核病患者的个案信息和规划活动信息，包括患者的基本信息、诊断、治疗、管理和转归信息，以及药品、督导、培训、健康教育等信息。

系统报告数据来源有两种方式，一种是非结核病防治机构（综合医院、乡镇卫生院等），通过《传染病报告管理信息系统》报告的确诊和疑似肺结核传染病报告卡信息，系统自动同步推送到《结核病管理信息系统》。登录《结核病管理信息系统》，点击左侧目录树"报告卡管理"，浏览所有来自《传染病报告管理信息系统》推送的、已经由当地疾控中心审核的、本辖区内的结核病报告卡，并查询是否已经在本单位登记，如果没有登记，结核病防治机构将追踪这些患者，并建立追踪信息，而《传染病报告管理信息系统》中的卡片信息也会自动同步更新。对追踪情况选择"到位"的患者，点击"收治"按钮，由结核病防治机构收治并在系统中建立病案记录。另一种是首次在结核病防治机构就诊并在《结核病管理信息系统》中登记的肺结核患者，结核病监测系统会自动产生一张新的传染病报告卡并推送到《传染病报告管理信息系统》中，这些卡片无需当地疾控中心审核。

《结核病管理信息系统》对登记的所有肺结核患者的治疗全过程进行跟踪管理。并对结核病患者信息关键字段进行逻辑校验，同时对录入信息的及时性、完整性和准确性开展质量评价，提供各类统计报表供各级结核病防治机构分析利用。

三、职业病与职业卫生信息监测系统

职业病报告是职业病预防与控制的基础，是制定职业病防治与规划、评价职业病防治干预效果的重要依据。《职业病与职业卫生信息监测系统》是《中国疾病预防控制信息系统》的子系统之一，系统数据包括基于个案的尘肺病报告、职业病报告（指不含尘肺病、放射性疾病的其他职业病）、农业中毒报告、疑似职业病报告、有毒有害作业健康监护汇总、职业病诊断鉴定相关信息报告。尘肺病和职业病（指不含尘肺病、放射性疾病的其他职业病）由承担职业病诊断的医疗卫生机构进行网络直报，尘肺病还可由用人单位进行报告。职业病死亡病例由用人单位或死亡者近亲亲属向本行政区域内职业病防治机构报告，由职业病防治机构进行网络报告。在农、林业等生产活动中使用农药或生活中误用各类农药（不包括食物农药残留超标、刑事案件、生产农药中毒）而发生中毒，最初接诊患者的医疗卫生机构，在确诊后进行农药中毒网络直报。在职业健康检查中怀疑为职业病的、在职业病诊断过程中无法明确职业病诊断，又无法排除与职业接触有关的、医疗卫生机构在诊疗过程中发现健康损坏可能与职业接触有关的、在职业性事故中，劳动者短时间接触大量职业性有害因素，导致急性健康损害的，进行疑似职业病网络报告。取得职业健康检查资质的医疗卫生机构，进行有毒有害作业健康监护汇总网络直报。承担职业病诊断、鉴定机构，进行职业病诊断鉴定相关信息网络报告。系统报告信息实行逐级审核制度，农药中毒报告、有毒有害作业健康监护汇总报告由市级进行终审，其他报告由省级进行终审。终审前，可以对报告数据进行修改、删除或退回，终审后只能由终审机构进行修改、删除。系统提供预警功能，可对各类职业病（除放射性职业病）、农药中毒、疑似职业病进行初步预警。

四、全国饮用水水质卫生信息监测系统

《全国饮用水水质卫生信息监测系统》是《中国疾病预防控制信息系统》的子系统之一，各级疾控中心对全国城乡饮用水水质基本状况信息进行监测管理。每年填报以县为单位，以乡镇为调查对象，监测县农村生活饮用水基本情况，调查集中式供水和分散式供水的数量及覆盖人口数。每年填报以县为单位，以水厂为调查对象，监测水源类型及供水方式，调查不同的水源类型及供水方式的数量及供水人口数。按照设立的全国城乡饮用水水质卫生监测点，每年分别在丰水期和枯水期实施两轮饮用水水质卫生指标监测，监测点基本信息和水质各指标监测结果录入《全国饮用水水质卫生信息监测系统》。监测点的基本信息有监测地区、监测点编号、监测点类型编码、水

源类型、供水方式、消毒方式、水厂信息（供水覆盖人口（人）和供水能力（吨/日））等数据。按照系统设置的审核要求，各级疾控中心管理员对报告数据进行审核，对报告质量进行管理。

五、中国免疫规划管理信息系统

《中国免疫规划管理信息系统》主要是围绕儿童预防接种信息管理业务，建设的公共卫生疾病预防控制业务应用系统。目前它是一个相对独立的业务应用系统，它的基础编码数据与《中国疾病预防控制信息系统》相同，权限管理系统架构也相同。该系统主要由各级疾病预防控制中心和疫苗接种单位相关人员使用。《中国免疫规划管理信息系统》功能涵盖疫苗/注射器管理、预防接种管理、AEFI（adverse event following immunization）监测管理、冷链设备管理、综合管理5个业务子系统，从疫苗日常存储、计划、采购、下发、接种使用及疑似预防接种异常反应监测各个环节进行监测管理。《中国免疫规划管理信息系统》预防接种管理数据，由接种点通过客户端软件或直报的方式，提交到各省儿童预防接种管理信息系统平台，再将最基本的个案信息提交到《中国免疫规划管理信息系统》进行管理分析使用。

【案例5-1】

传染病网络直报

1. 需求　某医疗机构近期购置了计算机，安装了网络，拟开展传染病网络报告工作。

2. 需求分析　医疗机构使用中国疾病预防控制信息系统开展传染病网络直报，首先系统中要有机构的信息，使用人要有一个账号及密码登录系统，系统要具有传染病报告卡的新增、修改、订正、查询统计等功能操作。

3. 解决方法　按照以下步骤进行：

（1）由机构提出申请，将机构属性，即：单位全称、组织机构代码、单位类型、单位级别、经济类型、管理类型等信息填写完整，报县（区）级疾病预防控制中心负责中国疾病预防控制信息系统编码的管理人员审核，报省级疾病预防控制中心负责编码管理维护的人员，将信息添加到中国疾病预防控制信息系统中。

（2）找所辖县（区）级疾病预防控制中心负责中国疾病预防控制信息系统的系统管理员，领取直报用户申请表，实名填写，经单位领导签字同意后，报本县（区）级系统管理员建立账号，分配系统。

（3）找所辖县（区）级疾病预防控制中心负责传染病报告信息管理系统的业务管理员，领取用户权限申请表，填写后经单位领导签字同意，报本县（区）级业务管理员分配角色，获得权限。

（4）登录中国疾病预防控制信息系统，开展传染病网络直报工作。

（周瑜平）

第六章　医院信息系统

医院各类信息系统的目的是支持医院的科学管理和医护人员的临床活动，收集和处理医院运营及临床医疗产生的各类信息，并提供临床咨询、辅助诊疗、辅助决策等功能，提高医院经营管理水平和医护人员的工作效率，从而为患者提供更多、更快、更好的医疗服务。

医院各类信息系统是由一系列信息系统组成的大型、复杂的信息系统网络，各类信息应用系统（如 HIS、PACS、LIS 等）在相应标准（如 HL7 等）下交换数据，通过系统集成，能够让医院运行和就医产生的医疗业务数据在整个网络内交互，从而提高了医院管理和医疗服务水平和效率，在方便患者就医过程的同时降低医疗业务成本，提高业务效率和经济效益，是医疗机构发展的必然方向。

本章选取医院各类信息系统中最核心的 HIS、PACS、LIS、电子病历等业务系统为代表，为读者展示医院信息系统的功能和应用。

第一节　医院信息系统

一、概　　述

（一）概念和作用

医院信息系统（hospital information system，HIS）是医院最核心的信息系统，是所有信息系统的基础，目前世界公认的 HIS 定义由美国教授 Morris Colleen 提出：HIS 的目标是使用电子计算机和通讯设备，为医院所属各部门提供患者诊疗信息（patient care information）和行政管理信息（administration information）的收集（collect）、存储（store）、处理（process）、提取（retrieve）和数据交换（exchange）的能力，并满足所有授权用户（authorized users）需求的功能。

2002 年原中国卫生部定义 HIS 为利用计算机软硬件技术、网络通讯技术等现代化手段，对医院及其所属各部门的人流、物流、财流进行综合管理，对在医疗活动各阶段产生的数据进行采集、存储、处理、提取、传输、汇总、加工生成各种信息，从而为医院的整体运行提供全面的、自动化的管理及各种服务的信息系统。

HIS 的范围非常广泛，早期把在医院里运行的所有信息系统都称为 HIS，伴随医院信息化的发展，目前 HIS 一般仅指医院里和财务收费有关的业务系统，包括门诊挂号、门诊收费、出入院结账等。

（二）发展历史

我国医院 HIS 在各地的发展极不均衡，与地区经济发展有很大的关系，一般分为 3 个时期。

1. 初期　从 20 世纪 80 年代末开始，各地医疗机构自我发展的需要，从电算化起步，从单机单任务核价、多机多任务向微机网络一体化发展，数据库也从 Foxpro 向大型数据库转变。

2. 发展期　各地差异很大，1995 年 5 月启动的“金卫工程”主要内容之一就是医院信息系统（HIS），以“军字一号”为代表的 HIS 在以军队医院为代表的一批大型医院中首先应用，标志着我国 HIS 建设的真正起步。2001 年上海市医保实时结算系统上线运行开启了上海医疗机构 HIS

的大发展，这是省级区域全覆盖的开始，HIS 从此成为医院运营的基础。

3. 平台整合期 伴随医院管理水平的不断发展，医院管理转向以患者为中心，医院信息系统也从以财务核算为中心转向以患者为中心，出现了电子病历等更多的医疗信息系统，HIS 向着全面整合的方向发展，成为医院所有信息系统的基础和平台。

二、主要功能和数据的意义

（一）主要功能介绍

尽管不同厂商研发的 HIS 有很多区别，但在基本功能上大同小异。

1. 门急诊挂号/收费系统 这是 HIS 最基本的功能和基础模块，主要包括门急诊收费（含患者基本信息登记和预交金管理）、查询（处方、发票、收费组合等）、账务（操作员和班组结账、历史记录、打印账单等）、报表（科室和医生门诊费用、门诊收入、药品用量、医保统计等）、设置（发票管理、项目联动、协定处方、收费发药窗口配置、门诊药品统计模板等），同时提供其他应用系统（如 LIS、PACS）的接口。

2. 出入院结账系统 涉及医院的各个收费子系统，主要管理住院和急诊留观患者的登记、预交金和出院结账的工作。患者入院后向病区发送信息，维护和查询患者的基础、医嘱和费用信息，对病床进行管理，出院时从病区读取信息。

财务上管理操作员的预交金收据和发票，对操作员和班组结账，对床位、收费项目/药品等进行设置，生成在院患者各类统计报表（月报、日报、出院患者费用和人次汇总等）。

3. 住院护士工作站 住院护士工作站功能非常全面，尤其是在初期电子病历、计算机化医生医嘱录入系统（computerized physician order entry，CPOE）尚未开展的医院，住院护士工作站是整个住院 HIS 的核心，负责医嘱录入、打印、审核，并发往相关部门和信息系统（药房系统、检验系统、医技系统），各系统确认收费后执行医嘱。护理记录（包括患者体温、脉搏、呼吸等各种生命体征信息，生成体温图表、脉搏图表、呼吸图表）、管理病区事务（入区登记和分配床位、患者转科或换床、预出院等）、申请、查询、取消手术、对住院费用记账、查询及管理科室库存等也在这个模块内。

（二）系统产生的数据类型和意义

1. 系统数据的来源和内容 HIS 主要产生患者的基本信息及与财务相关的数据，数据来源于各部门的录入（如挂号收费窗口）及各系统间的数据共享。

财务数据按费用类别主要分为治疗项目和药品两类，每个药品项目一般包括药品名称、药品批发价、药品规格、产地等更详细的子项目，治疗项目又分材料费用和劳务费用等，HIS 基本涵盖了医疗运行的所有财务数据。

2. HIS 数据的应用 医院信息系统带来的是管理方式的变革和理念的革命，传统的经验式管理将被海量数据所淹没，代之而来的将是数据的应用和信息辅助的决策，医院进入数字化时代后，所有的医疗行为都会反映为财务数据的变化，一个简单的患者数据明细表往往就能直观的反映这个患者在医院里的就医过程，因此医院管理者必须了解医疗活动的卫生经济学数据，必须学会利用信息系统里的数据来管理医疗行为。

HIS 是医院所有信息系统的基础，包含了海量的数据，合理应用数据将给医院管理带来革命性的进步，本节提供一些示例，一些启迪。

（1）全成本核算：在医疗卫生体制改革不断深化和发展过程中，尤其是在政府补偿机制尚未完善的当今，面对日益激烈的医疗市场竞争，医院要谋求长远的发展只能开源节流，全成本核算是最有效的方式之一。

全成本核算包括医院总成本核算、科室成本核算、项目成本核算和病种成本核算等，通过分析和统计 HIS 中的数据，不仅要统计收入和支出的结果，更要分析过程数据。开展全成本核算有助于医院降低运营成本，提高医院的效率，为患者提供更高质的服务。而从宏观管理来看，通过医院全成本核算，可以为政府的医疗政策和医疗服务价格的科学合理制定提供理论依据。

（2）药品储备：药品、医疗消耗品是医院运营的重要部分，也是医院最关键成本之一，药品、医疗消耗品的储备数量，既不能过多导致占用资金和过期浪费，又不能不足导致患者治疗时的缺失，因此需要严谨的科学管理。

可以通过统计和分析 HIS 中患者的诊疗数据来分析药品和医疗耗材的消耗规律，分析各类病种的就诊规律来预测病种的发病和就诊趋势，以科室为单位和以病种为依据进行分类预测未来的消耗需求，这不仅对医院采购和平衡库存管理有重要意义，而且分析单病种的耗材使用情况有极高的科研价值。

优化业务流程，通过数字化技术提升医院日常营运效率和服务质量，使有限的医疗资源得到最大程度的利用，这是医院信息系统的最大价值。

第二节　检验信息系统

一、LIS 概述

（一）LIS 的概念和作用

国际标准化组织 ISO 15189《医学实验室-质量和能力的专用要求》中对医学实验室（medical laboratory）或临床实验室（clinical laboratory）的定义是“以诊断、预防、治疗人体疾病或评估人体健康为目的，对取自人体的标本进行生物学、微生物学、免疫学、化学、免疫血液学、血液学、生物物理学、细胞学、病理学或其他检验的实验室，它可以对所有与实验研究相关的方面提供咨询服务，包括对检验结果的解释和对进一步的检验提供建议。上述检验还包括对各种物质或微生物进行判定、测量或描述存在与否的操作。”实验室信息系统（laboratory information management system，简称 LIS）是专为医院实验室设计的信息管理系统，将检验仪器与计算机联网，使医生开具检验处方、患者样本分析、实验数据存取、报告审核、打印分发、实验数据统计分析等全过程实现了智能化、自动化和规范化管理，有助于提高临床实验室的整体管理水平，提高检验质量。

LIS 是数字化医院的重要组成部分，检验项目直接从医生工作站中生成，具有条形码识别功能的检验设备直接通过条形码读取医生申请的化验项目，检验仪器传出的数据经分析后，生成检验报告，通过网络存储在数据库中，医护人员和患者可通过工作站、导医台等终端调阅或打印检验结果，进行必要的数据分析。LIS 完成了医院实验室检验的全流程和全过程信息管理，整个检验流程除了需要归档和门诊患者的化验单外全部实现无纸化和自动化，缩短了检验报告发放时间，提高了报告的准确性，缩短了流转环节，减少检验工作差错，是建立完整患者健康档案的基础。

（二）发展历史

我国大多数检验仪器从 20 世纪 80 年代后期开始采用计算机进行数据处理，早期多为单片机，采用微型打印机输出结果。进入 90 年代，用微机处理数据的检验仪器逐渐增多，部分不用微机处理的仪器也为微机提供了单向的输出接口，并将检验结果输出到微机中。90 年代中期，逐渐出现支持双向通讯的大型检验仪器，支持计算机对仪器的控制，这为全面建设实验室信息管理系统提供了基础条件。到 20 世纪末，开始出现实验室信息系统，伴随 HIS 的不断升级，从检验科的科室级管理系统逐渐发展成为覆盖全院的、涵盖血库管理的全方位、从标本采集到试剂管理全过程的实验室信息管理系统。

二、主要功能和数据的意义

（一）主要功能介绍

LIS 主要功能是协助医护人员对检验申请单及标本进行预处理，采集标本信息，处理检验数据，审核、查询、打印检验报告，提供 HIS 业务数据接口，提供检验结果全院共享，自动计费，全程条码识别等。应用 LIS 可以减轻检验人员的工作强度，提高工作效率，并使检验信息存储和管理更加简洁、完善。

一般 LIS 主要的模块包含标本采集（条码打印、条码采集、采血记录统计）、标本分发到相应的检验仪器、标本检验（样本核收、样本检验、报告审核、报告发布、报告查询、检验计费）、细菌室系统（接收标本、结果管理、药敏检测、耐药分布、统计分析）、血库系统（验血、配血、用血、患者自身血管理、库存）、统计分析（患者动态、流行病趋势分析）、报告打印（集中、自助）、维护管理（数据备份、仪器和项目设置、个性化设置、项目组合设置、权限管理、工作量统计）、试剂管理（入库、出库、失效停用试剂等管理）。

（二）数据类型和意义

LIS 产生的数据几乎涵盖了医院内与检验相关的所有信息，凡是电子检验报告相关的数据都可以从 LIS 系统中获得，一般包括以下几点。

1. 检验报告相关信息 包括患者姓名、性别、开单医生和科室、标本种类、申请项目等基本的客观数据，还有检验项目、检验结果等医疗相关数据。

2. 检验管理数据 医院内部的管理和质控的数据，包括试剂等可变成本及检验设备、人力等固定成本。

3. 维护数据 检验设备相关、用户权限相关、标本种类等的数据。

4. 共享数据 来自于其他系统及与其他信息系统共享的数据。

LIS 产生的数据可以帮助我们对在院患者的病情变化进行监控，甚至可以在建设了远程监控系统后对慢性患者进行居家照护，慢性患者如糖尿病、高血压等患者，其医疗费用约占社会医疗成本的 80%，而远程监控系统通过血糖仪、电子血压仪等就能将患者的血糖、尿糖、血压等病情数据及时反馈，从而帮助医师和患者共同确定用药和治疗方案，不仅可以防止意外情况发生，做好疾病预防工作，还可以减少患者住院时间，减少急诊量，提高家庭护理比例。而这些数据其实都来自于 LIS。

第三节　医学影像信息系统

一、概　　述

（一）概念和作用

在临床信息中目前研究最多的是医学影像信息系统，它是放射学、影像医学、数字化图像技术与计算机通信技术的有机结合。医学影像信息系统是指以医疗影像的采集、传输、存储和诊断为核心的，包含影像的采集传输与存储管理、影像诊断查询与报告管理、综合信息管理等综合应用于一体的综合应用系统，通常称为图像储存和传输系统（picture archiving and communication system，PACS），将CT、MRI、DSA、DR、PET、超声、病理等各类数字化医疗影像设备通过计算机及网络连接成为整体影像系统，将设备产生的医学图像以全数字化的方式传输到医院各工作站，完成对图像信息的采集、存储、管理、处理、诊断及传输等功能，有效管理和充分利用医学图像，为临床诊断及时提供影像学资料，实现全医院无胶片化管理和图像信息资源共享。

医学影像信息系统是软件、硬件、通讯的集成，是一个跨科室、跨专业的复杂系统，主要接收医院影像科室（包括放射科、核医学科、超声科、病理科等）的各种医学影像和对应的诊断报告，数字化存储影像，需要的时候在相应授权下分发和显示影像，通常还具备一定的辅助诊断、教学和图像文档管理功能。一般有多个子系统：放射科信息系统、超声影像系统、病理信息管理系统、图像处理和存储系统、医生工作站（work station）等。其中放射、超声、核医学、病理等系统是各医学影像科室内部的数字化流程管理系统，实现预约登记、患者检查、报告书写、报告查询调阅等医疗流程数字化及科研、教学、科室内部管理的数字化、网络化。图像处理和存储系统是不同影像设备产生的海量数字影像文件的管理系统，包括在计算机中的保存、图像文件的查找和图像在设备与计算机网络系统之间的传输等。医生图像工作站则是医生处理医学图像和进行诊断的操作终端。

医学影像信息系统（PACS）与医院信息系统（HIS）是现代医院信息系统的重要组成部分，两者紧密集成，从而实现数据融合（data fusion），确保患者和检查基本资料的正确性和一致性，PACS可自动获取HIS中患者基本资料，包括检查信息、病历、医嘱、检验结果等，同时HIS医生工作站也可以直接调阅PACS的影像及其诊断报告。

医学影像信息系统使得医学相关信息传递便捷可靠，如在诊断环节可以向放射科医师提供全面的患者信息，包括患者资料、既往病史和本次的相关检查信息，使医生可以全面的分析，得到正确的诊断结论，同时规范诊疗过程并将患者检查过程中所产生的信息全部记录下来。医疗管理上能够节省胶片、运送等成本，大大提高医疗效率、诊断水平和管理层次，是医院数字化建设里程碑式的节点。

（二）发展历史

数字图像传输和数字放射诊断学（digital radiology）的概念在20世纪70年代末至80年代初提出，1979年柏林技术大学（technical university of Berlin）的Heinz U. Lemke教授在论文中提出了数字图像传输和显示的概念。1982年1月，The International Society for Optical Engineering在加州举行了第一次关于PACS的国际会议，这项会议此后与医学成像会议（medical imaging conference）合并，每年2月在南加州举行。1993年放射影像的Dicom3.0标准的出现使得不同厂商生产的设备之间能实现数据传输，这对PACS起了巨大的推进作用。90年代初期已经陆续建立起一些实用的PACS，最初只是将局部的几台机器和计算机连在一起，以后逐步发展，PACS从科室级发展到了全院级。

进入21世纪后云计算和云存储概念被用于PACS架构设计，采集的图像上传到云中存储，由专业的公司维护，图像处理可以通过云计算完成，把处理结果返回到医生工作站的终端。利用云技术可以组建跨区域数字化影像网络系统，实现多个医院的PACS共享，以及与社区医院甚至患者之间的图像传输，使用户不仅可以存取本院的影像存档，还可以访问区域内其他PACS，从而建设区域乃至国家级PACS网络。

二、主要功能和数据的意义

（一）主要功能介绍

PACS 功能主要包括对医学图像信息的处理和医疗行为相关的管理。

1. 对医学图像的处理 图像处理功能包括窗宽窗位调节、缩放、空间变换、伪彩、滤波、反转、分割、平面和三维重建等。

图像测量及注释功能包括长度、角度、面积、容积、点信息、区域信息的测量和注释。

图像工作站在显示 DICOM 图像的同时，还能显示与之相关的信息（患者姓名、检查设备、检查时间等）或已有的注释信息图层（角度、长度、ROI 区域勾画、文字注释等），操作人员能够自由选择图层显示。图像工作站可在同一窗口调阅同一病患的多次检查（包含不同的检查类型，如 CT、DR、MRI 等，和不同的检查时间）。图像工作站可以根据患者姓名、住院号、成像时间、成像设备、影像号等不同形式的组合查询或模糊查询条件，将符合检索条件的 DICOM 文件列表显示供选择性调阅。

数据交互功能包括与 PACS 服务器和与 PACS 图像工作站的数据交互，图像工作站不仅需要接收 PACS 服务器发出的 DICOM 数据，也需要将医生处理完的图像，尤其是医生在图像上做的测量和注释传输至 PACS 服务器，以便将来所需。为了满足医生们阅片，甚至是不同医院不同科室远程会诊的需求，图像工作站还支持与其他网络连通的 PACS 图像工作站做数据交互。

PACS 支持诊断报告打印输出和远程会诊功能，其中远程会诊不仅允许本院不同科室的会诊，还支持不同医院的远程会诊，允许一对一、一对多、多对多的会诊模式，每位参与者展示的图像以相同方式表达，并能够同步传送视频和音频信号。

2. 医疗相关的管理 主要是对医疗流程和科室行政事务的管理功能，医疗流程相关的功能包括患者资料登记、预约、检查记录、编辑报告、签发和打印、资料查询与检索等，并与 HIS 整合和数据交换。

行政事务管理包括工作人员的基本信息、业务数据统计、工作人员排班和休假管理、外出进修和业务学习管理、医疗设备档案和使用维修记录等，其中业务数据统计功能是科学管理的基础，包括业务收入、工作量、按部位或检查方式分类统计、报告医生工作量、签发医生工作量等。

（二）数据类型和意义

PACS 产生的数据几乎涵盖了医院内与医学影像相关的所有信息，涉及患者、科室和医院 3 个层次，包括患者影像检查的医学图像信息和患者就医产生的客观信息（患者基本情况和影像检查相关的信息、患者就医整个流程产生的信息和医院管理的信息）。

在日常的医、教、研工作中，PACS 产生的信息可以有很多应用，伴随对非结构化数据分析能力的日益加强和大数据分析技术使相关应用更智能，例如在统计、检索方面可以提供很多关键的数据，可以使用图像分析和识别技术识别医疗影像（X 线、CT、MR）数据，可以用于某些特定病例在地区的发病统计、疾病筛选等，另外医疗质控的很多数据也来自于 PACS，同时鉴于 PACS 有很多典型案例或者特殊病例，对于临床带教和对下级医师的培养也有重要的作用。

第四节 电子病历系统

一、概　　述

（一）概念和作用

电子病历是医疗机构对门急诊、住院或保健对象等进行临床诊疗的数字化医疗服务记录，是居民个人在医疗机构历次就诊过程中产生和记录的完整、详细的临床数据。

电子病历不仅是对患者医疗信息的电子记录，而且具有许多传统纸质病历不可比拟的优势，在病历生成、病历管理、病历存储、教学和科研方面有巨大的作用。应用电子病历能实时、在线、动态采集患者的完整医疗记录，帮助医疗机构实现临床诊疗数据采集的数字化；建立数字化的病历信息存档、共享平台，实现医院内外医疗信息的交换、共享，为避免重复检查、实现医疗业务协同、公共卫生监测提供信息基础；建立临床决策知识库，辅助医护人员的临床决策，支持以临床路径为依据的诊疗流程管理，规范医疗过程，提高工作效率；提供医疗质量管理、医疗行为和医疗安全的监测、警示的信息化手段，提高医疗质量，保障医疗安全；利用数字认证技术，实现电子病历的数字签名，保障电子病历信息的真实性、完整性、机密性、不可篡改性；建立临床信息的数据仓库，提供医疗信息利用的智能化分析、展现工具，辅助医院管理决策、医疗科学研究、医学教育与培训、医疗保障、卫生管理的政策制定。

电子病历系统与医院各信息系统有着密切关系，电子病历的数据很多依赖于医院其他业务信息系统，电子病历应用的前提和基础是实现医疗过程的信息化。

（二）发展历史

我国电子病历的研究起步较晚，开始于 2000 年左右，是伴随医院 HIS 在全国大医院而逐步发展的，早期是基于 Word 或写字板的记录文档，随后有公司开始把病历内容分段，提供关键字段录入，并逐渐向结构化电子病历发展，分别有采用下拉式、平铺式、表格式等探索，为后继公司提供了大量的参考价值，当前电子病历的研究和应用如雨后春笋般蓬勃发展，政府部门也积极参与到这一进程中来，采取各种措施推动电子病历的发展，目前已基本实现全结构化。

电子病历有可复制、书写快、文字清晰、不易涂改或缺漏等优点，大大提高了医生的工作效率，但又有缺乏知识库等辅助编辑功能及容易出现复制垃圾信息过多、病历内容重复等病历质量问题，目前大多缺乏完善的实时智能医疗质量监控系统，还有待进一步的完善和发展。

二、功 能 介 绍

（一）主要功能介绍

电子病历系统的主要功能是电子病历的创建和管理、临床应用、医疗管理等各类医疗业务处理。

1. 电子病历的创建和管理功能　电子病历分为门急诊病历和住院病历，功能包括创建电子病历（现病史和既往病史、过敏史、用药史、家族史等），以及编辑、审核及临床信息收集汇总。门急诊病历包括急诊留观病历、门急诊治疗处置记录、门急诊护理记录、处理复诊及门诊预约记录、知情告知书，汇总检验报告、检查报告及医学影像信息等。住院病历包括住院病案首页、住院病程记录、手术麻醉记录、手术植入物记录、住院治疗处置记录、住院护理记录、知情告知书，完成三级阅改，汇总检验报告、检查报告及医学影像信息。

电子病历的医学证明及报告管理包括出生医学证明、死亡医学证明、诊断证明、传染病、肿瘤等疾病报告、孕产妇、新生儿死亡报告、出生缺陷儿登记、健康体检报告等。

电子病历系统通过建立患者主索引以保证诊疗信息的唯一性、完整性及可追溯性。电子病历系统提供医嘱和各类电子处方、电子申请单的录入和管理，具有采集、管理检验、检查报告、医学影像数据的功能，实现患者院内、院外病历信息的整合，包括各类病历记录、检查检验结果、医学影像、疾病报告及其他医疗文档等，保证患者电子病历信息的整体性及连续性。

2. 电子病历的临床应用功能　电子病历系统一般提供转诊管理、院内感染和药物不良反应报告、危机值监测及管理、医疗知情告知和危重患者警示及处理等临床应用功能。可通过内嵌医疗知识库（包括联机检索、咨询临床诊疗指南、临床路径、检验项目指标、药物知识库等）对临床提供支持。

电子病历系统可通过与区域卫生信息平台联网来提供患者病历、医嘱、检验检查报告、医学影像信息、健康体检报告的调阅、查询、检索、展现、打印等功能，实现个人健康档案管理。

3. 电子病历的医疗管理功能 通过建立医疗信息数据仓库实现医疗业务、病历质量、医疗质量的查询、统计分析和监控，提供针对医护工作站、医院质管部门、跨医疗机构的区域质控中心的医疗质量、医疗行为、医疗安全三级监管。

例如可查询患者基本信息、费用信息、医保账户的信息，医疗费用实时监控、警示和统计分析，医保政策咨询及医嘱规范警示（可联机咨询医保政策并推荐合理诊疗方案、诊疗项目、药品、卫生材料，对医生不合理的医嘱行为进行监控警示）。

又如门急诊、住院用药监控，审查用药的安全性、有效性、合法性、经济性，控制处方质量（大处方、重复开药等），抗生素等特殊药品使用分级控制，病历质量控制（病历书写格式规范、用语规范、段落和内容缺漏、书写时效与顺序控制，病历模板及其使用、病历复制、内容雷同、前后一致性等规范性控制的功能），控制护理质量（护理病历、护理操作质量）等。

（二）电子病历的局限性

必须指出电子病历在提供了强大便利性的同时，由于当前技术和法规的滞后，仍然存在着局限性，应用时必须注意。

1. 法律效力问题 尽管我国已颁布电子签名法，但医疗机构一般未实行严格的认证和管理，因此其真实性存在问题。随着人们法律意识的增强和自我保护意识的提高，病历在医疗事故和医疗纠纷取证、司法办案、医疗保险、伤残鉴定、遗产继承等方面的法律作用日趋重要，但由于电子病历相关法律法规的滞后，目前我国法院仍然采用纸质病历作为证据，加上电子病历存储在医院的服务器上，一旦发生医疗纠纷或司法取证时，病历就会成为医疗纠纷的焦点，使医院处于相对被动的位置。因此政府应该在完善电子病历相关法规的同时对电子病历做出强制性标准及技术规范，从而推动电子病历的健康发展。

2. 保密性问题 电子病历作为个人健康档案的主要组成部分，是个人的绝对隐私，必须采取严格的保密措施，卫生部于2011年下发了《关于全面开展卫生行业信息安全等级保护工作的指导意见》(卫办综函〔2011〕1126号文)，明确要求我国三级甲等医院的核心业务信息系统安全保护等级不低于第三级。根据国家《信息安全等级保护管理办法》规定，第三级是指信息系统受到破坏后会对社会秩序和公共利益造成严重损害，或对国家安全造成损害。广播电视系统、电力系统等才为二级到三级，表明国家对患者信息安全的重视。但由于我国医院大多采用医疗组的形式，一份病历通常并非全由经治医生独立完成，能接触到患者病历的人员较多，如值班期间病情发生变化只能由值班医生书写病程记录，医务管理部门监控和管理医疗质量时调阅病历，实习医生获得授权书写病历等，因此患者住院期间的原始记录目前在保密性上存在较大漏洞，加上部分医护人员对口令和密码保护意识的欠缺，很可能出现对电子病历进行非法修改、删除、盗取、随意打印等现象，也会带来医疗纠纷隐患，这需要所有医疗机构重视和警惕。

（三）数据类型和意义

电子病历几乎含有患者就诊相关的所有信息，包括医疗机构信息、患者基本信息、医疗费用记录、就诊记录和病情变化情况、门急诊和住院病历（包括各种手术、抢救、麻醉、输血、转科和出院等记录）、各类医嘱、处方和药品记录、各类检验检查申请单和结果、各类知情同意书、相关医学证明和报告、各类卫生耗材使用记录、护理记录等。

医院的电子病历数据库内存在着大量的临床病例信息，是患者电子健康档案的主要组成部分，如果医护人员能掌握数据的意义，就可以重构临床信息内在关系，实现跨病例、跨患者、跨时间段的多角度临床信息关联比对，从信息方面建立科研基础数据，建设临床科研一体化平台，可以增加病例研究的深度，对临床研究起到事半功倍的作用，这也是循证医疗和转化医学研究的基础。

利用电子病历系统对病例进行复杂查询、筛选和定位，统计与患者相关的检查、检验、用药、护理、诊断、病程记录等医疗信息，可以为政府医疗管理政策的制定、医疗保险的设计等提供依据。如目前探索的单病种支付，可以通过电子病历系统统计分析平均住院天数、平均住院费用、手术患者术前平均住院天数、常见并发症发生率、院内感染发生率、再住院率和非计划重返手术室发生率、抗生素使用平均天数、单病种抗菌药物费用比例、单病种耗材费用比例、单病种检查费用比例等数据，为单病种质量管理提供分析数据源，结合对地区所有医疗机构的大数据统计分析结果就可以制定具有科学性和合理性的政策。

对于公共卫生管理部门来讲，电子病历和健康档案的数据可以改善公众健康监控方法，如可以通过全国各医疗机构的患者电子病历数据库，快速检测传染病，进行全面的疫情监测，并通过集成疾病监测和响应程序，快速响应，从而可以更快地检测出新的传染病和疫情，降低传染病感染率，减少整个社会的医疗卫生支出，同时通过提供准确和及时的公众健康咨询，将会大幅提高公众健康风险防范意识，创造更好的生活。

医院信息系统并不仅仅是个应用系统，其中还包含了海量的数据，这些数据是我们科学管理的基础，因此我们要了解系统，理解数据的产生，明确数据的分布和来源，学会运用数据做统计和分析，才能更好地做好医疗管理工作。

当“非典”、“禽流感”等重大疾病对人类生活的影响得到了足够的重视后，如何针对未来可能发生疾病流行时做好准备成为了医学界的研究课题，通过对病种分析统计和未来疾病谱流行趋势的预测就可以为医疗机构做好防控工作提供依据，包括病因的流行病学调查和敏感药物的变化、患者数量的变化和医院的应对策略，使医院能够合理调配医院的药品、医疗设备和器械供应、门诊医护力量、诊室等，所谓“未雨绸缪”就是这个道理，而这一切均需医院各类信息系统数据的支持。

信息的价值是无价的，关键在于如何去发现。正如 Berry 和 Linoff 所言，“统计报告给你后见之明 hindsight，预测分析给你先机 foresight，数据挖掘给你洞察力 insight”。

【案例 6-1】

当前大型三甲医院人满为患已是常态，尤其是门诊，如何最大化利用有限的医疗资源是医院管理人员必须面对的问题。传统的门诊诊疗流程包括十余个环节，患者就诊一次平均 2～3 小时，除去正常的诊疗行为，很大部分时间消耗在非医疗行为上。作为三甲医院的管理人员，你受命参与筹建一家分院，门诊的诊室资源怎样设置最科学？若老旧医院在进行流程再造和调整门诊布局的时候，如何调整才能做到资源配置最优化？

门诊人流拥挤的画面在大型的三甲医院经常可见，无论是新建医院还是老旧医院的改造，核心问题是如何最大化利用有限的医疗资源，优化就诊流程，缩短患者在门诊停留等候时间，提高门诊的就诊效率，从而有效缓解排队矛盾，改善患者的就医体验。

门诊布局设计首要的问题是如何布局诊室，而各科室诊室的多少和位置是医疗资源投入多寡的直接反应，患者等候时最常议论的是为什么不增加诊室和医生，因为这关系到患者就诊时的排队等候时间。但诊室是有限的，平均分配还是按照重点科室优先来布局才算合理？科学的方法是根据各科室患者的数量来确定诊室的分配，这几乎是共识，关键是如何来确认各科室未来的患者就诊数量？这就需要分析和利用医院既有数据来帮助医院管理者寻找答案。

患者挂号时在 HIS 中会产生就诊科室信息，加上门诊医生工作站中患者疾病的诊断信息，就能确定各科患者和疾病的数量分布，这是门诊布局的基础，也可以在门诊调整时帮助我们合理调配门急诊医疗资源，如夏季高温等季节性变化，一周内不同日期就诊人次的波动对于专家门诊、专科门诊的开诊设置等。如果加上排队叫号系统存储的排队信息，与挂号时间和门诊医生工作站的就诊时间结合在一次，就能精确统计不同科室患者就诊的排队等候时间，通过服务接待能力模型来计算和判断服务能力，可以判别就诊流程、人员编制是否合理，从而更合理布局门诊。

但这是基于历史数据，如何判断学科的发展潜力和未来的就诊量才是新建医院门诊布局的关键。门诊挂号时 HIS 会登记一些患者的基本信息，或自动记录医保患者的信息，这些数据可以帮助我们统计患者来源，如是本区域患者还是本市他区患者、外地患者乃至外国患者，区域分布的比例可以初步判断学科的地位，成为医院决策重点发展的优势学科的依据，毕竟只有优势学科才会吸引更多的外地乃至国外的患者。同时分析医院患者的组成和分布，可以在医院学科发展时有所针对，如人口增长导致的老龄化问题会影响疾病谱的变化，城市建设导致的人口迁移会影响到儿科就医的选择等，这些数据可以帮助我们更合理布局门诊。

与此同时通过门诊数字化流程再造，设置自动挂号机，应用预储值来取消药费和检查费划价从而减少重复的排队收费次数，使用条形码技术来提高信息输入和交互的准确率等，实现门诊流程的数字化。与此同时，在互联网+医疗迅速发展的今天，医院信息系统应该积极与第三方平台融合，如可以采用互联网、手机 APP 等移动互联网技术实现预约挂号，可以在一定程度上缓解患者就医等待时间，提高诊疗效率。在无法改变医院硬件布局的情况下，整合患者就诊的相关环节，实现门诊信息管理的“一站式”服务，减少就诊环节，缩短患者在院时间，提高患者的满意度，提高窗口服务效率，最大程度方便患者就医是新建或改造门诊时都应该考虑的问题。

【案例 6-2】

世界卫生组织 2002 年发布的数据显示，其资助的 14 个国家 55 所医院的调查结果显示平均 8.7%的住院患者发生了感染，院内感染造成的额外病死率为 4%～33%，增加了患者的痛苦及医疗工作量，降低病床周转率，还给患者及社会造成重大的经济损失。据报道美国每年发生医院感染超过 200 万例，导致 40 亿美元的额外费用和 8 万病例死亡；英国估计每年发生 10 万例医院感染，造成 5000 病例死亡，额外支出 16 亿欧元。发达国家的研究显示，每例医院感染的额外费用平均为 1800 美元，但在儿科病房特别是新生儿病房额外费用可超过 10 000 美元。院内感染是普遍现象，院内感染率是医疗质量的重要指标，也是医疗管理的重要内容，一般由病房医生自行填报，但瞒报、漏报现象时有发生，如何监控、统计和管理才最有效？

院内感染是指住院患者在医院内新受到的感染，患者的免疫防御功能存在不同程度的损害和缺陷，住院期间由于接受各种创伤性诊断和治疗措施进一步降低了患者的免疫功能，加之医院中各种病原体聚集，处于抵抗力低下的患者活动在微生物集中的环境里，时刻都有遭受医院感染的危险。

患者发生院内感染按病原体可分为细菌感染、病毒感染、真菌感染、支原体感染、衣原体感染及原虫感染等，其中细菌感染最常见。发生感染后，一般在患者的检验数据内都会产生变化，如白细胞（<4000WBC/mm^{3}或>10 000 WBC/mm^3）、细菌培养阳性，若有泌尿道感染则在尿检查中会出现变化，如尿液白细胞酯酶和（或）硝酸盐试验阳性、脓尿（非离心尿≥10 WBC/mm^{3}或≥3 WBC/高倍视野）等，而这些数据都存在于 LIS 中。

可以设计自动统计和监管系统，统计所有患者入院后 LIS 发生的血液、尿及细菌培养等项目的异常数据，并对这些数据自动筛选，筛选出超过预设警戒值的患者，这些就是入院后发生感染的患者，分析其与原发病的关系就能简单有效地发现院内感染，并与院内感染传报系统自动对接，自动生成院内感染清单并启动监控系统，由院内感染防控办公室或相关医务管理部门联系业务科室，及时发现诊疗方面的欠缺，迅速纠正并提高医疗质量，而不是像现在通常由医师填报的事后管理。

通过 LIS 数据库自动筛选可能发生院内感染的患者数据，并与电子病历系统内的患者原发病数据进行比对，能够自动生成院内感染的发生数据和报表，其实时性可以提供医务管理部门事中监管的可能性，及时纠正医疗偏差或疏忽，不仅可减轻或降低院内感染发生率，关键是提高了医疗质量和管理效率，这是所有医院信息系统建设的终极目标。

【案例 6-3】

肺癌是原发于支气管黏膜和肺泡的肿瘤，是最常见的恶性肿瘤之一，世界卫生组织公布的数据显示肺癌的发病率和死亡率在所有癌症中均为首位。目前我国肺癌患者 5 年生存率仅有 10%左右，据研究表明若提升早期诊断率，5 年生存率最高可上升 50%，这就是早期诊断的价值。肺癌作为最常见的恶性肿瘤之一，早期发现和早期治疗对于疗效有重要的意义，那么对于肺癌的早期筛查最合理有效的方法是什么？

当前肺癌检测最有效的手段是多层螺旋 CT，要早期发现肺癌必须对患者进行全肺薄层扫描，每位检查者都将产生上千幅图像，放射科医生通过审阅众多的图像来进行诊断，工作量巨大，容易漏诊和误诊，而针对肺部 CT 的计算机辅助检测技术则可以提高肺癌检测的正确率，减轻放射科医生的阅片负担，已经有大量研究证明其能有效地帮助放射科医生从 CT 图像中精确无误地检测出早期肺癌。

医学影像处理与分析是借助于计算机及图形、图像技术等手段，提炼医学图像隐含的有价值的信息，为临床医学研究、临床辅助诊断和治疗等提供新的技术支持，其中计算机辅助诊断（computer aided diagnosis，CAD）是当前最热门的研究项目之一，涉及医学影像学、计算机科学、图像处理与分析、模式识别与人工智能等诸多领域。CAD 充分利用 PACS 数据，分析数字医学图像，发现并检出病变特征，作为筛查意见供医师参考。CAD 可以缩短读片时间，有效地提高临床工作效率，减少医生由于各种主客观原因导致的漏诊，从而提高疾病诊断率，尤其是对疾病的早期发现很有价值。近年来，CAD 的研究以肺和乳腺疾病最为成熟，CAD 系统已商业化，诊断准确率有了明显的提高，用于大样本人群的疾病筛查是最好的工具。

CAD 的基本步骤首先是图像的预处理（包括图像增强和滤波、确定双肺边界、肺实质分割等），其次是疑似病变区域的提取（有基于密度特征的聚类方法、基于区域生长的方法、基于模板的方法、活动轮廓模型（snake 模型）、梯度矢量流模型（GVF）等常用的方法），随后是特征提取及优化选择（分割出疑似病变区域后将肺癌结节和血管、气管、钙化点、肺脓肿等区分开来，从图像中提取出一定数量的特征，较常用的特征优化方法是遗传算法）。

需要指出的是一个 CAD 系统一般很难同时具有高敏感性和高特异性。把一个肺癌（阳性）的患者误诊为阴性（即假阴性诊断）将导致病情延误，因此 CAD 系统一般首先保证较高的敏感性以适应癌症筛查的要求。

【案例 6-4】

美国总统奥巴马在 2015 年美国国情咨文演讲中提出精准医学计划以来，精准医学已经成为当今医疗行业最热的话题。精准医学也称精准医疗，但其准确概念还是模糊的，或者见仁见智。据参与精准医学计划撰写的华盛顿大学的欧森博士指出精准医学就是个性化医疗，即基于患者的基因或生理来定制治疗方案，那如何做才最合理而有效？

个性化医疗可以改善医疗效果，如在患者发病前就提供早期的检测和诊断，其疗效一般要明显好于晚期；又如由于遗传变异的原因，不同患者用同样的诊疗方案但疗效却不同，因此针对不同患者采取不同的诊疗方案，或者根据患者的实际情况调整药物剂量，不仅可以提高疗效，还可以减少副作用，避免医疗费用的浪费。麦肯锡研究发现在某些案例中减少处方药量可以减少 30%～70%的医疗成本，但疗效并无明显减弱。

要实现个性化医疗，必须通过全面分析患者的特征数据和疗效数据，然后比较多种干预措施的有效性，从而找到针对特定患者的最佳治疗途径。当然，最佳途径有两个方向，最佳疗效和最佳性价比，出发点不同则实施方法也不同。当前国际上很多医疗机构采用比较效果研究（comparative effectiveness research，CER）的方法，如英国 NICE、德国 IQWIG、加拿大普通药品检查机构等已开始 CER 项目并取得了初步成功，美国通过复苏与再投资法案设立的比较效果研究联邦协调委员会来协调整个美国的 CER 研究，已投入 4 亿美元资金。研究表明精准医疗可以帮助医生确定临床上最有效和最具有成本效益的治疗方法，有可能减少过度治疗及治疗不足，而过度治疗和治疗不足都会给治疗带来负面影响并增加医疗费用。

比较研究时可以充分应用电子病历的数据，如研究老年肺癌患者与青年肺癌患者的临床特征，可以选取医院电子病历内经临床诊断和病理学确诊为肺癌的患者，研究对象按照年龄数据分组，分析两组患者的性别分布、是否存在吸烟史、伴随症状、合并肺部疾病及癌细胞组织学分型、临床分期等临床特征差异等，发现那些具有统计学意义的结果，如肺癌均以男性多见，老年肺癌患者以鳞癌为主并伴有临床肺部疾患（慢性阻塞性肺疾病、支气管哮喘、支气管扩张等），青年肺癌患者以腺癌为主、多伴有胸痛等临床症状和吸烟史，这些结论对早期发现、早期预防具有重要意义。还可通过这样的方法，建立肺癌、肝癌等数据库，结合实体就可以建设相关癌症的样本库，这对今后的临床研究和预防都具有重要意义。

又如通过对电子病历和健康档案进行大数据分析，可以确定某类疾病的易感人群，即识别罹患某种疾病的高风险人群（如糖尿病的高风险人群），就可让其尽早接受预防性保健方案，也可帮患者从已知的方案中找到最适合的治疗方案，毕竟对于同一患者来说，医院和医生不同，医疗护理方法不同，不仅是医疗费用的不同，关键是疗效也不同，因此适合自己的个体化治疗才能使疗效最大化。

最简单的个体化治疗就是目前医院的信息系统内嵌的临床决策支持系统，可以通过分析电子病历内相关过敏史、疾病情况等并基于临床指南等来提醒和防止医生潜在的错误，如警示肝肾功能障碍的患者谨慎使用肝肾损害的药物，从而可以降低医疗事故率，尤其是那些临床错误引起的医疗事故，据美国 Metropolitan 儿科重症病房的研究，两个月临床决策支持系统就削减了 40%的药品不良反应事件。

个性化医疗目前还处于初期阶段，还有大量问题需要解决，如精准分析需要包括患者体征数据、费用数据和疗效数据在内的大型数据集，而当前不同医疗机构临床数据的一致性存在问题，缺少电子健康档案标准和互操作性使不同数据集难以整合，缺少大范围健康档案的海量数据支持。又如在保护患者隐私的前提下提供足够详细的数据以便保证分析结果的有效性并非易事。当然，由于一些机制和体制问题，即使通过大数据分析找到个体化治疗方案也会由于种种原因而难以实现。

（陆斌杰）

第七章　区域卫生信息与个人健康信息管理

第一节　概　　述

区域卫生信息化建设以区域卫生信息平台为核心，是实现个人健康信息集中采集、管理，实现医疗卫生数据共享、互联互通和业务协同的关键。自 2010 年以来，国家卫生计生委（原卫生部）为响应国家信息化服务医药卫生改革的号召，在全国范围启动以区域卫生信息平台为核心的卫生信息化建设项目，旨在实现基于区域卫生信息平台的医疗卫生数据共享、互联互通和跨区域、跨机构、跨部门的医疗业务协同，提高医疗卫生服务水平、业务监管水平、个人健康管理水平，从而落实国家医疗卫生健康信息惠民工程举措。

居民电子健康档案作为区域卫生信息平台的核心数据和支撑数据，是医疗卫生机构为城乡居民提供医疗卫生服务过程中规范化、电子化的记录，是以居民个人健康为核心、贯穿整个生命过程、涵盖各种健康相关因素的系统化文件记录。居民健康档案内容主要由个人基本信息、健康体检记录、重点人群健康管理及其他卫生服务记录组成。

本章将对区域卫生信息平台及平台之上居民健康档案管理的理论与实践进行探讨。

第二节　区域卫生信息平台

一、基本概念

区域卫生信息平台（又称区域人口健康信息平台）是连接规划区域内各机构（医疗卫生机构、行政业务管理单位及各相关卫生机构）的基本业务信息系统进行数据交换和共享的平台，是让区域内各信息化系统之间进行有效的信息整合的基础和载体，是多元化子系统整合的一个综合业务平台。从业务角度看，平台可支撑多种业务，而非仅服务于特定应用层面的系统平台。

平台主要功能包括联通区域内各类卫生机构的信息系统，以服务居民为中心，支撑公共卫生、医疗服务、医疗保障、药品管理、综合管理等业务应用，支持远程会诊、预约挂号、双向转诊、健康咨询等服务，突出传染病防控、预防接种、重点精神障碍等报告与管理，实现电子病历与电子健康档案数据库的实时更新，满足居民查询个人健康档案需求。通过联通省（市）级信息平台，可以满足跨区域业务协同需求。

二、平台关键技术

区域卫生信息平台基于云计算、面向服务等技术架构，以虚拟化、总线、Web 服务为基础构造支撑数据集成、数据共享与交换、业务协同。下面介绍涉及的关键信息技术进行介绍。

（一）云计算

云计算是基于互联网相关服务的增加、使用和交付模式，通常涉及通过互联网来提供动态易扩展且常是虚拟化的资源。云是网络、互联网的一种比喻说法。过去往往用云来表示电信网，后来也用来表示互联网和底层基础设施。

狭义云计算指 IT 基础设施的交付和使用模式，指通过网络以按需、易扩展的方式获得所需资源；广义云计算指服务的交付和使用模式，指通过网络以按需、易扩展的方式获得所需服务。这种服务可以是 IT 和软件、互联网相关的计算、存储、信息交换等服务。这意味着服务也可作为一种商品通过互联网进行流通。云计算服务模式如 7-1 所示。

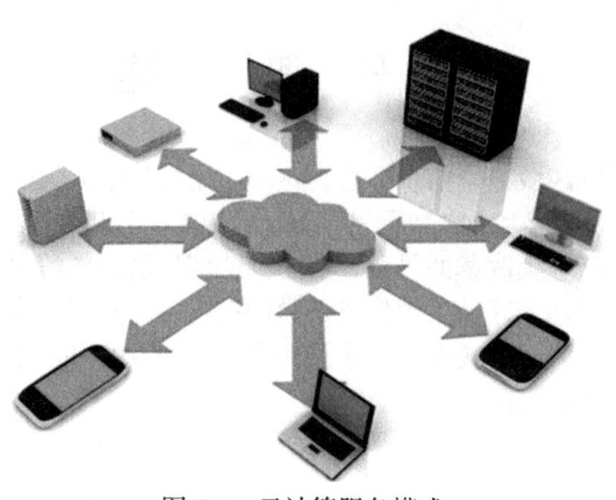

图 7-1　云计算服务模式

云计算具有以下几个主要特征。

1. 资源配置动态化　根据消费者的需求动态划分或释放不同的物理和虚拟资源，当增加一个需求时，可通过增加可用的资源进行匹配，实现资源的快速弹性提供；如果用户不再使用这部分资源时，可释放这些资源。云计算为客户提供的这种能力是无限的，实现了 IT 资源利用的可扩展性。

2. 需求服务自助化　云计算为客户提供自助化的资源服务，用户无需同提供商交互就可自动得到自助的计算资源能力。同时云系统为客户提供一定的应用服务目录，客户可采用自助方式选择满足自身需求的服务项目和内容。

3. 以网络为中心　云计算的组件和整体构架由网络连接在一起并存在于网络中，同时通过网络向用户提供服务。而客户可借助不同的终端设备，通过标准的应用实现对网络的访问，从而使得云计算的服务无处不在。

4. 服务可计量化　在提供云服务过程中，针对客户不同的服务类型，通过计量的方法来自动控制和优化资源配置。即资源的使用可被监测和控制，是一种即付即用的服务模式。

5. 资源的池化和透明化　对云服务的提供者而言，各种底层资源（计算、储存、网络、资源逻辑等）的异构性（如果存在某种异构性）被屏蔽，边界被打破，所有的资源可以被统一管理和调度，成为所谓的“资源池”，从而为用户提供按需服务；对用户而言，这些资源是透明的，无限大的，用户无须了解内部结构，只关心自己的需求是否得到满足即可。

基于云计算模式构建医疗卫生服务云，用户可通过网络以按需、易扩展的方式从服务云获得所需的医疗、公共卫生、健康管理服务。采用医疗云服务模式可以建立可持续发展的医疗卫生平台。基于云计算模式建立卫生信息数据中心为该平台提供可伸缩的、可灵活扩展的计算能力。

（二）虚拟化技术

虚拟化技术是云计算的支撑技术之一。虚拟化，是指通过虚拟化技术将一台计算机虚拟为多台逻辑计算机。在一台计算机上同时运行多个逻辑计算机，每个逻辑计算机可运行不同的操作系统，且应用程序可以在相互独立的空间内运行而互不影响，从而显著提高计算机的工作效率。

虚拟化使用软件的方法重新定义划分 IT 资源，可以实现 IT 资源的动态分配、灵活调度、跨域共享，提高 IT 资源利用率，使 IT 资源能够真正成为社会基础设施，服务于各行各业中灵活多变的应用需求。

通过虚拟化技术支撑，为基础设施层面的服务提供虚拟化，在云计算架构中称为 IaaS（infrastructure as a service），即基础设施即服务。在 IaaS 支撑下搭建可扩展、集约化的卫生云平台基础设施，是当前云计算在卫生行业落地应用的主要方式。

（三）面向服务架构

面向服务架构（service-oriented architecture，SOA）是一个组件模型，它将应用程序的不同功能单元封装为服务，通过这些服务之间定义良好的接口和契约联系起来。接口是采用中立的方式进行定义，它独立于实现服务的硬件平台、操作系统和编程语言。这使得构建在各种各样的系统中的服务可以使用一种统一和通用的方式进行交互。

在区域卫生信息平台中，应用 SOA 架构作为功能和服务提供的方式，最基本的出发点是尽可能采用标准接口和软件组件重用的原则，以确保系统整体的高内聚、低耦合特性，形成统分结构的信息化基础设施，满足现实与未来持续发展的需求。

（四）企业服务总线

企业服务总线（enterprise service bus，ESB）是传统中间件技术与 XML、Web 服务等技术结合的产物，它提供了网络中最基本的连接中枢，是构筑企业神经系统的必要元素。ESB 的出现改变了传统的软件架构，可以提供比传统中间件产品更为廉价的解决方案，同时它还可以消除不同应用之间的技术差异，让不同的应用服务器协调运作，实现不同服务之间的通信和整合。从功能上看，ESB 提供了事件驱动和文档导向的处理模式，以及分布式的运行管理机制，它支持基于内容的路由和过滤，具备了复杂数据的传输能力，并可以提供一系列的标准接口。

企业服务总线为区域卫生信息平台数据传输和消息交换提供了技术支撑，有效保障了各级信息平台和医疗卫生机构异构信息系统之间的数据交互。

三、平台技术架构

（一）平台分级模式

按照国家卫生计生委区域卫生信息平台总体规划，平台按照国家、省（直辖市）、地市（区县）分级模式开展建设，下一级别平台为上一级平台提供数据支撑，每一级平台负责当前层级业务管理部门和医疗卫生机构的数据接入，国家平台分级建设如图 7-2 所示。

如图 7-2 所示，按照国家分级平台架构，地市级（区县）基于健康档案的区域卫生信息平台负责从辖区内的医疗机构、社区卫生服务机构、公共卫生机构等采集数据，实现区域内的数据共享和互联互通，并通过区域卫生信息交换层将电子健康档案等数据传输到省级平台；省级平台将共享数据通过国家卫生信息交换层实现与国家平台的数据交换与共享，实现跨省市的互联互通和业务协同。

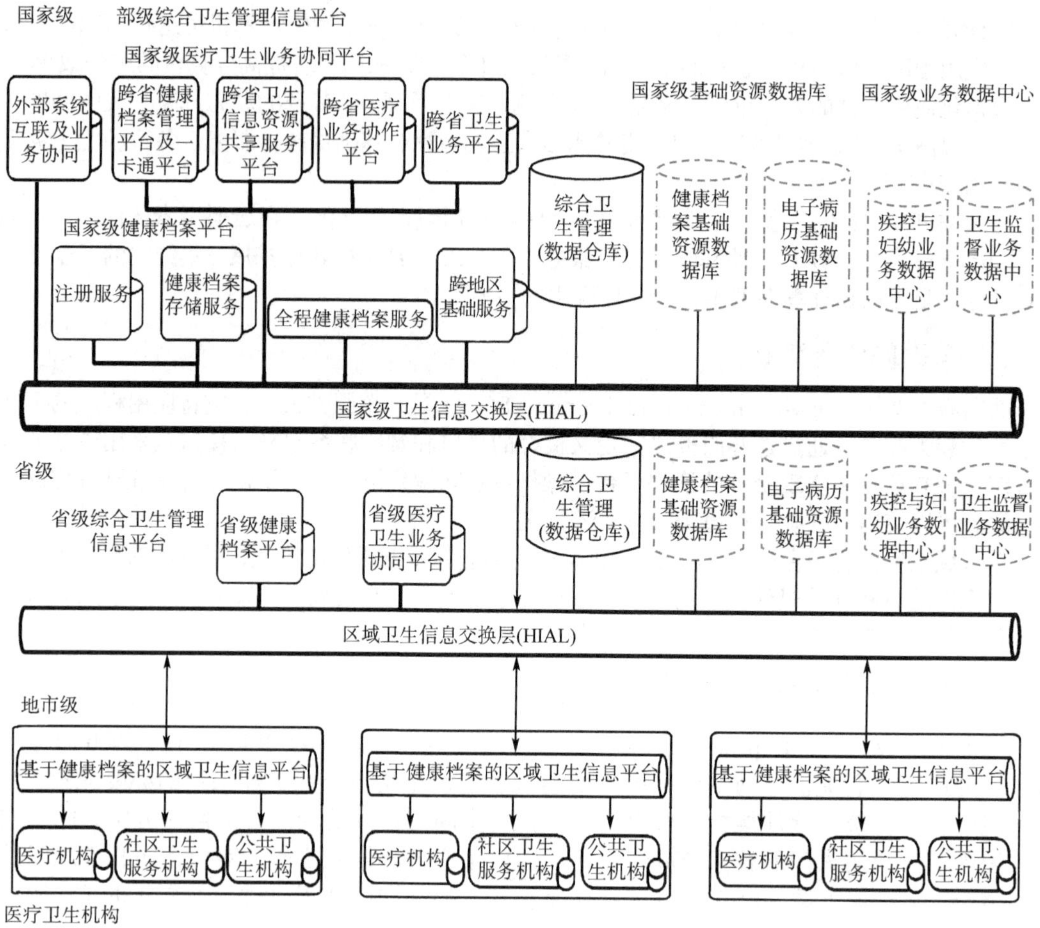

国家级 部级综合卫生管理信息平台
国家级医疗卫生业务协同平台
外部系统互联及业务协同
跨省健康档案管理平台及一卡通平台
跨省卫生信息资源共享服务平台
跨省医疗业务协作平台
跨省卫生业务平台
国家级基础资源数据库
国家级业务数据中心
国家级健康档案平台
注册服务
健康档案存储服务
全程健康档案服务
跨地区基础服务
综合卫生管理(数据仓库)
健康档案基础资源数据库
电子病历基础资源数据库
疾控与妇幼业务数据中心
卫生监督业务数据中心
国家级卫生信息交换层(HIAL)
省级
省级综合卫生管理信息平台
省级健康档案平台
省级医疗卫生业务协同平台
综合卫生管理(数据仓库)
健康档案基础资源数据库
电子病历基础资源数据库
疾控与妇幼业务数据中心
卫生监督业务数据中心
区域卫生信息交换层(HIAL)
地市级
基于健康档案的区域卫生信息平台
医疗机构
社区卫生服务机构
公共卫生机构
基于健康档案的区域卫生信息平台
医疗机构
社区卫生服务机构
公共卫生机构
基于健康档案的区域卫生信息平台
医疗机构
社区卫生服务机构
公共卫生机构
医疗卫生机构

图 7-2 国家卫生信息平台分级架构

（二）总体技术架构

国家卫生计生委已经出台了一系列平台建设相关标准和规范，依据对各地区域信息化发展目标和需求的分析，基于健康档案的区域卫生信息平台应该是在目前各医疗卫生机构信息系统的基础上构建一个卫生信息资源中心，制定统一的标准，有效整合卫生业务应用系统，形成一个互联互通的卫生业务协作网络。平台的总体架构如图 7-3 所示。

区域卫生信息平台主要包括数据交换共享层、平台层和平台应用系统层 3 部分，其中数据交换与共享层提供外部各级医疗卫生机构和平台之间的数据交换与共享的功能，为平台健康档案和电子病历数据库提供标准化的数据，平台层提供平台服务，为应用层提供应用支撑。

1. 共享层 本层通过数据提取、清洗、转换等数据集成技术，从辖区内的医疗服务机构、公共卫生服务机构等采集可用于区域范围的临床医疗、健康档案、公共卫生管理等数据，并对收集到的数据实现数据加工，形成标准化数据，存储到电子病历和健康档案数据库中，其他各业务系统可通过数据交换共享层进行资源请求和数据交换。

2. 平台层 处于交换层和应用层中间，属于平台固有组成部分，由一系列基础软件和组件组成，作为服务于医疗卫生区域的单一实例而存在，为区域卫生信息平台提供相应服务。提供的主要服务包括注册服务、数据存储服务、健康档案全程检索服务、数据仓库服务等。

3. 平台应用系统层 以平台层的数据和服务为支撑，提供健康档案管理、公共卫生管理、医疗服务协作、综合卫生管理等应用。

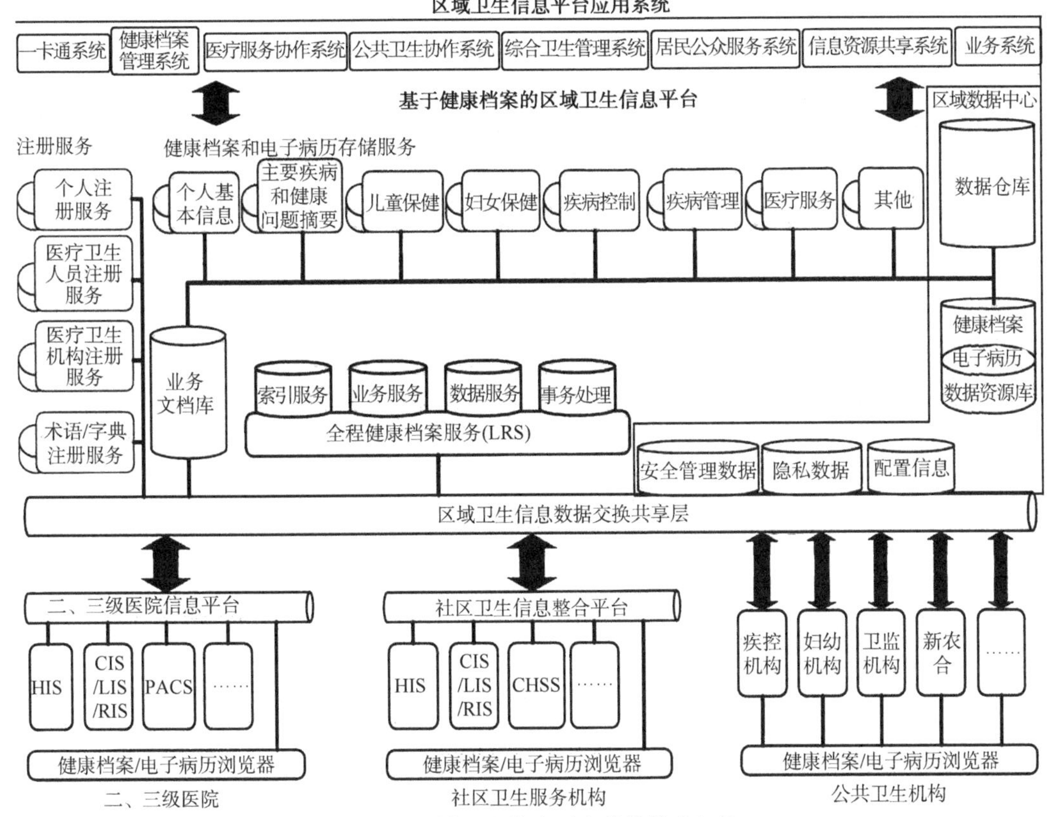

图 7-3　区域卫生信息平台总体技术架构

四、平台功能服务

平台主要服务于卫生业务和管理工作，按照国家卫生计生委发布的平台技术方案，平台通过基础服务实现各级医疗卫生机构信息系统的数据共享和互联互通。

（一）注册服务

注册服务包括对个人、医疗卫生人员、医疗卫生机构、相关数据和字典的注册管理服务，平台对这些实体提供唯一的标识。针对各类实体形成各类注册库，每个注册库都具有管理和解决单个实体具有多个标识符问题的能力。

1. 个人注册服务　是在一定区域管辖范围内，用于安全地保存和维护个人的健康标识号、基本信息，提供给平台其他组件及 POS 应用所使用，并可为医疗服务及公共卫生相关的业务系统提供人员身份识别功能的服务组件。个人注册服务形成一个个人注册库。个人注册服务由医院、基层医疗卫生机构和公共卫生机构使用，完成居民身份的注册。个人注册服务应支持多种电子化的身份识别手段，包括居民健康卡、社会保障卡、第二代居民身份证等。

2. 医疗卫生人员注册服务　医疗卫生人员注册库，是一个单一的目录服务，为本区域内所有卫生管理机构的医疗服务提供者，包括全科医生、专科医生、护士、实验室医师、医学影像专业人员、疾病预防控制专业人员、妇幼保健人员及其他从事与居民健康服务相关的从业人员，系统为每一位医疗卫生人员分配一个唯一的标识，并提供给平台及与平台交互的系统和用户所使用。

3. 医疗卫生机构注册服务　通过建立医疗卫生机构注册库，提供本区域内所有医疗机构的综合目录，相关的机构包括二三级医院、基层医疗卫生机构、疾病预防控制中心、卫生监督所、妇幼保健所等。系统为每个机构分配唯一的标识，可以解决居民所获取的医疗卫生服务场所唯一性识别问题，从而保证在维护居民健康信息的不同系统中使用统一的规范化的标识符，同时也满足省级人口健康综合管理平台层与下属医疗卫生机构服务点层的互联互通要求。

4. 术语和字典注册服务 建立术语注册库，用来规范医疗卫生事件中所产生的信息含义的一致性问题。术语可由平台管理者进行注册、更新维护。

（二）健康档案和电子病历存储服务

健康档案存储服务是建立在一系列健康档案存储库基础上的数据服务。根据健康档案信息的分类，健康档案存储服务可包括 7 个存储库：个人基本信息存储库、主要疾病和健康问题摘要存储库、儿童保健存储库、妇女保健存储库、疾病控制存储库、疾病管理存储库及医疗服务存储库。

电子病历存储服务是建立在一系列电子病历存储库基础上的数据服务。根据电子病历信息的分类，电子病历存储库应提供对以下内容的电子病历分类与存储：病历概要、门（急）诊病历、门（急）诊处方、检查与检验报告、门急诊治疗处置记录、助产记录、门（急）诊助理记录、知情告知信息、住院病案首页、住院志、住院病程记录、住院医嘱、出院记录。电子病历存储库应建立与健康档案存储库的有机关联，实现通过健康档案访问相应电子病历的功能。

（三）健康档案信息共享和协同服务

健康档案信息共享和协同服务基于健康档案存储服务，提供医疗卫生机构之间的信息共享和业务协同服务。

根据健康档案信息的分类和服务需要，信息共享和协同服务分为个人基本信息域、公共卫生域及医疗服务域 3 个类目。其中，公共卫生域又可以划分为儿童保健、妇女保健、疾病控制、疾病管理等子域，医疗服务域可以分为诊断信息域、药品处方域、临床检验域、医学影像域等子域。

（四）全程健康档案服务

全程健康档案服务用于处理平台内与数据定位和管理相关的复杂任务。该服务包括相关的索引信息，这些索引链接不同存储服务所保存的数据到一个特定的个人、医疗卫生从业人员、医疗卫生机构或可以实时获取这些数据的服务点。全程健康档案服务是平台系统架构的核心组件。该服务负责实现平台互联互通规范，还可使用平台内提供的组件和服务同其他平台互动来完成某一项事务。

1. 索引服务 全面掌握平台内所有关于居民的健康信息事件，包括居民何时、何地、接受过何种医疗卫生服务，并产生了哪些文档。索引服务主要记录两大类的信息，一是医疗卫生事件信息，二是文档目录信息。

2. 业务服务 该组件由处理健康档案数据访问事务的服务组成。这些服务被组合在一起，建立一个以处理和管理这些健康档案访问事务的场景。这是平台内协调和执行事务的唯一地点，其中需要涉及平台内多个服务和系统、或需要访问其他平台的事件。这一组件中的服务管理着平台中事务的全局性表示、编排流、响应组装、业务规则应用及与平台各类其他系统或服务的数据访问。业务联动的众多需求则需要本业务服务组件配合完成。

3. 数据服务 为健康档案业务服务提供功能性的支持，以执行正确的数据访问过程，与不同的注册服务、存储服务、业务管理或辅助决策服务交互所需的转换。通常，全程健康档案服务可以与平台内部组件相互作用。它依赖于基于标准的通信机制，并使用交换层来执行，或者使用更为直接或私有化的接口机制来访问或更新数据到任何一种注册服务、存储服务。数据服务常应用于记录和获取健康档案数据的在线业务、加载和管理健康档案存储库和注册信息的管理功能两个场景。

4. 事务处理　根据对事务的调用和处理，全程健康档案服务将配置成协调处理所有的“列表”和“获取”事务。对于这些相关事务，将建立管理语境，并知晓如何调用一个特定的编排流，指导流程的执行，允许在实现这些事务时调用适当的服务。

（五）信息接口服务

信息接口服务包括通信总线服务和平台公共服务。其中，通信总线服务由消息服务和总线服务组成，支持数据存储服务、业务管理、辅助决策及基本业务系统和数据浏览器之间的底层通信；平台公共服务主要是指应用软件系统管理所包含的语境管理服务、通用服务、集成服务、互联互通服务、管理服务、安全隐私服务和订阅服务。

（六）数据仓库服务

随着健康档案和电子病历等数据的不断累积，在平台上基于基础数据库建立数据仓库具有数据利用的实际意义。数据仓库服务主要是对业务数据进行综合统计分析，以辅助进行相关决策。业务统计分析和医疗质量辅助分析均是利用现有数据实现管理辅助决策，从技术角度这类应用可以基于数据仓库技术来实现。

利用数据仓库服务可以为许多不同类型业务作出辅助决策，如医保/新农合管理辅助决策、临床辅助决策、条线辅助决策和管理辅助决策等。另外，数据仓库在传染病预测等公共卫生监测业务域也有重要应用需求。

（七）数据浏览器服务

数据浏览器服务是为终端用户提供访问健康档案、电子病历等数据查看功能的应用程序。

五、平台数据集成

平台建设涉及数据集成、业务集成和应用集成，其中数据集成是平台集成的关键和核心，为实现平台数据共享与交换，需要完成数据从各级医疗卫生机构到区域平台的数据采集。

（一）数据采集范围

原则上说，与平台互联互通的信息系统或其他层级的平台均为数据交换的范围，从医疗卫生业务信息系统的角度讲，数据采集范围包括公共卫生监管系统、妇幼保健系统、计划免疫系统、预防接种系统、传染病直报系统、疾病预防控制系统、卫生应急系统、卫生直报系统、突发公共卫生事件应急系统、药品电子监管系统等。

（二）数据采集内容

1. 临床诊疗数据　包括患者基本信息、门诊就诊信息、住院就诊信息、实验室检验报告、医学影像检查报告、住院病案首页、手术明细报告、诊断明细报告、出院小结报告、基础字典数据等。

2. 医疗费用数据　包括门诊相关费用和住院相关费用，门诊费用包括挂号费、检查费、药品费、化验费、诊疗费等，住院费包括床位费、手术费、诊疗费等相关费用数据。

3. 公共卫生数据　主要包含疾病控制数据、疾病管理数据、儿童保健数据、妇女保健数据等。

4. 健康档案数据　居民健康档案可分为核心部分与扩展部分；核心部分主要记录个人基本信息、主要健康问题摘要、主要疾病目录和主要服务记录；扩展部分主要记录医疗服务、社区卫生各业务条线的详细服务内容。

5. 业务运营数据　主要包括医疗机构业务运营数据和公共卫生机构业务管理数据两大类。

（三）数据采集过程

在数据集成中，异构数据集成既是一个重点也是一个难点。医疗信息平台的建设需要与辖区内所有医疗卫生机构的信息平台或业务应用系统进行对接，而这些系统由不同开发商开发，采用不同的操作系统、不同的开发环境、不同的软件体系架构、不同的数据格式等，数据来源、环境、格式等都不尽相同。传统的区域医疗整合方式一般是由医院各系统供应商对原有系统进行改造后向区域平台提交数据，这种方式使项目的成败过分依赖各医疗卫生机构的主观配合意愿和技术配合能力，增加了项目的不可控性。

在区域卫生信息平台建设中，异构数据集成是项目成功的关键，如果异构数据不能获得有效集成，那么基于数据中心的所有应用将会因为没有数据的支撑而无法发挥作用。因此数据采集必须突破以上瓶颈问题，从根本上改变目前卫生信息平台依赖自下而上“提交”标准化数据、从而实现数据整合的传统模式，将主动权交给主管部门，由主管部门通过平台来决定在什么时间，提取什么数据，按什么样的标准格式转换。采取一种“自上而下、主动、及时”的集成模式，一方面由于不再需要各基层机构的信息系统改造数据格式而大大加快项目进度，另一方面也使得实时数据监测成为可能。如图 7-4 所示的是区域卫生信息平台数据采集的过程。

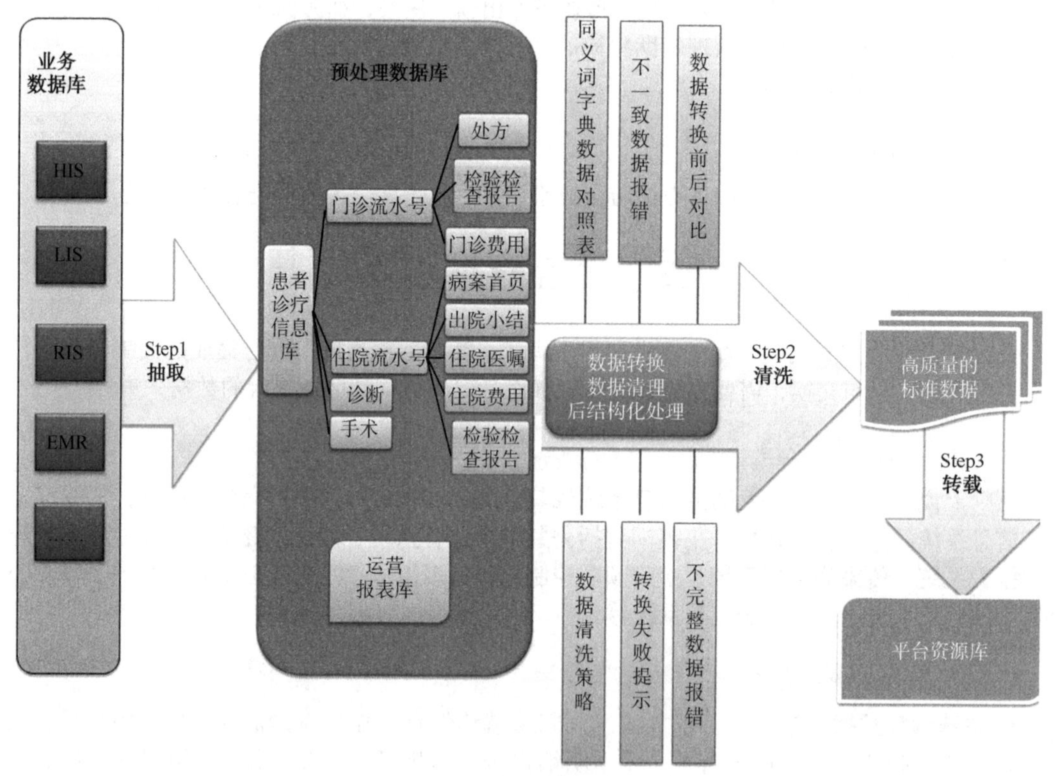

图 7-4 数据采集过程

数据采集过程按照步骤可以分为以下几步。

1. 数据抽取 根据国家卫生计生委《电子病历基本数据集》制定区域卫生数据监测系统数据字典标准，收集医疗卫生机构各系统的字典文档，建立数据中心字典和医院系统字典的映射，实现以患者诊疗信息库、药品库和运营报表库的实时数据获取，为下一步的数据清洗提供完善的预处理数据库。

2. 数据转换 通过数据清洗工具，将医疗卫生机构前置机预处理数据库中的数据按照区域卫生信息平台要求进行转换和清理，最终生成高质量的标准数据。对于一些非结构化录入的文本病历进行后结构化处理，使之符合平台数据标准。

3. 数据装载　通过将清洗后的数据装载至区域卫生信息平台，并提供数据验证服务和提醒服务。

数据采集应用比较广泛的地方是对健康档案和电子病历数据的采集。具体来说，就是需要通过信息抽取技术，抽取病历中的关键词并按语义组织成树状结构，包括抽取和组织结构两个过程，如图 7-5 所示。

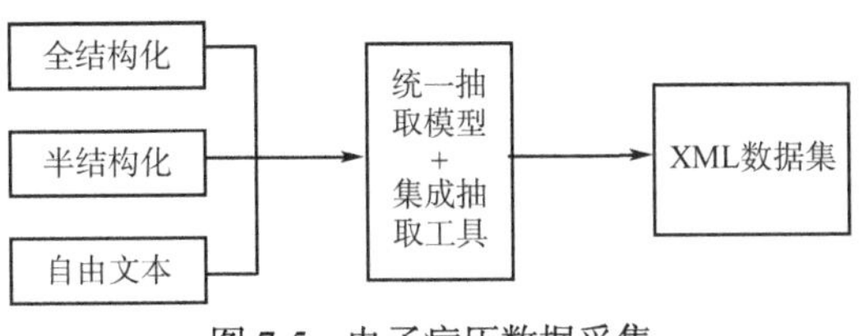

图 7-5　电子病历数据采集

电子病历中同时包含结构化、半结构化和自由文本这 3 种数据，医嘱、检验检查等数据在数据库中，属于全结构化数据，病历中的表格以网页形式存在，属于半结构化数据，主诉、现病史、病程录等段落属于自由文本，将这 3 种数据的抽取以统一的抽取模型来处理，可以提供一套集成抽取工具和统一抽取语言，这样抽取规则就可以由非计算机专业的医学领域专家来编制，大大提高了规则编写的速度和匹配的准确度，并减少了程序出错的可能性，因为不再需要人工为每条规则单独编写程序。

统一抽取模型对抽取和转换进行了统一，将抽取看作是一种特殊的转换，即只变换位置而不改变原符号系统。在实际使用中，抽取和转换是相辅相成的，如标点的全角半角、英文大小写、中英文数字同义词等，如病历中上级医师查房录有多种写法：主任医师查房记录、副主任医师查房记录、主任医师查房录、主任查房病程录等，而抽取后都应该转换为上级医师查房录，可以这样来看，如果一份病历转换得足够好，那么也可以认为完成了结构化（图 7-6）。

统一处理对象，由于统一模型将关键词匹配和 NLP（natural language processing）两种技术有机融合，对全结构化、半结构化、自由文本均可以以一种统一的方式来处理，如病历中诊断的识别，如果用 NLP 方法，几乎不可能识别所有的可能，而且还异常复杂，而用关键词定位则简单高效，且准确率高，只要病历规范，准确率几近 100%。

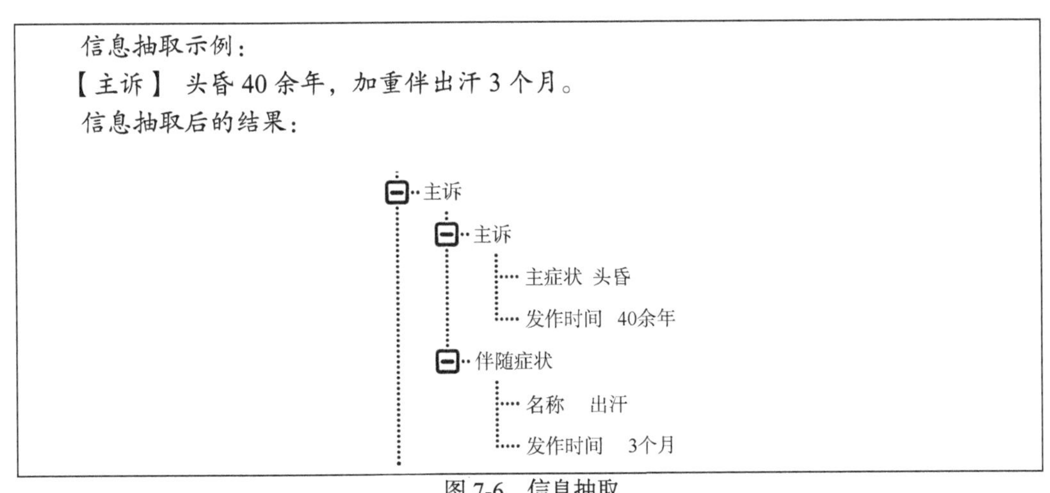

图 7-6　信息抽取

（四）数据集成模式

按照数据采集过程，数据集成工作可以由平台集成商、系统提供商或者不相关的独立第三方进行。区域卫生平台的数据集成按照平台集成商、业务系统提供商和第三方采集可以分为 3 种数据集成模式。

1. 平台集成商数据集成模式 平台集成商作为区域卫生信息平台的总集成商，原则上应该负责平台健康档案和电子病历数据从各级医疗卫生机构到平台的数据提取、清洗、转换及标准化传输和存储工作。如图 7-7 所示的是平台集成商模式的数据集成方式。

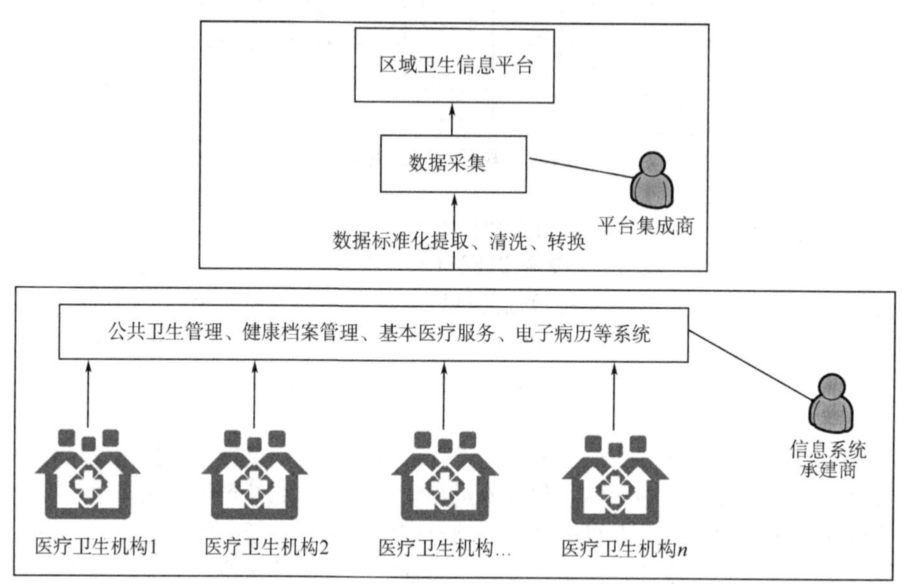

图 7-7 平台集成商数据集成模式

如图 7-7 所示，平台集成商作为数据的唯一采集方，通过与医疗卫生机构业务系统提供商合作，与机构内部的公共卫生管理、健康档案管理、基本医疗服务、电子病历等系统进行数据对接，实现数据从机构到平台的数据提取、清洗和转换过程。此种数据集成模式对平台集成商要求较高，要求其具有数据清洗、转换等技术实力之外，还需要具有异构信息系统集成和数据交换等工作经验。

2. 业务系统提供商数据集成模式 医疗卫生机构公共卫生管理、健康档案管理、基本医疗服务、电子病历等系统等业务系统建设商本身对业务系统和业务数据较为熟悉，凭借其对业务的了解，在一定程度上可以很快完成对健康档案和电子病历等数据的集成。如图 7-8 所示，是以基层医疗卫生机构业务系统为例，由业务系统提供商完成到区域卫生信息平台的数据采集的示意图。

基层医疗卫生机构信息系统相对于二、三级医疗机构来说具有功能简单、系统部署和数据存储相对集中的特点，这种情况下由基层业务系统建设商建立统一的数据清洗转换的集成平台就变得较为简单，凭借其对本公司自主研发产品的熟练程度，按照国家相关标准，可以很快完成对数据的标准化采集。

3. 第三方数据集成模式 第三方集成商采集方式由平台集成商和业务系统建设商之外的独立第三方数据集成商通过标准化数据提取、清洗、转换，完成数据从医疗卫生机构到区域卫生信息平台的采集工作，采集方式如图 7-9 所示。

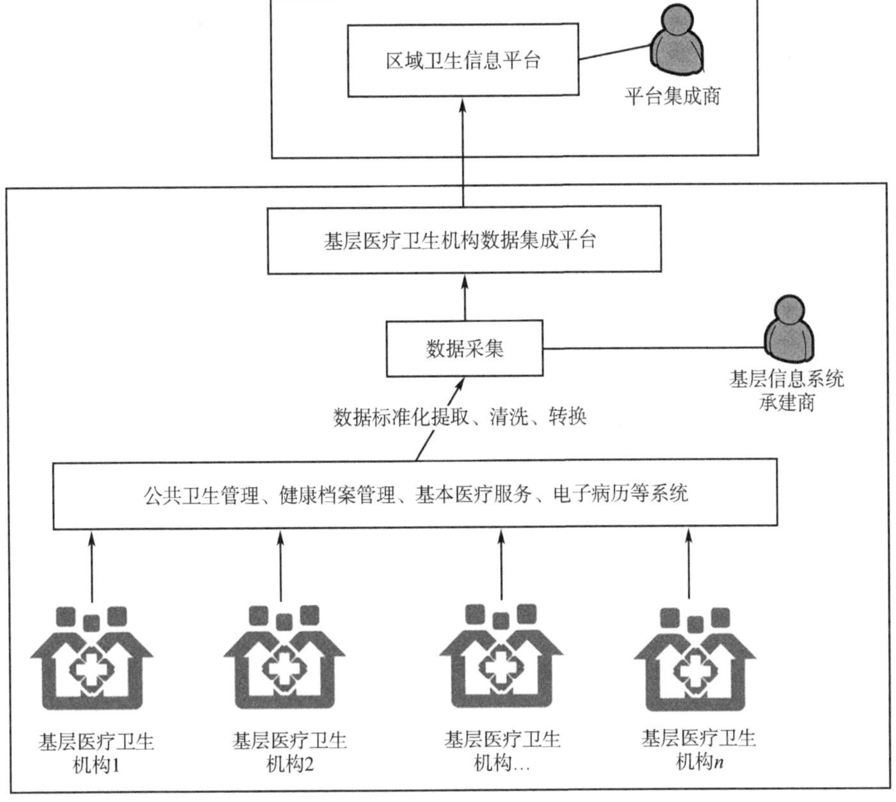

图 7-8　业务系统提供商数据集成模式

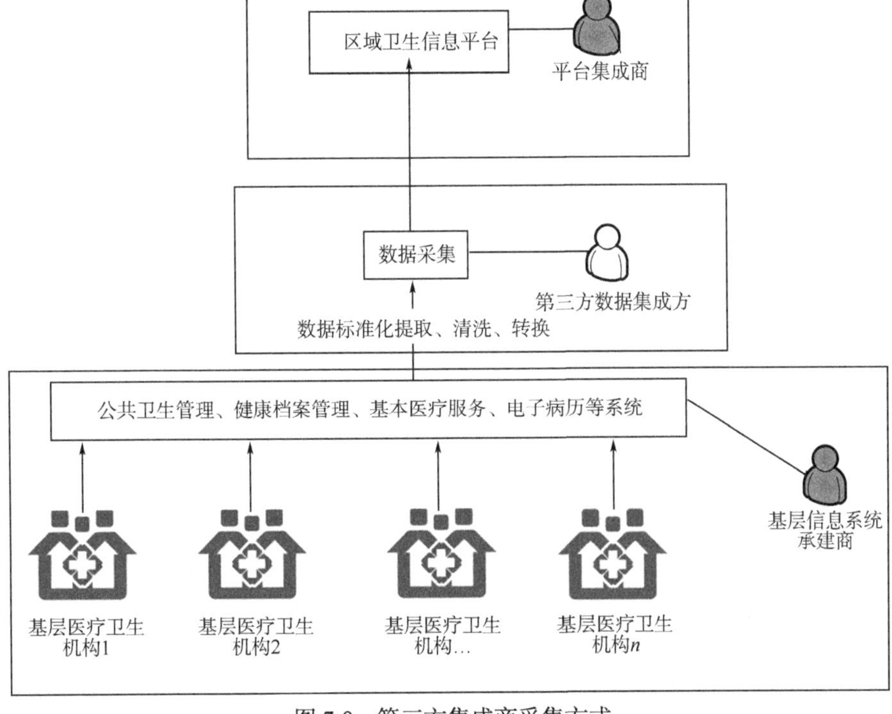

图 7-9　第三方集成商采集方式

如图 7-9 所示，第三方数据集成方式与前两种集成方式不同，这种方式不依赖于平台和业务系统建设商的任何一方，而是单纯从数据提取、清洗、转换工作入手，以数据处理、集成为唯一目标，在平台和业务系统之间提供了标准化数据采集和缓冲的第三方，作为平台建设方只需开放数据传输接口、接收第三方采集的标准化数据，业务系统提供商只需开放数据接口并配合第三方采集。

六、平台主要应用

正如平台技术架构中展示的一样，平台主要应用包括健康档案管理、公共卫生管理、医疗服务协作、综合卫生管理、居民公众服务、信息资源共享、居民一卡通等。

（一）健康档案管理

健康档案管理是以平台健康档案和电子病历数据为基础，提供区域内健康档案数据的查询、统计和分析，并提供区域内外健康档案的调阅功能。

（二）公共卫生管理

公共卫生管理以辖区内基本公共卫生服务记录为基础，开展针对服务数量、服务质量、服务水平等方面的监管和考核。

（三）医疗服务协作

医疗服务协作以平台为中介，可实现区域内不同医疗卫生机构之间的数据共享和业务协作，开展机构之间的双向转诊、分级诊疗、远程医疗等活动。

（四）综合卫生管理

通过对医疗卫生服务过程中涉及的卫生服务信息、物资信息、人员信息进行采集、汇总和二次加工利用处理，从业务管理、绩效考核、行业监管、资源管理、应急指挥决策等方面出发，在建立指标体系的基础上，利用数据挖掘分析平台对数据仓库和分析模型的构建，以图形报表的形式面向医疗卫生管理者展示业务及资源现状、发展趋势，从而支持行业管理与辅助决策。

（五）居民公众服务

居民公众服务以平台数据资源为基础，对公众提供健康档案查询、健康咨询、预约诊疗、预约挂号、服务评价等公众服务。

（六）居民一卡通

居民一卡通以区域卫生信息平台数据共享和互联互通为基础，在医疗卫生行业内部推行可替代医院院内就诊卡，集数据存储、交换、身份识别、支付为一体的居民健康卡，实现看病就医一卡通。

如图 7-10 所示的是区域卫生信息平台的建设实例。

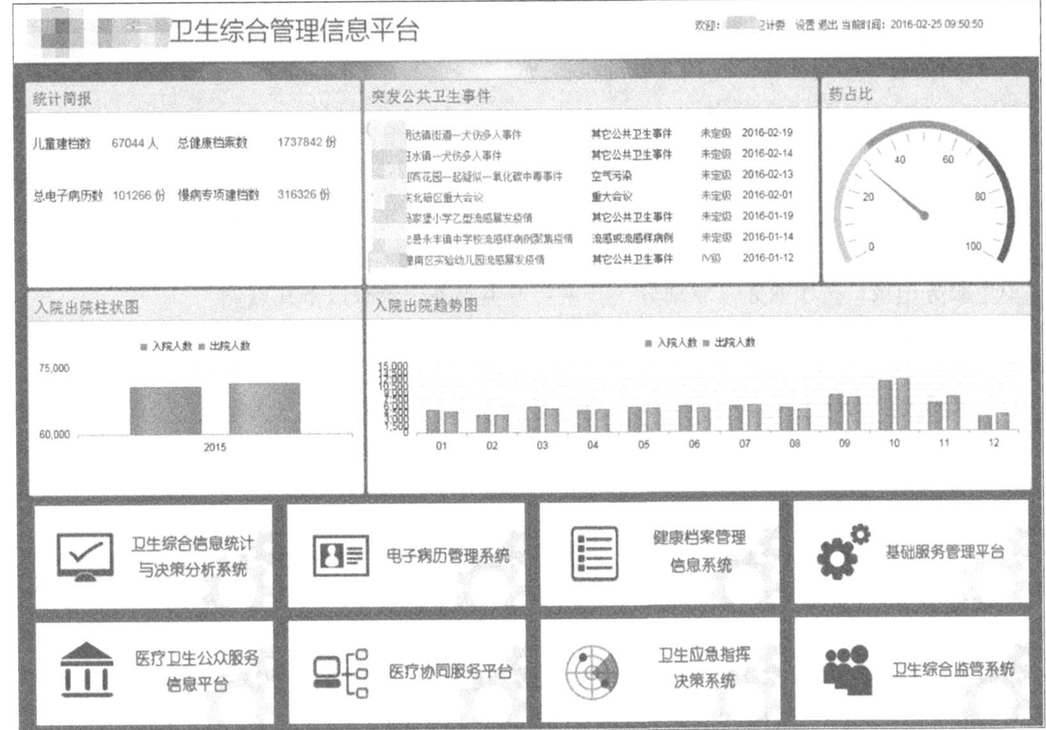

图 7-10　区域卫生信息平台实例

以下章节对健康档案管理和公共卫生管理进行详细介绍。

第三节　健康档案管理

一、居民电子健康档案

居民电子健康档案也称为电子健康记录，即电子化的健康档案，是关于医疗保健对象健康状况的信息资源库，该信息资源库以计算机可处理的形式存在，并且能够安全的存储和传输，各级授权用户均可访问。

根据健康档案的基本概念架构，健康档案的内容主要由个人基本信息和主要卫生服务记录两部分组成。

（一）个人基本信息

个人基本信息主要在建档过程中产生，包括人口学和社会经济学等基础信息及基本健康信息。其中一些基本信息反映了个人固有特征，贯穿整个生命过程，内容相对稳定、客观性强，主要有以下几点。

1. 人口学信息　如姓名、性别、出生日期、出生地、国籍、民族、身份证件、文化程度、婚姻状况等。

2. 社会经济学信息　如户籍性质、联系地址、联系方式、职业类别、工作单位等。

3. 亲属信息　如子女数、父母亲姓名等。

4. 社会保障信息　如医疗保险类别、医疗保险号码、残疾证号码等。

5. 基本健康信息　如血型、过敏史、预防接种史、既往疾病史、家族遗传病史、健康危险因素、残疾情况、亲属健康情况等。

6. 建档信息 如建档日期、档案管理机构等。

（二）主要卫生服务记录

健康档案与卫生服务活动的记录内容密切关联。主要卫生服务记录是从居民个人一生中所发生的重要卫生事件详细记录中动态抽取的重要信息。卫生服务记录信息主要从居民接受保健和医疗服务中产生。

卫生服务记录，按照业务领域划分，其主要卫生服务记录有以下几点。

1. 儿童保健 出生医学证明信息、新生儿疾病筛查信息、儿童健康体检信息、体弱儿童管理信息等。

2. 妇女保健 婚前保健服务信息、妇女病普查信息、计划生育技术服务信息、孕产期保健服务与高危管理信息、产前筛查与诊断信息、出生缺陷监测信息等。

3. 疾病预防 预防接种信息、传染病报告信息、结核病防治信息、艾滋病防治信息、寄生虫病信息、职业病信息、伤害中毒信息、行为危险因素监测信息、死亡医学证明信息等。

4. 疾病管理 高血压、糖尿病、肿瘤、重症精神疾病等病例管理信息，老年人健康管理信息等。

5. 医疗服务 门诊诊疗信息、住院诊疗信息、住院病案首页信息、成人健康体检信息等。

在区域卫生信息平台中，居民电子健康档案是核心数据之一，以平台采集的辖区内居民的健康档案数据为基础，开展针对居民的健康信息查询、迁移和调阅是平台的重要功能之一，如图 7-11 所示的是健康档案管理系统应用界面示例。

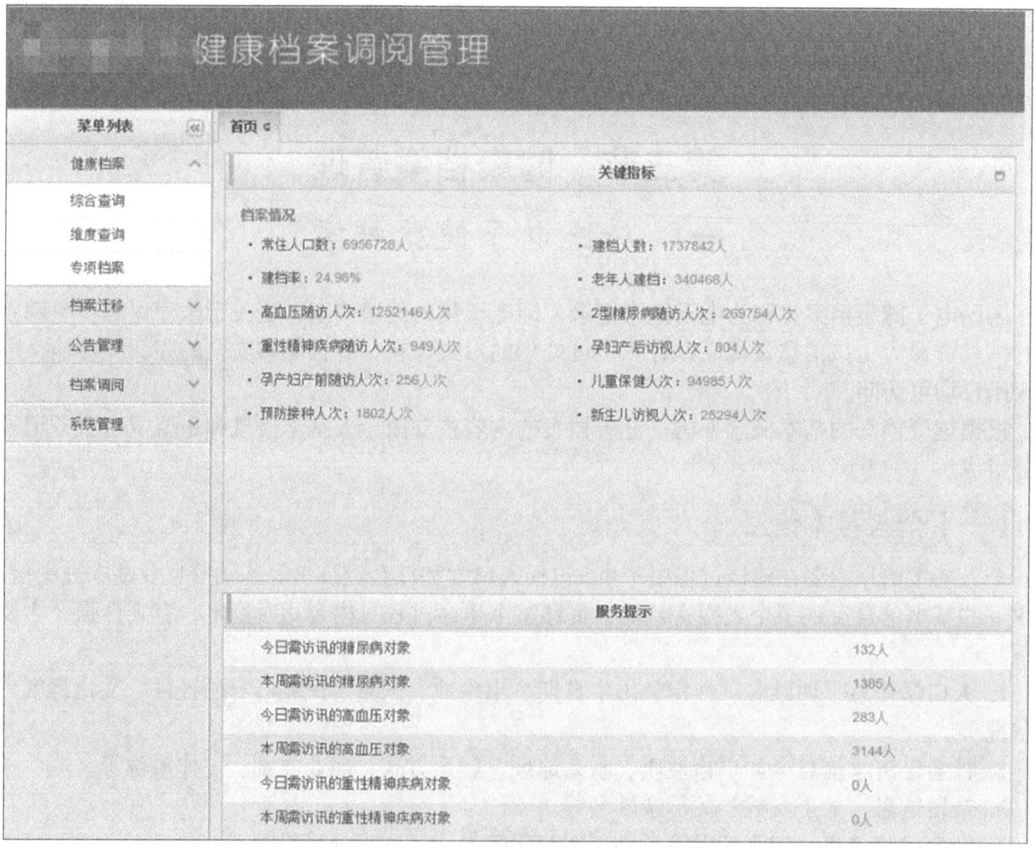

图 7-11 健康档案管理

二、健康档案查询

健康档案查询支持以居民姓名、身份证号、健康档案号、建档机构、建档时间、所属区县、所属街道/乡镇等为检索条件的档案查询。按照检索条件的不同可以分为个案查询、批量查询、维度查询和专档查询 4 种健康档案查询功能。

（一）个案查询

个案查询是按照某居民个人姓名、身份证号码或健康档案号进行精确定位到某位居民的档案信息检索，如图 7-12 所示的是以某居民身份证为检索条件进行的个案查询界面。

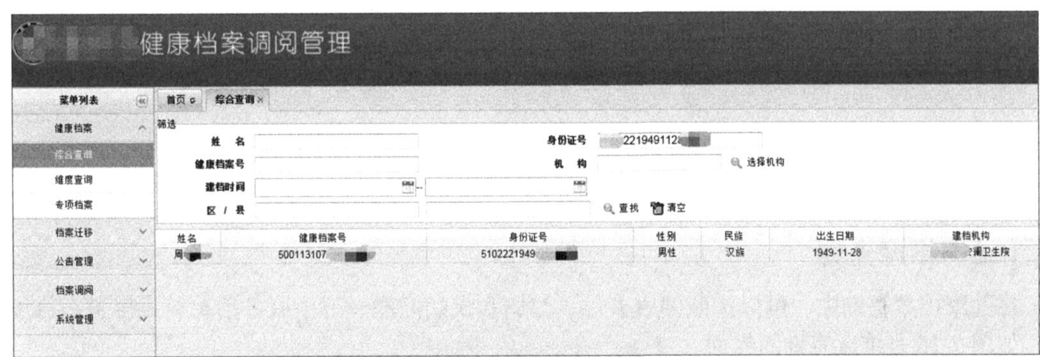

图 7-12　健康档案个案查询

点击居民档案，可以进去个人档案页面，查看健康档案详细信息，如图 7-13 所示。

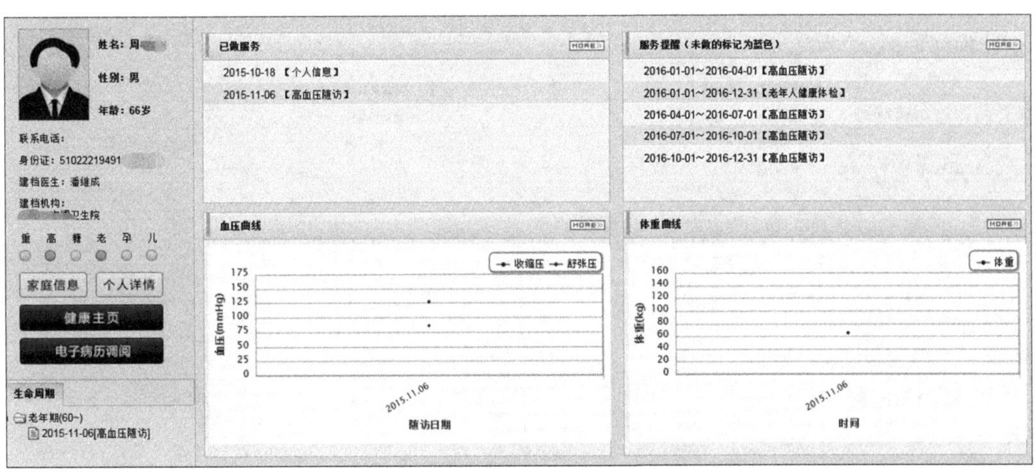

图 7-13　个人健康档案详细信息

（二）批量查询

批量查询是按照居民、建档机构、建档时间、所属区县、所属街道/乡镇等为检索条件的档案批量查询。如图 7-14 所示的健康档案按照所属区县、街道和建档机构的查询结果。

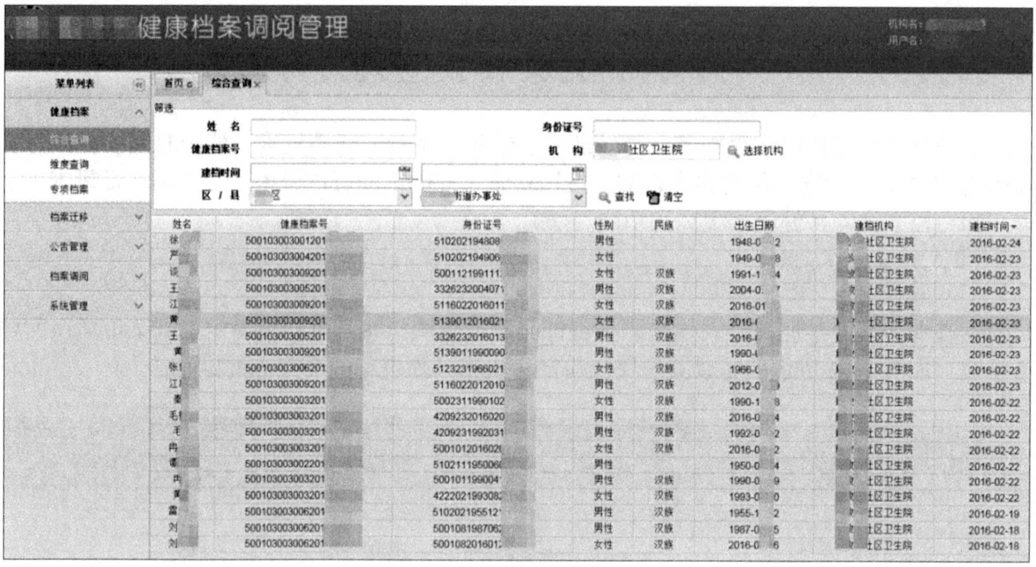

图 7-14 健康档案批量查询

（三）维度查询

在健康档案查询中，可以按照健康事件、健康和疾病问题、卫生服务活动等维度进行维度查询，如图 7-15 是维度查询的界面。

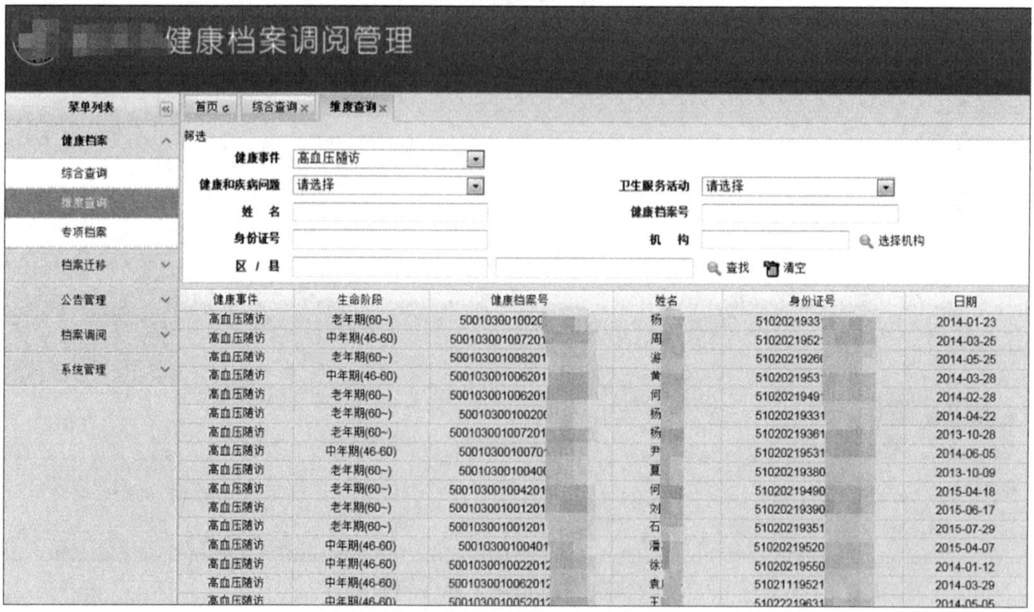

图 7-15 健康档案维度查询

按照不同的关注维度可以更加准确地查询到需要关注的档案群体，可以查询的维度包括以下几点。

1. 健康事件 包括基本信息、健康体检、新生儿家庭访视、儿童健康、首次产前随访、产后访视、产后 42 天健康检查、预防接种卡、传染病报告卡、职业病报告卡、食源性疾病报告卡、高血压随访、2 型糖尿病随访、重性精神疾病患者管理信息、门诊摘要、住院摘要、会诊信息、转诊信息、出生医学证明、死亡医学证明等。

2. 健康和疾病问题　包括头痛、头晕、胸闷、咳嗽、腹泻等常见问题。

3. 卫生服务活动　包括孕产妇管理、儿童管理、慢病管理等。

（四）专档查询

健康档案专档是为有效开展公共卫生服务，针对特定人群建立的专门档案，专档查询是对专项健康档案的查询，专项档案包括老年人专项档案、儿童专项档案、孕产妇专项档案、高血压专项档案、2 型糖尿病专项档案、重性精神疾病专项档案。如图 7-16 是以“老年人专项档案”为例的专档查询界面。

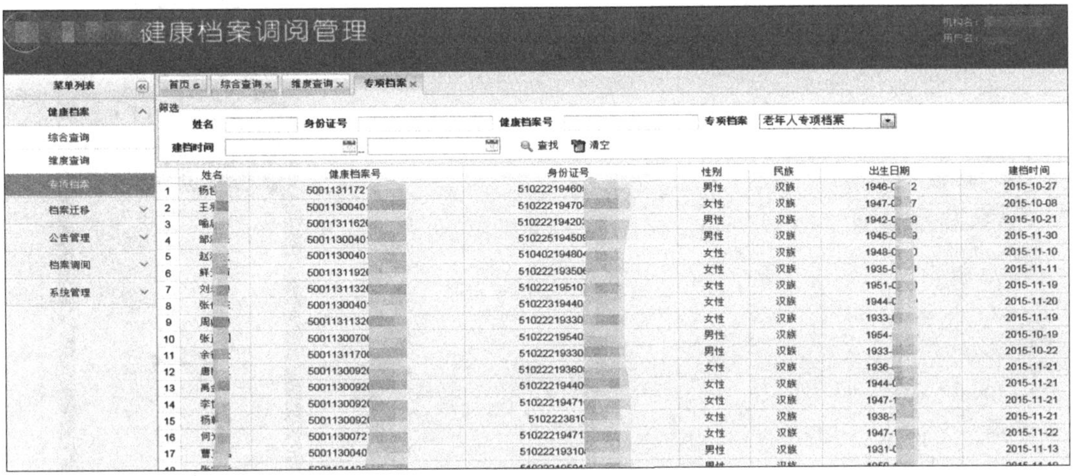

图 7-16　健康档案专档查询

三、健康档案迁移

健康档案迁移是对居民健康档案在不同地域、机构之间迁移工作的管理工作，具体包括档案注销和变更记录两个主要功能。如图 7-17 所示是档案迁移操作界面。

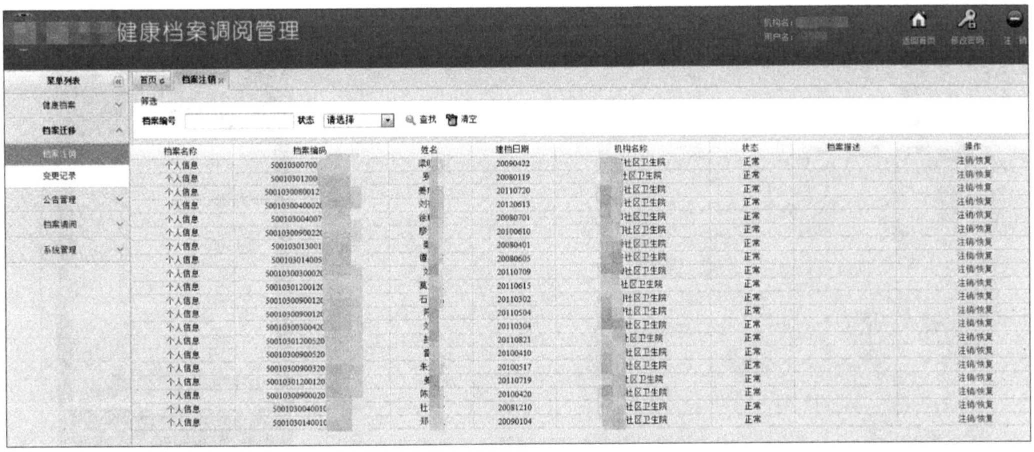

图 7-17　健康档案迁移操作界面

四、健康档案调阅

健康档案调阅是以平台健康档案数据的共享文档和相应的文档调阅服务为基础开展的平台内部、上下级平台之间、医疗卫生机构与平台之间实现健康档案数据的共享调阅，以支撑区域范围及跨区域的数据共享、互联互通和医疗卫生业务协同。图 7-18～图 7-20 分别为健康档案调阅请求、短信授权和档案查阅界面。

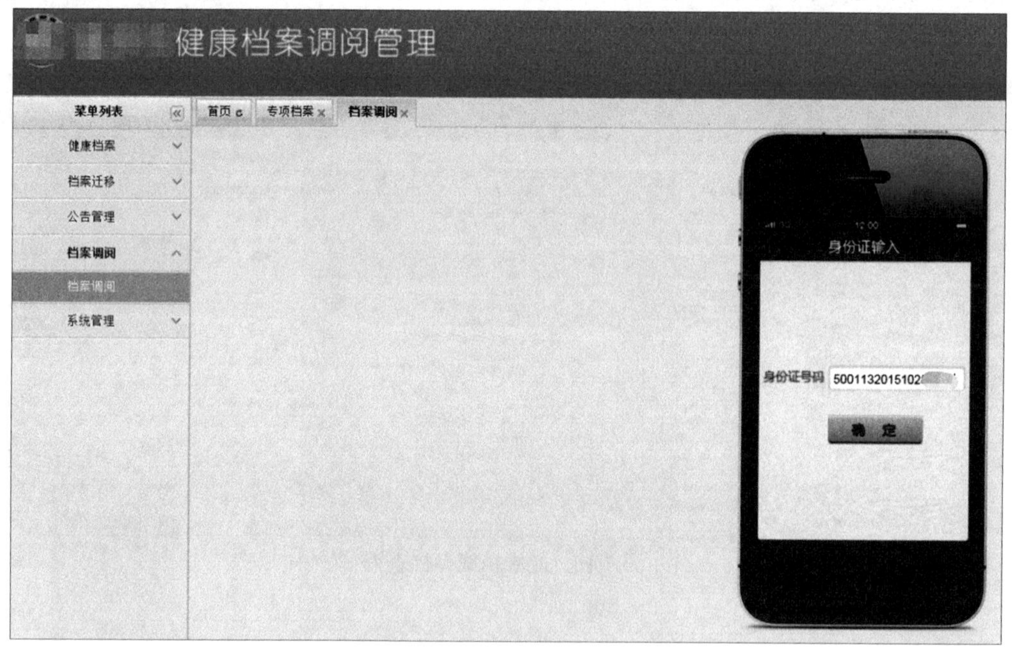

图 7-18　健康档案调阅请求

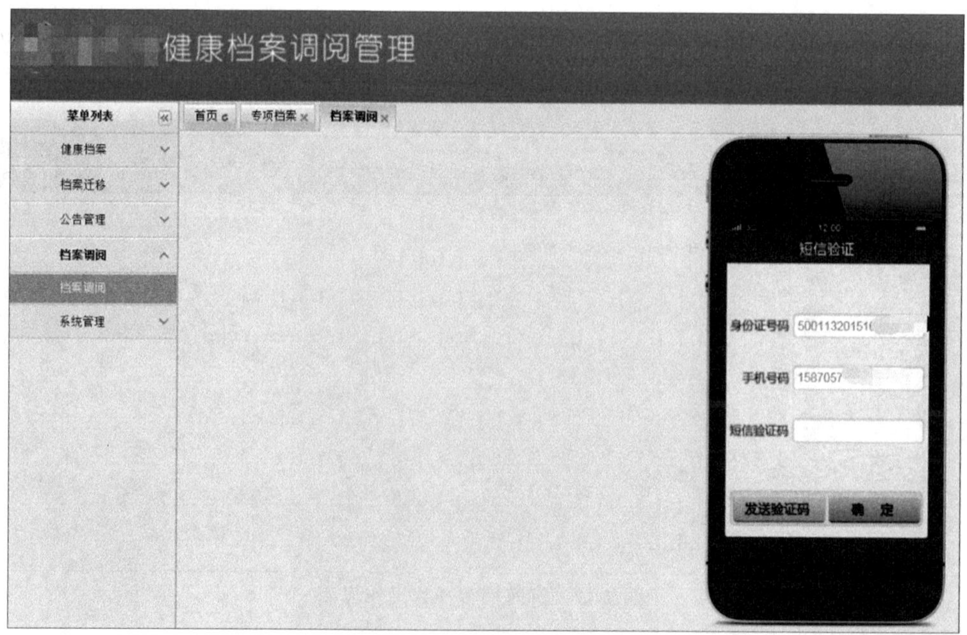

图 7-19　获取档案调阅验证码

在输入需要调阅的居民健康档案关联的身份证号码之后，下一步需要获取并输入绑定居民手机的短信验证码。

输入正确的短信验证码之后，对居民健康档案的调阅得以授权，展示出入图 7-20 所示的健康档案信息页面。

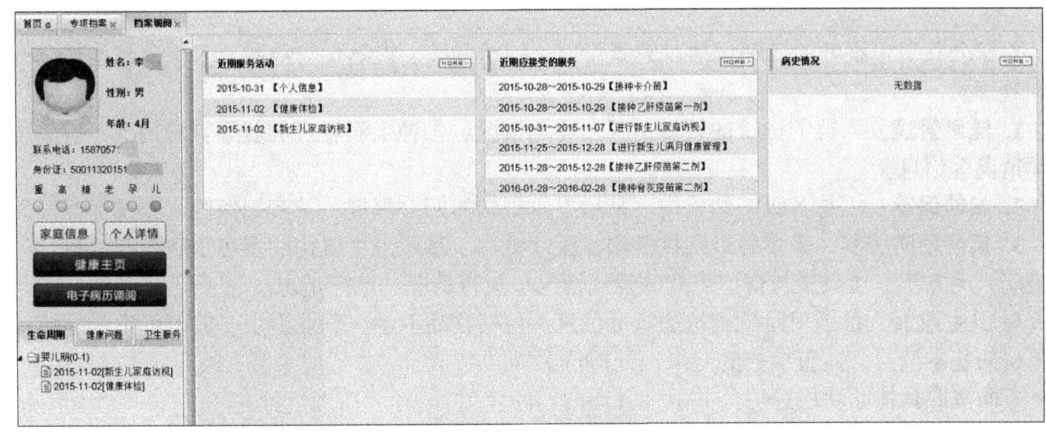

图 7-20　健康档案查阅

如不是本人持有效证件进行健康档案调阅，则需要输入档案持有者本人的授权码方可进行调阅活动，这在实际医疗业务过程中保护患者隐私，保障数据安全尤为重要。

五、电子病历集成

健康档案作为记录居民全生命周期健康信息的档案，与居民日常诊疗产生的电子病历数据之间有必然的联系。在区域卫生信息平台上，健康档案将电子病历的体检信息、门诊摘要、住院摘要、会诊记录、转诊记录等信息进行集成。通过平台还可以提供门诊和住院电子病历的调阅，使得医疗服务过程和公共卫生服务过程之间实现互联互通和一体化应用，有效促进了全生命周期、活的健康档案的形成（图 7-21）。

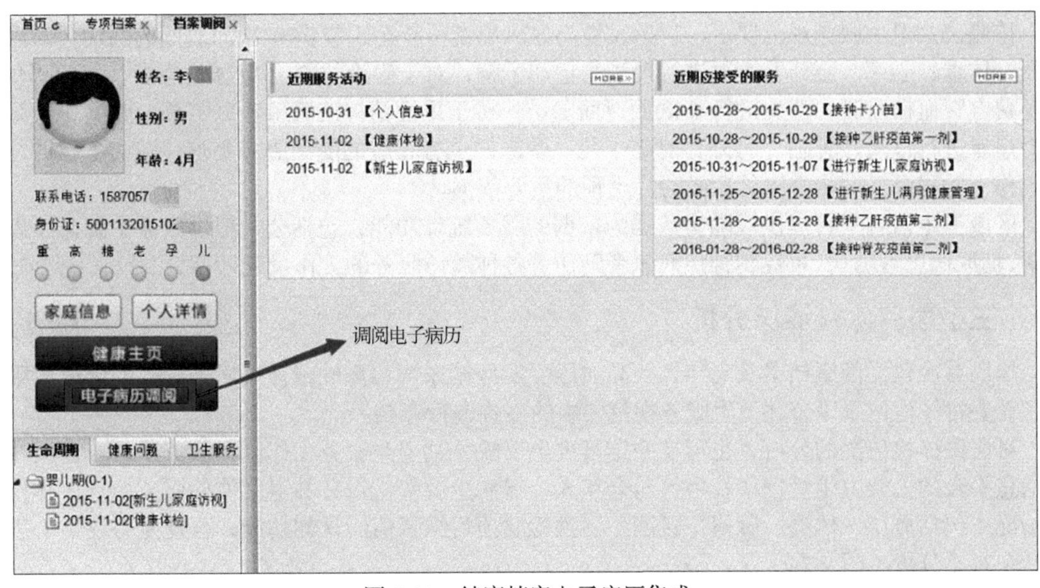

图 7-21　健康档案电子病历集成

第四节 公共卫生管理

一、功 能 概 述

对于公共卫生服务的管理包括对健康管理、妇幼保健、疾病预防控制、卫生监督执法等的监督和管理。

1. 健康管理 人群的健康的管理情况、建档情况、各种疾病患者的健康管理情况、健康教育干预情况等信息。

2. 妇幼保健 汇总各级妇幼机构、基层卫生机构的妇女保健、孕产妇保健、儿童保健信息。

3. 疾病预防控制 采集各级疾控机构、医疗机构、基层卫生机构的疾病预防控制信息，包括传染病、地方病、血吸虫与寄生虫病的发病情况、流行情况、治疗情况。

4. 卫生监督 各级卫监机构执法状况信息，包括食品卫生、职业卫生、放射卫生等领域被监督单位的基本情况、监督检查的结果、处罚情况等。

下面按照具体的功能进行公共卫生管理内容的介绍。

二、健 康 管 理

（一）建档情况分析

按照国家公共卫生服务规范中对居民健康档案管理的服务规范要求，居民健康档案的建立需覆盖辖区内常住居民，包括居住半年以上的户籍及非户籍居民。以0～6岁儿童、孕产妇、老年人、慢性病患者和重性精神病患者等人群为重点服务人群。

为了对区域内健康档案的建档情况进行科学、有效管理，区域卫生信息平台以采集的健康档案数据为基础，可对包括个人基础档案、孕产妇专案、儿童专案、老年人专案、高血压专案、糖尿病专案、重性精神病专案在内的健康档案建档量进行统计分析（图7-22）。

（二）服务情况分析

按照公共卫生服务规范要求，对原发性高血压患者每年至少提供4次面对面的随访，对患者血压、体重、心率、服药等情况进行现场测量和了解；对于确诊的2型糖尿病患者，每年提供4次免费空腹血糖监测，至少进行4次面对面随访；对于重性精神疾病患者每年至少提供4次随访并对患者进行危险性评估。另外，对新生儿、孕产妇也有相应的随访服务要求。随访了解的情况可以作为对居民下一步健康管理或治疗干预的重要依据。

区域卫生信息平台提供以随访数据为依据的服务统计功能，包括公共卫生服务中高血压患者随访、糖尿病患者随访、重性精神疾病患者随访等各种随访服务的工作量统计、对比分析(图7-23)。

（三）居民体检情况分析

居民首次建立健康档案及老年人、高血压、2型糖尿病和重性精神疾病患者等的年度健康检查都需要将体检记录以公共卫生服务规范要求的格式进行存档。

对居民体检情况的分析，也可在一定程度上反映公共卫生服务工作量和服务质量。在区域卫生信息平台的公共卫生管理模块可针对老年人、慢病患者等进行公共卫生体检服务的具体体检结果情况（包括血压、体温、脉搏、腰围、各种检验项目结果值、认知功能、自理能力评估）进行统计和对比分析（图7-24）。

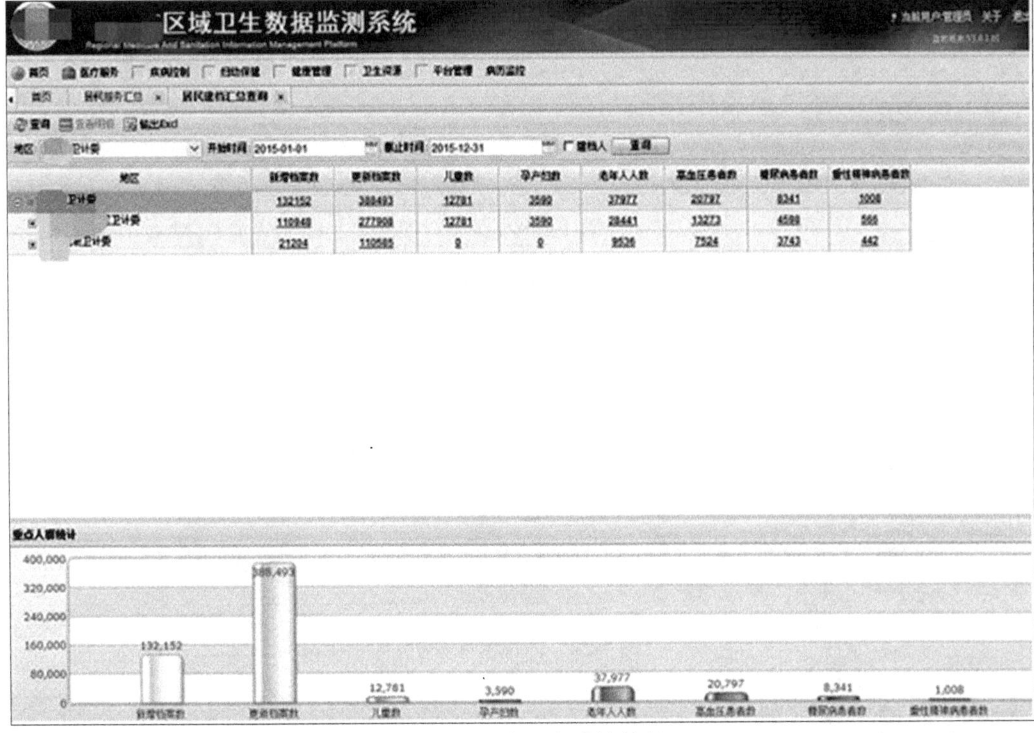

图 7-22　健康档案建档情况

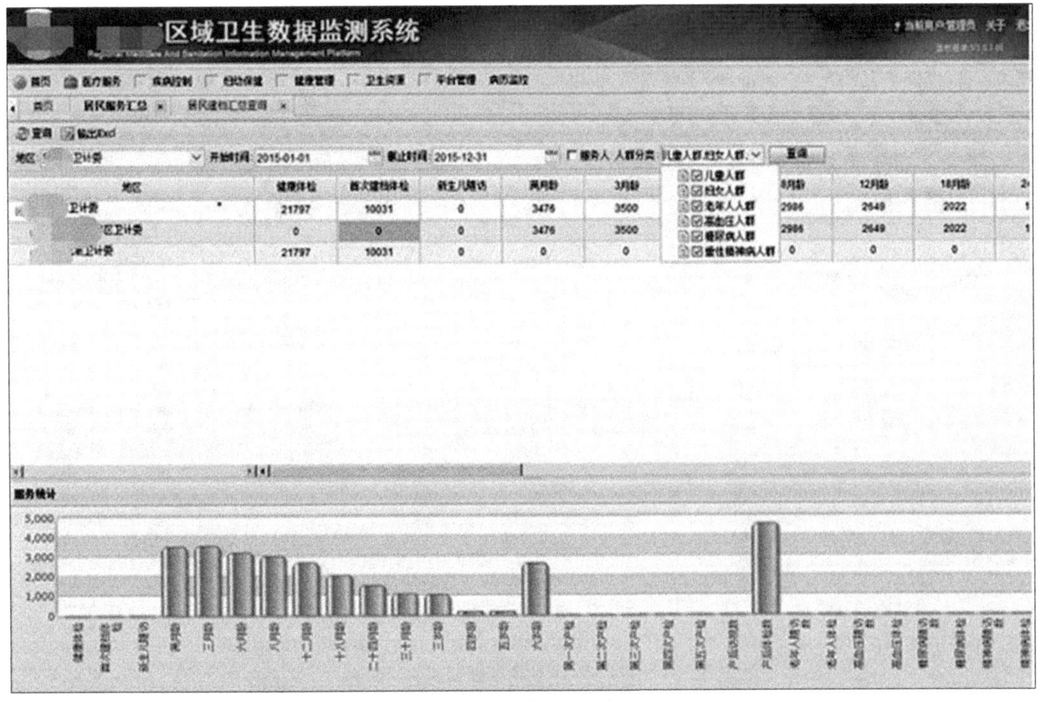

图 7-23　服务情况分析

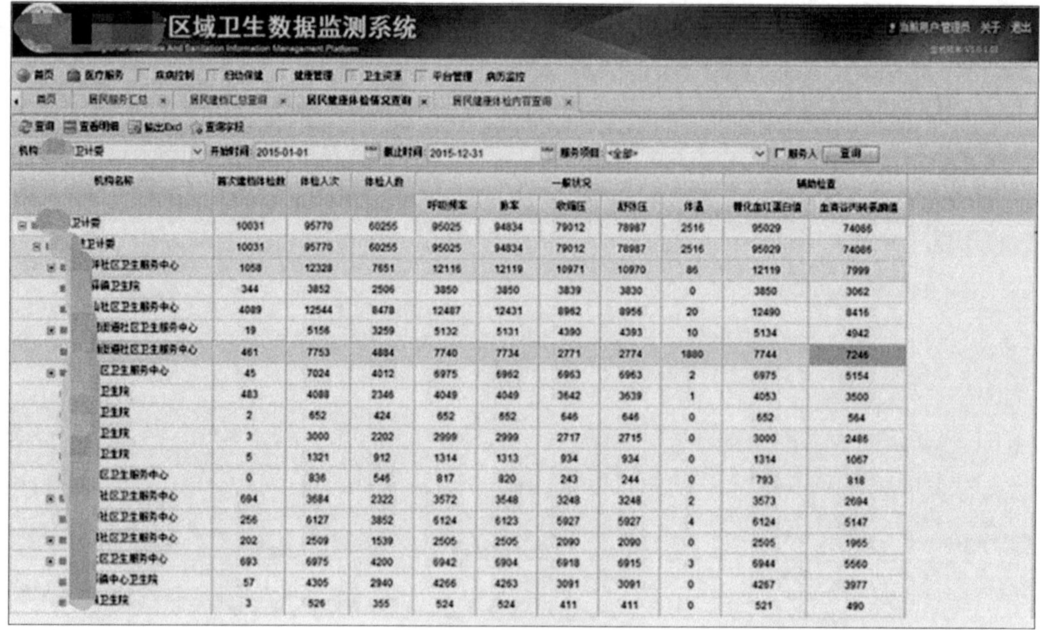

机构名称	首次建档体检数	体检人次	体检人数	一般状况					辅助检查	
				呼吸频率	脉率	收缩压	舒张压	体温	糖化血红蛋白值	血清谷丙转氨酶值
卫计委	10031	95770	60255	95025	94834	79012	78987	2516	95029	74086
卫计委	10031	95770	60255	95025	94834	79012	78987	2516	95029	74086
社区卫生服务中心	1058	12328	7651	12116	12119	10971	10970	86	12119	7999
镇卫生院	344	3852	2506	3850	3850	3839	3830	0	3850	3062
社区卫生服务中心	4089	12544	8478	12487	12431	8962	8956	20	12490	8416
街道社区卫生服务中心	19	5156	3259	5132	5131	4390	4393	10	5134	4942
街道社区卫生服务中心	461	7753	4884	7740	7734	2771	2774	1880	7744	7246
区卫生服务中心	45	7024	4012	6975	6962	6963	6963	2	6975	5154
卫生院	483	4088	2346	4049	4049	3642	3639	1	4053	3500
卫生院	2	652	424	652	652	646	646	0	652	564
卫生院	3	3000	2202	2999	2999	2717	2715	0	3000	2486
卫生院	5	1321	912	1314	1313	934	934	0	1314	1067
区卫生服务中心	0	836	546	817	820	243	244	0	793	818
社区卫生服务中心	694	3684	2322	3572	3548	3248	3248	2	3573	2694
社区卫生服务中心	256	6127	3852	6124	6123	5927	5927	4	6124	5147
社区卫生服务中心	202	2509	1539	2505	2505	2090	2090	0	2505	1965
区卫生服务中心	693	6975	4200	6942	6904	6918	6915	3	6944	5560
镇中心卫生院	57	4305	2940	4266	4263	3091	3091	0	4267	3977
卫生院	3	526	355	524	524	411	411	0	521	490

图 7-24　体检情况分析

（四）居民健康既往史分析

居民健康既往史包括居民的既往疾病史、既往手术史、既往输血史、既往住院史、既往过敏史统计和查询（图 7-25）。

图 7-25　病史记录分析

三、妇幼保健管理

（一）儿童健康管理

儿童健康管理可对儿童出生登记、儿童死亡、儿童健康随访服务等情况进行统计和分析（图 7-26）。

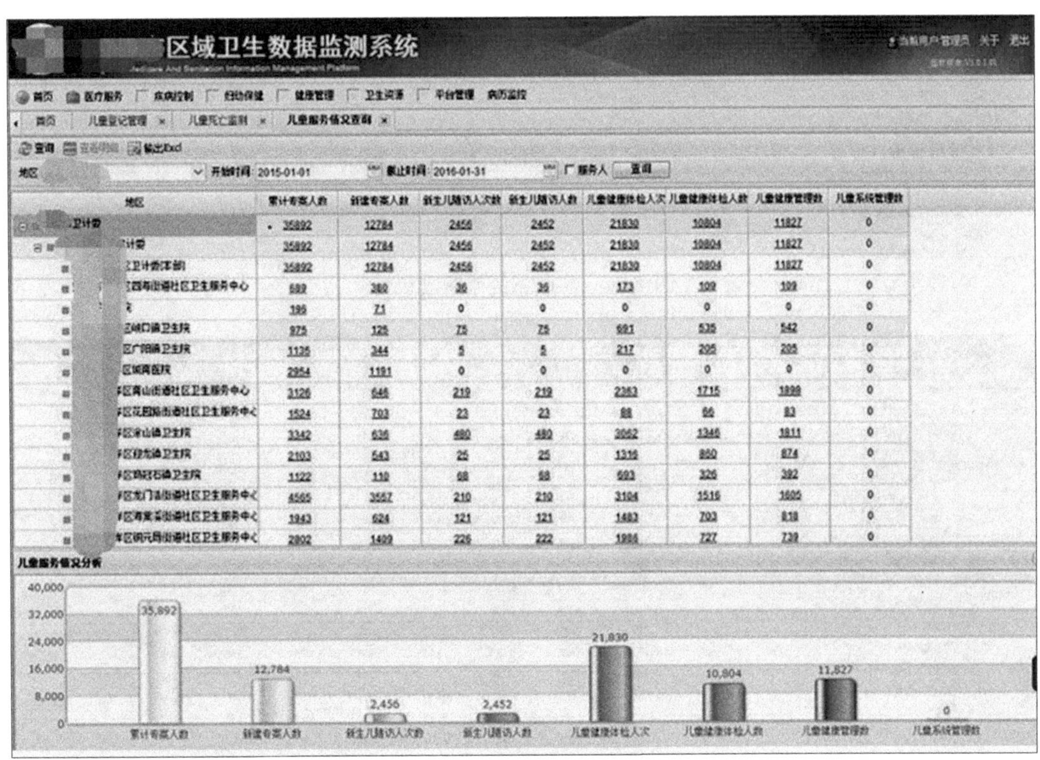

图 7-26　儿童健康管理服务统计

（二）孕产妇健康管理

孕产妇健康管理对孕产妇登记、孕产妇分娩、孕产妇随访和体检等情况进行统计和分析（图 7-27）。

四、疾病预防控制

疾病预防控制包括慢病管理、重点疾病管理、传染病管理等功能。

（一）慢病规范化管理分析

针对高血压患者、糖尿病患者的服务情况进行查询，并对相关的规范管理指标（包括登记率、管理率、规范化管理率、控制达标率）进行统计和对比分析（图 7-28）。

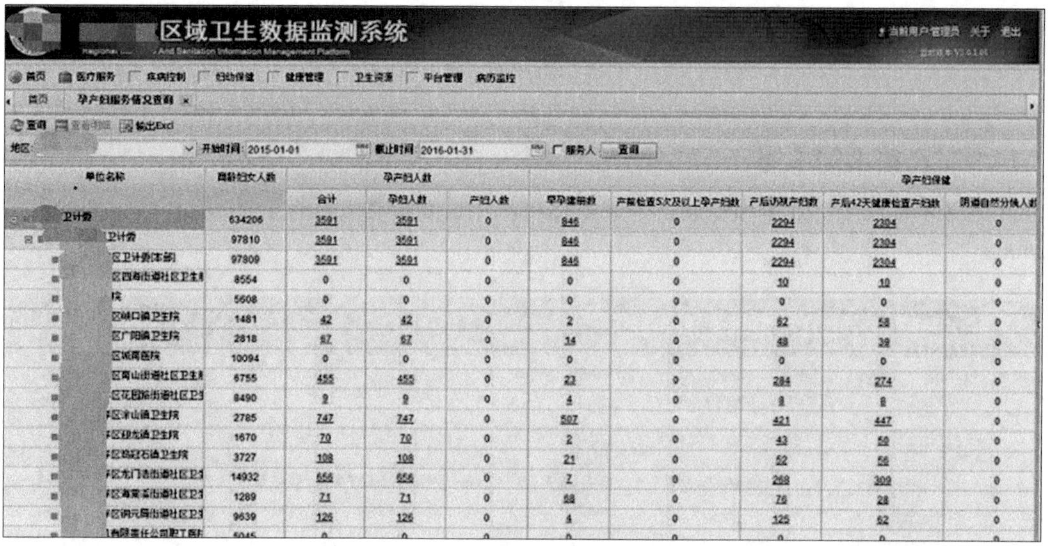

区域卫生数据监测系统

首页 医疗服务 疾病控制 妇幼保健 健康管理 卫生资源 平台管理 病历监控

首页 孕产妇服务情况查询

查询 输出Excel

地区： 开始时间 2015-01-01 截止时间 2016-01-31 服务人 查询

单位名称	育龄妇女人数	孕产妇人数			孕产妇保健				
		合计	孕妇人数	产妇人数	早孕建册数	产前检查5次及以上孕产妇数	产后访视产妇数	产后42天健康检查产妇数	阴道自然分娩人数
卫计委	634206	3591	3591	0	846	0	2294	2304	0
卫计委	97810	3591	3591	0	846	0	2294	2304	0
区卫计委(本部)	97809	3591	3591	0	846	0	2294	2304	0
区西寿街道社区卫生	8554	0	0	0	0	0	10	10	0
院	5608	0	0	0	0	0	0	0	0
区峡口镇卫生院	1481	42	42	0	2	0	62	58	0
区广阳镇卫生院	2818	67	67	0	14	0	48	39	0
区城南医院	10094	0	0	0	0	0	0	0	0
区南山街道社区卫生	6755	455	455	0	23	0	284	274	0
区花园路街道社区卫生	8490	9	9	0	4	0	8	8	0
区涂山镇卫生院	2785	747	747	0	507	0	421	447	0
区迎龙镇卫生院	1670	70	70	0	2	0	43	50	0
区鸡冠石镇卫生院	3727	108	108	0	21	0	52	56	0
区龙门浩街道社区卫生	14932	656	656	0	7	0	268	309	0
区海棠溪街道社区卫生	1289	71	71	0	68	0	76	28	0
区铜元局街道社区卫生	9639	126	126	0	4	0	125	62	0
有限责任公司职工医院	5045	0	0	0	0	0	0	0	0

图 7-27 孕产妇健康管理统计

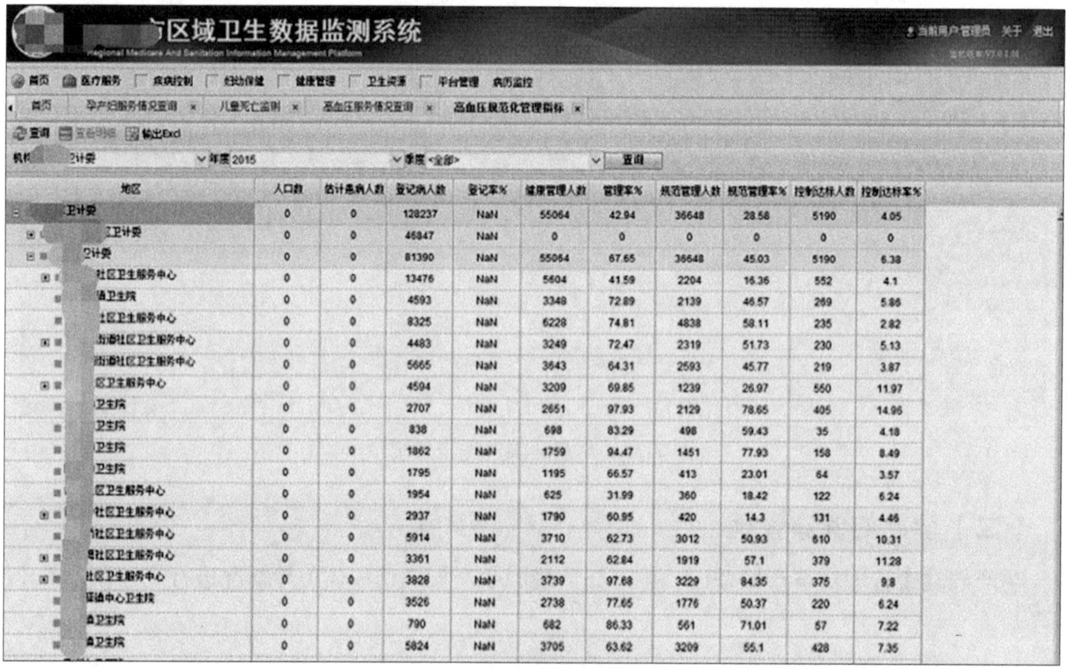

区域卫生数据监测系统

首页 医疗服务 疾病控制 妇幼保健 健康管理 卫生资源 平台管理 病历监控

首页 孕产妇服务情况查询 儿童死亡监测 高血压服务情况查询 高血压规范化管理指标

查询 输出Excel

机构 卫计委 年度 2015 季度 <全部> 查询

地区	人口数	估计患病人数	登记病人数	登记率%	健康管理人数	管理率%	规范管理人数	规范管理率%	控制达标人数	控制达标率%
卫计委	0	0	128237	NaN	55064	42.94	36648	28.58	5190	4.05
卫计委	0	0	46847	NaN	0	0	0	0	0	0
卫计委	0	0	81390	NaN	55064	67.65	36648	45.03	5190	6.38
社区卫生服务中心	0	0	13476	NaN	5604	41.59	2204	16.36	552	4.1
镇卫生院	0	0	4593	NaN	3348	72.89	2139	46.57	269	5.86
社区卫生服务中心	0	0	8325	NaN	6228	74.81	4838	58.11	235	2.82
街道社区卫生服务中心	0	0	4483	NaN	3249	72.47	2319	51.73	230	5.13
街道社区卫生服务中心	0	0	5665	NaN	3643	64.31	2593	45.77	219	3.87
区卫生服务中心	0	0	4594	NaN	3209	69.85	1239	26.97	550	11.97
卫生院	0	0	2707	NaN	2651	97.93	2129	78.65	405	14.96
卫生院	0	0	838	NaN	698	83.29	498	59.43	35	4.18
卫生院	0	0	1862	NaN	1759	94.47	1451	77.93	158	8.49
卫生院	0	0	1795	NaN	1195	66.57	413	23.01	64	3.57
区卫生服务中心	0	0	1954	NaN	625	31.99	360	18.42	122	6.24
社区卫生服务中心	0	0	2937	NaN	1790	60.95	420	14.3	131	4.46
社区卫生服务中心	0	0	5914	NaN	3710	62.73	3012	50.93	610	10.31
社区卫生服务中心	0	0	3361	NaN	2112	62.84	1919	57.1	379	11.28
社区卫生服务中心	0	0	3828	NaN	3739	97.68	3229	84.35	375	9.8
镇中心卫生院	0	0	3526	NaN	2738	77.65	1776	50.37	220	6.24
镇卫生院	0	0	790	NaN	682	86.33	561	71.01	57	7.22
镇卫生院	0	0	5824	NaN	3705	63.62	3209	55.1	428	7.35

图 7-28 慢病规范化管理统计

（二）重点疾病管理

重点疾病管理可对需要监测的诊断疾病设置专项监测项目，系统将自动统计分析出该专项疾病在设定时间段内的发病数量和就诊人次。可对地区内发病症状或诊断进行排名统计和对比分析（图 7-29）。

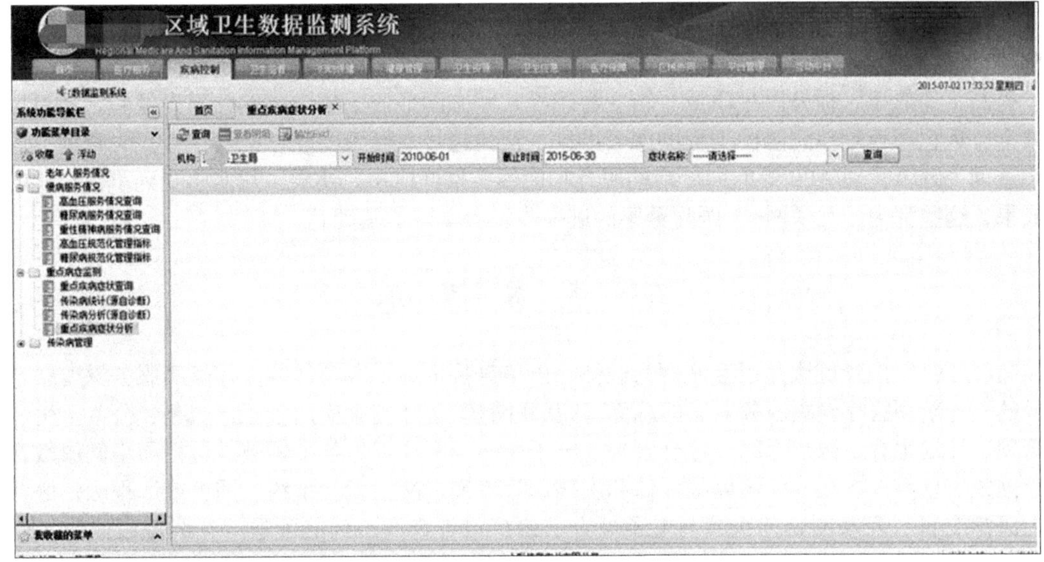

图 7-29　重点疾病管理

（三）传染病管理

传染病管理获取各级疾控机构、医疗机构、基层卫生机构的疾病预防控制信息，包括传染病、地方病、血吸虫与寄生虫病的发病情况、流行情况、治疗情况；实现获取基于平台应用系统中全区居民的疾病情况信息的功能，可以分析居民整体疾病状况、居民疾病流行趋势等。

五、公共卫生经费管理

通过 12 项公共卫生服务项目实时运维数据统计及查询分析，结合公共卫生经费绩奖管理方案，实行公共卫生经费的科学化管理。

第五节　“互联网+”医疗健康

一、发展背景

2015 年 3 月 5 号上午十二届全国人大三次会议上，李克强总理在政府工作报告中首次提出“互联网+”行动计划。李克强在政府工作报告中提出，制定“互联网+”行动计划，推动移动互联网、云计算、大数据、物联网等与现代制造业结合，促进电子商务、工业互联网和互联网金融健康发展，引导互联网企业拓展国际市场。行动计划指出，新兴产业和新兴业态是竞争高地，要实施信息网络、新能源、新材料、生物医药等重大项目，把一批新兴产业培育成主导产业，这为传统医疗卫生服务模式的创新和发展指明了方向，也为“互联网+”医疗健康提供了广阔的发展空间。

“互联网+”医疗健康依托互联网和云计算、大数据、物联网及移动互联网等现代信息技术，与传统的医疗健康服务和管理深度融合，必然对医疗服务模式、卫生管理方式、疾病预防控制、居民自我健康管理等产生深刻的影响，对深化公立医院改革、解决医疗卫生资源纵向流动、实施分级诊疗、提高服务能力和服务质量、提高管理水平和监管效率，以及对于居民的就诊模式、支付方式和健康管理等都将产生深刻影响和变革。

“十二五”期间，我国医疗健康信息化工作加速发展，顶层设计更加清晰，标准规范逐步完善，基础建设继续加强，重点项目稳步推进，功能应用不断拓展，百姓就医日趋便捷。在优化服务流程、提高工作效率、提升医疗质量、转变管理模式等方面形成了较为成熟的建设经验，通过居民健康卡、远程医疗等信息惠民工程的深入推进，预约挂号、健康门户、检验检查报告查询、健康档案查询、健康管理APP等面向公众的服务功能逐步推广应用，使居民切实感受到了信息化的建设成果，这些都为“互联网+”医疗健康的进一步发展奠定了基础。

二、基本概念

“互联网+”医疗健康是以互联网为载体、以信息技术为手段与传统医疗健康服务深度融合而形成的一种新型医疗健康服务业态的总称。“互联网+”医疗健康应用于医疗服务、公共卫生、药物管理、计划生育、医疗保障、综合管理、电子商务等医疗卫生各个领域，包括网络健康教育、医疗健康信息查询、在线疾病风险评估和疾病诊疗咨询、网上就诊预约、网上或远程医疗服务、线上医疗支付、互联网延伸医嘱与电子处方、诊疗报告查询、药品配送、在线健康监测、慢病管理、康复指导、基因检测及由云医院、网络医院等提供的多种形式的医疗健康相关服务。“互联网+”医疗健康代表了医疗健康领域新的发展方向，有利于解决我国医疗资源不平衡和人们日益增加的健康医疗需求之间的矛盾；有利于居民方便、及时、快捷地获得医疗、健康咨询、健康教育等服务；有利于基层首诊、双向转诊、急慢分治、上下联动的分级诊疗制度的形成，实现“小病在基层，大病到医院，康复回社区”的就医新格局；也为居民实施自我健康管理和预防保健提供便捷的手段，是未来医疗服务发展的新模式、新业态，也必将带动医疗健康产业整个生态链的发展。

“互联网+”医疗健康形成了医疗健康的新型产业和新兴业态。它涉及广泛，与信息技术、服务模式、医疗产品、商业投资、隐私安全、社会保障、政策体系等多个领域息息相关，它通过改变管理方式、优化就医模式、改善就医体验、重构医患生态、提高服务效率、降低医疗费用，使居民享受安全、便利、优质的诊疗和健康管理服务。以互联网为载体的线上线下互动的新兴医疗健康服务，提高了科学决策能力和管理水平。未来，“互联网+”医疗健康将渗透到医疗健康服务和医疗健康产业的各个环节，支持第三方机构构建医学影像、健康检查、检验报告、电子病历等医疗信息共享服务平台，鼓励医疗服务机构与互联网企业合作，商业模式也将百花齐放。

“互联网+”医疗健康行动的有效实施，要充分依托和发挥我国医疗健康信息化的基础设施和取得的成果，依托居民电子健康档案（EHR）、电子病历（EMR）和人口基础数据库，强化卫生信息标准研发的应用，加强国家和省级卫生综合管理平台及区域（市、县）卫生信息平台建设，提升平台对各业务系统的综合集成功能，实现信息联通、交换和共享。要充分利用物联网、大数据等新兴信息技术，加强知识库建设，逐步向智慧健康和智慧医疗转变。高度重视“互联网+”医疗健康的信息安全和隐私保护，对健康咨询和诊疗服务的提供者进行数字证书认证（CA认证），规范“互联网+”医疗健康的有序发展。

在推进“互联网+”医疗健康的进程中，一方面要充分发挥互联网，特别是移动互联网高效、便捷的优势，另一方面，医学是自然科学、生命科学、人文科学，是经验与实践学科，要遵循医学的特点和规律，遵守相关的法律法规，使“互联网+”在与医疗健康的深度融合中，优化、提升、创新和发展医疗健康服务业，并在实践中不断完善相关法律法规，使“互联网+”医疗健康深入持续地发展。

三、发展前景

“互联网+”医疗健康是互联网技术和传统医疗卫生行业的结合，以互联网作为技术手段和平台，为用户提供医疗咨询、疾病风险评估、在线疾病咨询、健康指标监测、健康教育、电子健康档案、远程诊断治疗、电子处方和远程康复指导等形式多样的健康管理服务。国家“互联网+”行动计划在推广在线医疗卫生新模式和智慧健康养老产业发展中提出了指导意见。

（一）医疗卫生新模式

在“互联网+”医疗健康新模式下，新型医疗卫生服务需要从以下几个方面开展开拓性创新。

1. 医疗健康共享服务平台　发展基于互联网的医疗卫生服务，支持第三方机构构建医学影像、健康档案、检验报告、电子病历等医疗健康信息共享服务平台，逐步建立跨医院的医疗数据共享交换标准体系。

2. 便捷医疗服务　积极利用移动互联网提供在线预约诊疗、候诊提醒、划价缴费、诊疗报告查询、药品配送等便捷服务。

3. 分级诊疗及远程医疗服务　引导医疗机构面向中小城市和农村地区开展基层检查、上级诊断等远程医疗服务，支持分级诊疗。

4. 公共卫生服务　鼓励互联网企业与医疗机构合作建立医疗网络信息平台，加强区域医疗卫生服务资源整合，充分利用互联网、大数据等手段，提高重大疾病和突发公共卫生事件防控能力。

5. 新型医疗健康服务　积极探索互联网延伸医嘱、电子处方等新型网络医疗健康服务应用。鼓励有资质的医学检验机构、医疗服务机构联合互联网企业，发展基因检测、疾病预防等健康服务模式。

（二）智慧健康养老

根据国家统计局《2014 年国民经济和社会发展统计公报》，2014 年中国 13.67 亿人口中，60 岁及以上的老人 2.12 亿人，占总人口比例为 15.5%；65 岁及以上人口数为 1.37 亿人，占总人口比例为 10.1%，中国已经进入老龄化，处于老龄化逐步加深的阶段，因此，老年人健康养老水平的提高已经迫在眉睫，基于信息化的智慧健康养老是解决养老问题的有效手段之一，具体方向包括以下几点。

1. 创新产品应用　支持智能健康产品创新和应用，推广全面量化健康生活新方式。

2.个性化健康管理　鼓励健康服务机构利用云计算、大数据等技术搭建公共信息平台，提供长期跟踪、预测预警的个性化健康管理服务。

3. 第三方在线健康服务　发展第三方在线健康市场调查、咨询评价、预防管理等应用服务，提升规范化和专业化运营水平。

4. 社区居家养老服务平台　依托现有互联网资源和社会力量，以社区为基础，搭建养老信息服务网络平台，提供护理看护、健康管理、康复照料等居家养老服务。

5. 移动互联网养老服务　鼓励养老服务机构应用基于移动互联网的便携式体检、紧急呼叫监控等设备，提高养老服务水平。

【案例 7-1】

1. 需求　某省份，地域辽阔，省内优质医疗资源在各地区分布不均匀，三级以上医院大多集中在省会城市或重点城市，如何通过信息化的手段有效缓解该省份各地区之间医疗资源分布不均、部分边远地区看病难等问题？

2. 问题解决

（1）需求分析：问题的本质是信息化手段如何支持医改政策，针对医疗资源分布不均，缓解看病难等问题。按照国家最新的医改政策要求，以区域卫生信息平台为核心的卫生信息化体系应该在新一轮医改中发挥重要的支撑作用。

（2）解决办法：为有效解决该省份医疗资源分布不均及部分地区看病难的问题，应积极创新，采用信息化的手段提高该省份卫生信息化水平，以实现省内卫生数据共享、业务协同和互联互通，具体解决措施有以下几点。

1）在卫生主管部门主导下，建设省级卫生信息平台和各地区及辖区内各区县的区域卫生信息平台，完成省内健康档案和电子病历的数据采集、数据共享。

2）制定省内跨区域、跨医疗机构数据互认和共享机制，保障电子病历和健康档案数据的合法性、合规性、标准化。

3）在“省-地区-区县”三级区域卫生信息平台的技术支撑和相关诊疗机制的保障下，为方便患者就医，实现全省范围内跨地区、跨机构的诊疗服务，避免重复检验检查，降低就医成本。

4）在区域卫生信息平台体系支撑下，可建立全省范围的预约挂号系统，结合移动互联网、智能终端APP等，方便患者随时预约诊疗和检验检查报告查询，减少就医等待时间，提高就医体验。

5）基于全省区域卫生信息平台，可探索三级医院和区县一二级医院之间的分级诊疗和远程医疗模式，借助智能传感设备、移动互联网等新技术，方便偏远地区在本地区即可接受到优质的医疗资源服务。

（肖 兵 李 朋）

第八章 搜索引擎

第一节 概　　述

一、搜索引擎的概念

搜索引擎是指根据一定的策略、运用特定的计算机程序搜集互联网上的信息，并对搜集的信息进行组织和处理，为用户提供检索服务，将用户检索相关的信息展示给用户的系统。

搜索引擎并不真正搜索互联网，它实际上搜索的是预先整理好的网页索引数据库。当用户搜索某个关键词的时候，页面内容中包含了该关键词的所有网页都将作为搜索结果被搜索出来。搜索结果经过复杂算法排序后按照与搜索关键词的相关度高低，依次排列。

现有的搜索引擎普遍使用了超链接分析技术，不仅分析索引网页本身的内容，还分析所有指向该网页链接的 URL 和锚文件，甚至链接周围的文字。因此，即使某个网页中并没有某个词，如"搜索引擎"，但如果另一个网页通过链接"搜索引擎"指向该网页，那么用户搜索"搜索引擎"时也能找到该网页。而且，如果有越多网页通过链接"搜索引擎"指向该网页，那么该网页在用户搜索"搜索引擎"时就会被认为更相关，排序也会更靠前。

二、搜索引擎的分类

（一）工作方式不同

根据工作方式不同可以分为全文搜索引擎、目录索引类搜索引擎和元搜索引擎 3 类。

1. 全文搜索引擎（full text search engine）　通过从预先整理好的网页数据库中检索与用户搜索条件匹配的相关记录，并将搜索结果按一定的排列顺序返回给用户。全文搜索引擎最具代表性的当属 Google 与百度。按搜索结果的来源不同. 全文搜索引擎又可分为两种：一种是自己拥有检索程序（即通常所说的蜘蛛程序或机器人程序），并自建网页数据库，搜索结果直接从自身的数据库中调用；另一种则是租用其他搜索引擎的数据库，只是将搜索结果按自定的格式排列。

全文搜索引擎具有全文搜索、检索功能强大、信息更新速度快等优点。但也有不足之处，提供的信息虽然多而全，但由于可供选择的信息太多反而会使搜索的命中率降低，并且提供的查询结果重复链接也较多，层次结构不清晰。

2. 目录搜索引擎（directory search engine）　属于浏览式的搜索引擎，将网络信息按一定规则与主题进行分类组织，按类目由大到小依次细分，形成树形结构，用户只需逐层点击类目，即可搜索到与查找信息相对应的网络信息。搜狐、新浪、网易、About 等都属于目录搜索引擎。

目录搜索是由专业人员以人工方式或半自动方式搜集信息，并对搜集到的网站或网页信息进行简单介绍，形成摘要信息并归到类目中去。目录搜索引擎的搜索结果信息层次结构清晰、便于查找、信息准确、导航质量高。缺点是需要人工介入、维护量大、信息量少、信息更新不及时。

3. 元搜索引擎（meta search engine）　就是通过一个统一的用户界面帮助用户在多个搜索引擎中选择和利用合适的（甚至是同时利用若干个）搜索引擎来实现检索操作，是对分布于网络的多种检索工具的全局控制机制。MetaCrawler、Infospace、360 搜索等都属于元搜索引擎。

元搜索引擎一般都没有自己的网络机器人及数据库，它们的搜索结果是通过调用、控制和优化其他多个独立搜索引擎的搜索结果并以统一的格式在同一界面集中显示。

上述 3 种分类也只是从工作方式角度对搜索引擎进行的划分，而实际运行中的搜索引擎通常同时具有几种类型的特征，如 Google 与百度，即是全文搜索引擎，同时也设置了目录搜索方式。

（二）收录范围不同

根据收录范围不同可将其分为综合性搜索引擎和专业性搜索引擎。

1. 综合性搜索引擎 收录范围涵盖各学科，涉及生活的各个领域，在搜索时不受主题和数据类型的限制，通用性强，适合所有人使用。如我们经常用到的百度、Google 都属于综合性的搜索引擎。

2. 专业性搜索引擎 收录范围涵盖某一特定学科，具有特定的功能，拥有特定的用户，适用于专业人员查找专业信息。医药卫生专业搜索引擎专门用于搜索网络医学信息资源，有明确的标引准则，只收录有价值、高质量的专业信息，充分利用这些医药卫生专业搜索引擎可以在互联网上迅速、准确地获得所需信息。

三、搜索引擎体系结构

如图 8-1 所示，搜索引擎的体系结构一般由搜索器、索引器、检索器和用户接口 4 部分组成，4 部分各负其责完成了搜索引擎从信息搜集、组织到信息检索等功能。

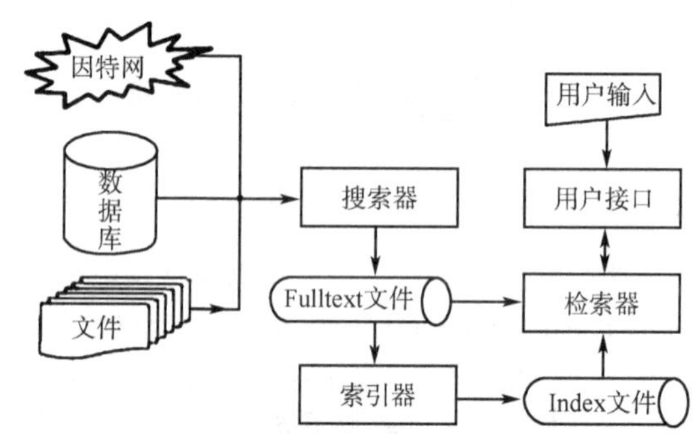

图 8-1 搜索引擎的体系结构

1. 搜索器 俗称网络蜘蛛（spider），是一个自动收集网页的系统程序。搜索器的功能是日夜不停地在互联网中漫游，搜集信息。它要尽可能多、尽可能快地搜集各种类型的新信息，还要定期更新已经搜集过的旧信息，以避免出现死链。搜索器采用插件进行网页内容的提取，搜索器搜集的信息类型种类繁多，包括各种格式的网页文件（如 HTML、XML、JSP、ASP 等格式），各种文档格式的文件（如 Word、Excel、PowerPoint、PDF、RTF 等格式），甚至还有数据库文件，对于不同格式的网页采用不同的插件进行处理。搜索器将搜索到的每个网页文档过滤掉格式符，将其中的文本数据提取出来，每个网页文档都对应一个全文文件，内容包括网页标题、网页 URL、大小、时间、类型、分类等属性及文本内容，所有生成的这些文件交给索引器进行索引处理。

2. 索引器 功能是理解搜索器所搜索的信息，由分析索引系统程序对收集到的网页进行分析，提取相关网页信息（包括网页所在 URL、编码类型、页面内容包含的关键词、关键词位置、生成时间、大小、与其他网页的链接关系等），然后按照一定的相关度算法进行计算，得到每个网页针对页面内容及超链接中每一个关键词的相关度（或重要性），然后用这些相关信息建立网页索引数据库。

索引器可以使用集中式索引算法或分布式索引算法。当数据量很大时，必须能够实现即时索引，否则就不能跟上信息量急剧增加的速度。索引算法直接关系到索引器的性能。索引器的质量会直接决定一个搜索引擎的有效性。

3. 检索器 功能是根据用户的查询在索引库中快速检出文档，进行文档与查询的相关度评价，对将要输出的结果进行排序，并实现某种用户相关性反馈机制。主要过程是：检索器对用户接口 UI（user interface）提出的查询要求进行递归分析，在 UI 中一般采用基本语法来组织要检索的条件。

用户输入关键词后，搜索系统程序从网页索引数据库中找出与该关键词相符的所有相关网页。由于相关网页针对该关键词的相关度早由索引器计算完成，因此，检索器只需按照网页的相关度数值排序，相关度越高的网页排名就越靠前。最后，页面生成系统将搜索结果的网址及页面内容摘要重新组织后返回给用户。

4. 用户接口（UI） 作用是输入用户查询，显示查询结果，提供用户相关性反馈机制。UI 的主要目的是方便用户使用搜索引擎，高效率、多方式地从搜索引擎中得到有效、及时的信息。UI 的设计和实现使用了人机交互的理论和方法，以充分适应人类的思维习惯。用户输入接口可以分为简单接口和复杂接口两种。

当用户通过 UI 提交查询时，检索器根据用户输入的关键词，在已由索引器完成索引和初步排序的存储桶（barrel）中进行查找，查到的检索结果采用特定的页面优先度算法进行排序，尽可能使最符合用户查询需求的结果排在最前面。最后，UI 将最终查询结果呈现在用户面前。

第二节 搜索引擎使用方法

通过搜索引擎能够方便快捷地查找到自己想要的网址或信息。因此，只有掌握搜索引擎的使用方法及搜索语法才能更好地使用搜索引擎。搜索引擎最简单的检索方法就是通过搜索关键词来完成自己的搜索过程，即在搜索框中使用一些简单的关键词进行搜索，用来查找包含这些关键词的内容，但这样的搜索结果并不是每次都能令人满意。要得到最佳的搜索效果，就需要使用搜索的基本语法来组织搜索条件。

一、搜索引擎的检索功能

检索是搜索引擎的核心功能，从现有主流的搜索引擎来看，它们都已具备了像布尔逻辑检索、截词检索、精确短语检索、字段限定检索、加权检索和相关信息反馈检索等检索功能。

1. 布尔逻辑检索 是指通过布尔逻辑运算符连接多个检索词来表达检索词间逻辑关系的检索方法。主要的布尔逻辑关系有与、或、非 3 种。

（1）逻辑与，常用运算符 AND 表示，表示运算符连接的两个检索词必须同时出现在结果中才满足检索条件。如检索式“食品 AND 安全”，就要求检索结果中必须同时包含“食品”和“安全”两个词。

（2）逻辑或，常用运算符 OR 表示，表示运算符连接的两个检索词中任意一个出现在结果中就满足检索条件，如检索式“食品安全 OR 食品卫生”，就是要求检索结果中只要含有“食品安全”或“食品卫生”两词其中之一即可。

（3）逻辑非，常用运算符 NOT 表示。表示运算符连接的两个检索词中应从第一个检索词的检索结果中排除掉包含第二个检索词的内容，如检索式“食品安全 NOT 食物中毒”，就是要求检索结果中包含食品安全，但不能包含食物中毒。

几乎所有的搜索引擎都具备布尔逻辑检索功能，但不同搜索引擎在布尔逻辑检索功能的实现与使用方面略有不同，主要表现为表示布尔逻辑关系的方式不同，例如，在表示逻辑与时，有的搜索引擎使用加号“+”，有的使用“and”或“&”等；有些搜索引擎则完全省略了布尔逻辑运算符而直接把布尔逻辑关系隐含在表单和文字之中，因此在使用一个新的搜索引擎之前可通过阅读其“使用帮助”加以了解。

2. 截词检索 指在检索式中使用专门的截词符号表示检索词的某一部分，允许检索词有一定的词形变化。即检索检索词的不变部分加上由截词符号所代表的任何变化形式所构成的检索词的内容，结果中只要包含其中任意一个就满足检索要求，相当于各种词形变化之间进行布尔逻辑或的操作。例如，检索式 prevent*相当于检索包含 prevent、prevention、preventive、prventative、preventing 等词汇的结果，使用截词检索功能可以检索到更多的检索结果，提高检索的查全率。

3. 精确短语检索 许多搜索引擎对于检索词默认为模糊检索，如使用检索词“食品安全”进行搜索时可搜索到有关“食品安全”、“食品卫生安全”等方面的内容，这样的搜索结果显示不够准确，为了提高搜索结果的准确性，大部分搜索引擎都设有精确短语检索的操作，如使用双引号或书名号将检索词括起来，这样检索结果就只包含“食品安全”的相关内容了。

4. 字段限定检索 虽然网络上的信息没有字段标识，但很多搜索引擎却设计了类似于字段限定检索的功能，通过这些技术，用户可以把检索词的搜索范围限定在网页标题（intitle：检索词）、特定站点（site：检索词）、特定的 URL 链接（inurl：检索词）中，还可以将搜索结果限定为特定文档格式（filetype：文档格式）。

5. 加权检索 指通过给检索词指定权值以提示其重要性、提高查准率的检索方式。很多搜索引擎都支持在搜索词前冠以加号或减号来表示检索词在检索提问中的分量，加号用来限定搜索结果中必须出现检索词，减号用于限定搜索结果不能包含检索词。

6. 相关信息反馈检索 搜索引擎的相关信息反馈检索技术首先提取已有搜索结果网页中包含的关键词，然后通过它们在网页中出现的频率和位置等来计算它们在这个网页中的相关度，选出相关度最高的那些关键词用做下一步检索的检索词，并使用这些检索词进行自动检索得到更多的相关搜索结果。Google 搜索结果中的“相似网页”就是相关信息反馈检索最典型的例子。

二、搜索引擎的检索技巧

使用搜索引擎进行搜索的过程也应该按照信息检索的步骤进行，下面按着信息检索的一般步骤，对使用搜索引擎的方法和技巧加以介绍。

1. 分析搜索课题，选用合适的搜索引擎 在使用搜索引擎搜索信息前，首先对要搜索的课题进行详细分析，明确搜索对象的性质，是要搜索网址、还是要搜索标题、或是要搜索更加详细细节等方面的内容，再根据需求选择最符合要求的搜索引擎。

随着新的搜索技术与算法的发展，搜索引擎的功能也日趋完善，同时新的搜索引擎不断出现，不同搜索引擎在检索范围、检索功能等方面各具特色。应根据搜索目的选用合适的搜索引擎，坚持“广泛试用，随机应变”的原则。如果要搜索关于某个问题的广泛性信息或方向性的问题，可选择目录搜索引擎；而如果要搜索细节性问题或交叉性问题，则选择全文搜索引擎更能方便、快捷地找到答案。

2. 确定搜索途径，使用不同的搜索方式 目前大多数搜索引擎都提供两种搜索途径：一是关键词搜索；二是分类浏览。根据搜索目的确定适当的搜索途径，能够达到事半功倍的效果。关键词搜索能够一步搜索细节性问题，查准率较高。分类浏览则适合于不了解细节，只对信息所属知识类目有大概了解的情况，或者以初步了解某类信息为搜索目的的情况。

利用分类浏览方式搜索信息的一般步骤是：首先根据搜索目的从搜索引擎的分类目录中

选择某一类别，得到一个大致的范围，在得到的搜索结果网址中选择具有代表性的网址，进入这些网站进行浏览；从所跟踪的网页中，单击一些相关的超链接，能够得到更多的相关网址和信息。

3. 正确使用搜索选项 搜索引擎均提供一些辅助搜索选项，用来对搜索范围进行限定。有些搜索引擎还具有某种特殊的搜索功能，使得查找相关内容更加容易。正确地使用这些搜索选项，能够有效地提高搜索结果的查准率与查全率。

例如，在目录式搜索引擎中，进入某一类目后再使用关键词查找信息，会有两种选项：所有网站和此类目下的网站，分别将搜索范围限定在全网范围内和当前类目下的网站范围内。通过限定搜索范围，可以进行更有效的检索，节约搜索时间。

4. 正确使用搜索功能 前面已经介绍过，搜索引擎具有布尔逻辑检索、截词检索、精确短语检索、字段限定检索、加权检索、相关信息反馈检索等检索功能。但在实际使用时需要注意的是，并不是每一种搜索引擎都能提供上述所有检索功能，同一检索功能在不同搜索引擎中的表现形式也会有所差别，因此正确使用搜索引擎的搜索功能对搜索结果至关重要。

5. 根据反馈，修改检索 与文献检索一样，使用搜索引擎进行信息搜索得到结果后也需要判断搜索结果是否能够解决要搜索的问题，如果不能，则需要对搜索策略进行修改，如果搜索的结果太多，需要缩小搜索范围，搜索结果太少则要扩大搜索范围，直到搜索的结果能够解决搜索问题为止。

（1）缩小搜索范围：互联网上的信息非常庞杂，当使用搜索引擎进行搜索时，搜索结果常常很多而与课题相关的信息却不多，恰当地使用缩小搜索范围的方法，能够有效地提高搜索结果的准确率，节省搜索时间。可通过如下方法缩小搜索范围。

1）利用搜索引擎的二次检索功能：二次检索，是指利用前一次搜索的结果作为后一次搜索的范围，逐步缩小搜索范围。

通常，在搜索引擎的搜索结果页面继续查找信息有 3 种选择：重新搜索、在结果中搜索和在结果中去除。“重新检索”表示使用本次输入的关键词重新进行搜索；“在结果中搜索”是指在上一次的关键词搜索结果中再用本次输入的关键词进行二次搜索，相当于两个搜索关键词之间使用逻辑“与”进行组配；“在结果中去除”是指在上一次的关键词搜索结果中去除含有本次输入的关键词的结果，相当于两关键词间使用逻辑“非”进行组配。

2）使用搜索语法，构造恰当的搜索表达式：正确使用搜索语法，如布尔逻辑运算符中的逻辑“与”和逻辑“非”运算、精确短语检索、加权检索及字段限定检索等功能都可以实现缩小搜索范围的目的。

3）选用准确的搜索词：搜索词使用的是否恰当也直接关系到搜索结果的准确性和全面性，在使用搜索引擎时须注意：使用的搜索词越具体，搜索到的结果就越少，信息冗余度就越低。因此，如果能使用下位词时，就不要使用上位词。对于像“the”、“信息”、“研究”一类的虚词、常用词或太泛的词应减少使用，这些单词太过常用，使用它们进行搜索将会搜索到数以万计与之匹配的结果。

（2）扩大搜索范围：当搜索到的结果太少，不足以解决我们的搜索问题时，就需要通过扩大搜索范围的方法去搜索更多的相关结果。

1）使用同义词、近义词：计算机系统并不能像人脑一样自动判断某一搜索词的同义词和近义词，因此在选择搜索词时应充分考虑搜索词的同义词、近义词，尽可能全面覆盖搜索范围。如要搜索“艾滋病”相关的内容，就要尽可能多地使用有关“艾滋病”的同近义词如爱滋病、AIDS、获得性免疫缺陷综合征、HIV 感染等。

2）使用检索语法：搜索语法中的逻辑或能够将几个词义相近的搜索词的搜索结果合并并去重，截词检索也是一种非常方便的扩检方法。

3）使用多个搜索引擎或元搜索引擎：互联网上的信息资源非常庞大，没有哪个搜索引擎能够搜索全部网页，同时使用多个搜索引擎能弥补单个搜索引擎信息不足的缺陷。元搜索引擎是集成了多种搜索引擎共同进行搜索的集成引擎，也是扩大搜索范围非常便利的工具之一。

第三节 常用搜索引擎介绍

一、综合性搜索引擎

（一）必应搜索

必应（Bing）搜索引擎（http：//global.bing.com，中文必应：http：//cn.bing.com）是微软公司于2009年推出的用以取代Live Search的全新搜索引擎，可以进行网页、图片、学术、视频、词典、网典、地图等信息的搜索。截至2013年5月，必应已成为北美地区第二大搜索引擎，加上为雅虎提供的搜索技术支持，必应已占据29.3%的市场份额。必应不仅仅是一个搜索引擎，更深度融入到微软几乎所有的服务与产品中。必应集成了多个独特功能，包括每日首页美图，与Windows 8.1深度融合的超级搜索功能等。用户可登录微软必应首页，打开内置于Windows8操作系统的必应应用，或直接按下Windows Phone手机搜索按钮，均可直达必应的网页、图片、学术、视频、词典、翻译、资讯、地图等全球信息搜索服务。必应搜索的搜索界面非常简洁，见图8-2。

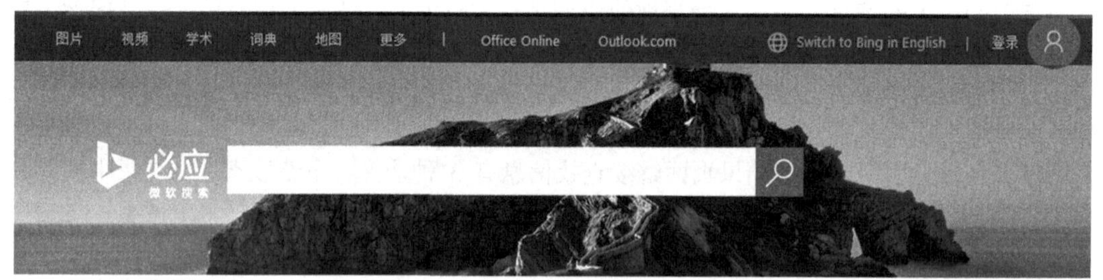

图8-2 必应搜索主页

1. 必应搜索技巧

（1）搜索特定文件类型的内容：必应提供了两条限定搜索结果文件类型的命令“contains：文件类型”和“filetype：文件类型”。

1）contains命令：只搜索包含指定文件类型链接的网站，如要搜索含有DNA微阵列研究的PDF文件链接的网站，可使用“DNA microarray contains：pdf”进行搜索。

2）filetype命令：仅返回以指定文件类型创建的网页，如要搜索含有DNA微阵列研究的PDF格式的网页，可使用“DNA microarry filetype：pdf”进行搜索。

二者的区别在于，contains命令搜索的结果是网站，在该网站上会有相关PDF文件的链接，而filetype命令搜索的结果则直接就是相关的PDF文件。

（2）限定字段搜索：通过“inanchor：搜索关键词”、“inbody：搜索关键词”和“intitle：搜索关键词”命令可以搜索元数据中包含指定搜索条件（如定位标记、正文或标题等）的网页，即将搜索关键词限定在anchor（定位标记）、body（网页正文）和title（网页标题）字段当中。例如，要查找定位标记中包含DNA且正文中包含微阵列的网页，可使用“inanchor：DNAinbody：microarray”进行搜索。

（3）限定搜索指定语种的网页：通过“language：语言代码”命令可以搜索指定语种的网面，如搜索有关DNA的英文网页，可使用“DNA language：en”进行搜索。

（4）限定搜索特定国家或地区的网页：通过“loc：国家或地区代码”或“location：国家或地

区代码”命令可以搜索特定国家或地区的网页，如要搜索英国的有关 DNA 的网页，可使用“DNA loc：GB”进行搜索。有关国家或地区代码参见国家、地区和语言代码（http：//help.bingads.microsoft.com/ apex/index/18/zh-CHS/10004#!）。

（5）着重强调某个搜索条件或运算符：通过“prefer：关键词”命令可以在搜索时着重强调某个搜索条件或运算符，如要查找有关 lncRNA 的网页，但搜索内容主要在 malat1，可使用“lncRNA prefer：malat1”进行搜索。

（6）限定只搜索属于某个网站的网页：通过“site：网址”命令可以将搜索结果限定为只属于某个网站的网页，如要搜索美国国立癌症研究院网站（http：//www.cancer.gov）上有关 lncRNA 的网页，可使用“lncRNA site：www.cancer.gov”进行搜索。

2. 必应学术搜索 必应搜索引擎还提供了专门用于搜索学术资源的学术搜索功能，点击首页搜索框上方的“学术”链接即可进入学术搜索页面，或者在搜索结果页面点击搜索框下的“学术”链接可直接查看当前搜索结果中的所有学术资源，必应学术搜索目前以英文文献的检索服务为主，中文资源还在持续丰富中。

必应学术搜索采用全新的语义搜索技术，通过输入内容了解查询意图，从而更准确的返回符合需求的搜索结果。体现在如下功能上。

（1）自动提示功能：在搜索框中输入搜索策略时，会在搜索框下弹出下拉列表显示以输入内容开头的相关搜索策略，可方便地从中选择更准确的策略进行搜索。

（2）高级过滤：搜索后，通过搜索结果左侧的时间、作者、机构、领域、期刊、会议等标签（图 8-3）选择筛选条件，可以进一步对搜索结果进行精炼，提高搜索准确率。

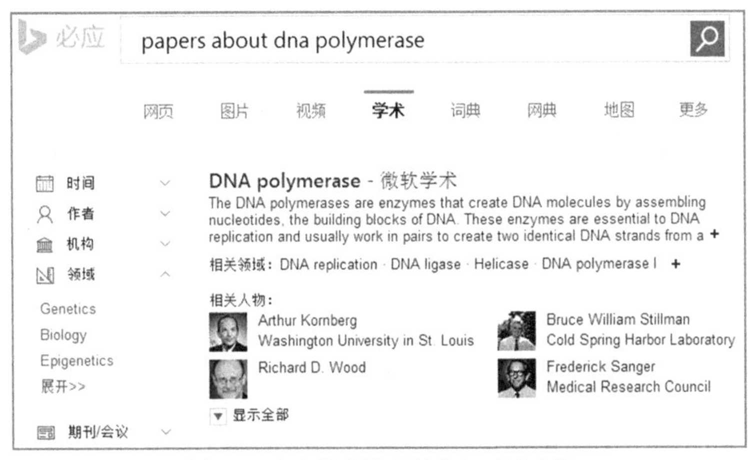

图 8-3 必应学术搜索的高级过滤功能

（3）高级搜索功能：在必应学术搜索中可使用检索语法“papers + 介词 + 搜索内容”实现高级搜索功能，具体如下。

1）搜索某一作者发表的文献：papers by 作者。

2）搜索某一研究领域的文献：papers about 研究领域。

3）搜索某一期刊上的文献：papers in 期刊。

4）搜索某研究机构的文献：papers at 机构。

5）搜索某一年发表的文献：papers by 年份。

上述语法可在一次搜索中综合使用，如搜索策略：“papers by 作者 at 机构”，即是通过作者加机构组合搜索，用来排除重名作者的影响。

（二）百度搜索

百度（http：//www.baidu.com）是最大的中文全球性搜索引擎之一，2000 年 1 月创立于北京中关村。百度搜索使用了高性能的“网络蜘蛛”程序（spider）自动地在互联网中搜索信息，可定制、高扩展性的调度算法使得搜索器能在极短的时间内收集到最大数量的互联网信息。百度搜索引擎提供关键词搜索和导航搜索，关键词搜索支持搜索网页、新闻、贴吧、知道、音乐、图片、视频、地图、文库等类型的结果，其默认搜索为对网页进行关键词搜索（图 8-4），在搜索框中输入搜索关键词点击“百度一下”就可以搜索相关网页。

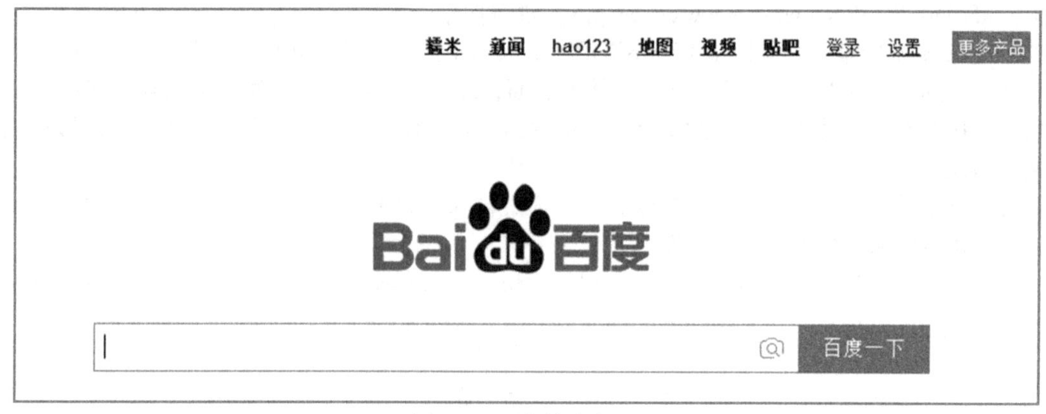

图 8-4　百度搜索主页

1. 百度的搜索功能

（1）基本搜索：百度搜索引擎使用简单方便，仅需输入查询内容并敲一下回车键（Enter）或用鼠标点击“百度一下”，即可得到相关搜索结果。输入的查询内容可以是一个词语、多个词语、一句话。

（2）布尔逻辑搜索：百度搜索引擎支持“与”、“或”、“非”3 种布尔逻辑运算符的使用，当输入多个搜索关键词以空格隔开时，系统默认对多个关键词执行逻辑“与”运算；逻辑或的运算符为“|”，“A|B”即表示搜索结果中只要包含 A、B 两个关键词中的任何一个即可；逻辑非的运算符为“-”，“A-B”即表示搜索结果中含有关键词 A 但不包含关键词 B。

（3）相关搜索：当无法确定输入什么关键词才能找到满意的资料时，可以先输入一个简单词语进行搜索，在搜索结果页面的右侧会显示“相关术语”和“其他人还搜索”等相关信息列表，在搜索结果页面下方还会显示“相关搜索”列表，可以从列表中选择相关搜索词直接点击即可使用该词进行搜索。

（4）百度快照：是百度网站最具魅力和实用价值的好东西，我们在上网的时候都遇到过“该页无法显示”（找不到网页的错误信息）的情况。还有些网页连接速度缓慢，要十几秒甚至几十秒才能打开。出现这些情况的原因很多，例如，网站服务器暂时中断或堵塞、网站已经更改链接等。利用百度快照功能可以很好地解决这个问题。百度搜索引擎已先预览各网站，拍下网页的快照，为用户储存大量应急网页。百度快照功能在百度的服务器上保存了几乎所有网站的大部分页面，当遇到不能链接所需网站时，可通过暂存的快照网页救急。通过百度快照寻找资料要比常规链接的速度快得多。而且在快照中，我们使用的搜索关键词会用不同颜色在网页中显示，非常醒目。

2. 百度高级搜索技巧

（1）搜索特定文件类型的内容：可以在普通的查询词后面加一个“filetype：文件扩展名”对文档类型进行限定，“filetype:”后可以跟以下文件格式：DOC、XLS、PPT、PDF、RTF、ALL。

其中，ALL 表示搜索所有这些文件类型。也可以用专门的百度文档搜索（http：//file.baidu.com）来搜索相关文档。

（2）精确搜索：如果输入的查询词很长，百度在经过分析后，给出的搜索结果中的查询词可能是拆分的。如果对这种情况不满意，可以尝试让百度不拆分查询词。给查询词加上双引号或书名号，就可以实现精确搜索。

（3）限定字段搜索：在一个或几个关键词前加“intitle:”，可以限制只搜索网页标题中含有这些关键词的网页。

（4）限定只搜索某个具体网站、网站频道、或某域名内的网页：通过“site：网址”限定只搜索某个具体网站、网站频道、或某域名内的网页。

注意：搜索关键词在前，“site:”及网址在后；关键词与“site:”之间须留一空格隔开；“site后的冒号“:”可以是半角“:”也可以是全角“:”，“site:”后不能有“http：//”前缀或“/”后缀，网站频道只局限于“频道名.域名”方式，不能是“域名/频道名”方式。

（5）在 URL 中搜索：在“inurl:”后加 url 中的文字，可以限制只搜索 url 中含有这些文字的网页。

（6）百度高级搜索：如果对百度各种查询语法不熟悉，可以使用百度集成的高级搜索界面（图 8-5），方便地进行各种搜索查询，通过百度首页设置链接中的“高级搜索”选项即可进入高级搜索界面。

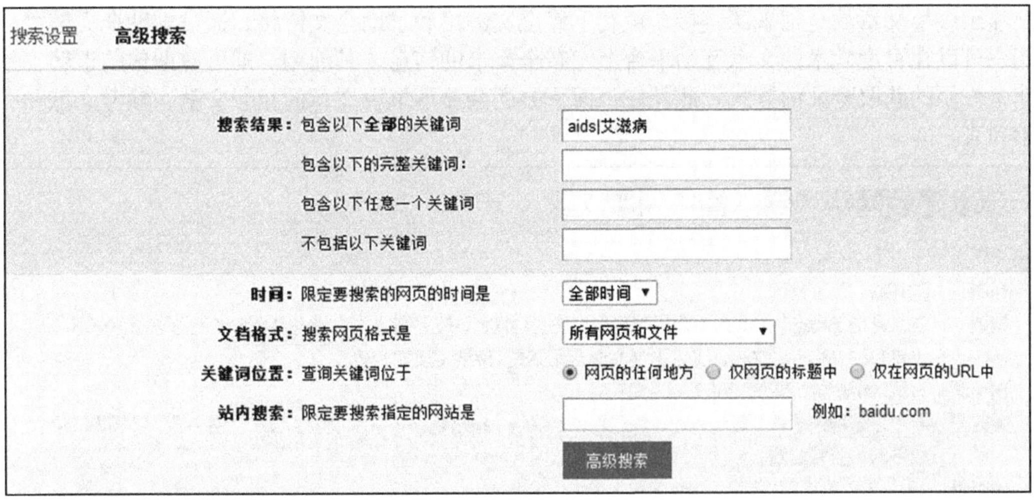

图 8-5　百度高级搜索界面

3. 百度学术搜索　百度搜索引擎还提供了专门用于搜索学术资源的百度学术搜索（http：//xueshu.baidu.com），百度学术搜索是百度旗下提供海量中英文文献检索的学术资源搜索平台，2014 年 6 月初上线。涵盖了各类学术期刊、会议论文，旨在为国内外学者提供最好的科研体验。

百度学术搜索可检索到收费和免费的学术论文，并通过时间、领域、核心等条件对搜索结果进行精炼，在搜索结果页面还提供了当前搜索词的相关热搜词、相关学者、相关期刊等内容的链接（图 8-6）。还可以选择将搜索结果按照“相关性”、“被引频次”、“发表时间”3 个维度分别排序，以满足不同的需求。

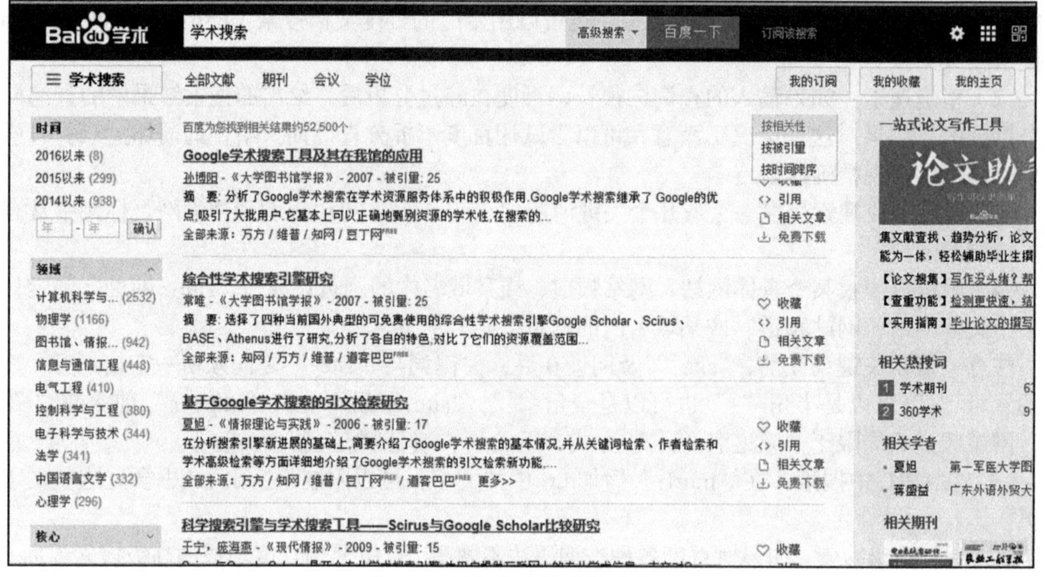

图 8-6 百度学术搜索结果页面

在搜索结果页面点击某篇文章的标题可以进入到该篇文章的详细结果页面（图 8-7），在该页中会显示该篇文章的全部来源链接、免费下载全文链接和求助全文链接，通过求助全文链接，注册用户可以在百度学术的文献互助平台上发布全文求助信息，其他用户即可应助你的求助，是一种非常方便的获取全文的方式。此外在页面下方还会显示该篇文章的相似文献、参考文献和引证文献列表。

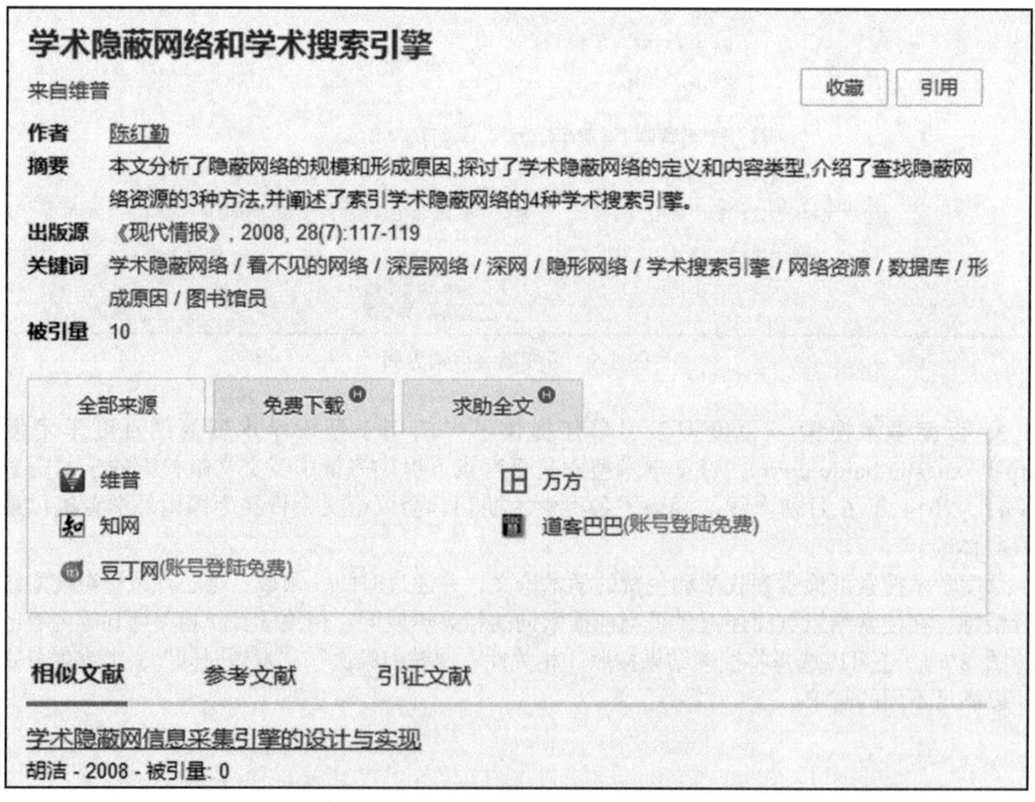

图 8-7 百度学术搜索文章详细结果页面

二、医学专业搜索引擎

（一）Medscape

Medscape（http：//www.medscape.com）是美国著名的专业医学搜索引擎网站，由 Medscape 公司于 1995 年 6 月创建，它面向医学专家、初级专业医师和所有医疗卫生工作者，提供更新最快、涵盖专业最全、信息量最大的专业医学信息资源库及医学教育工具，其最大优点是能免费获得许多重要文献的全文，并提供免费药物检索和最新动态医学新闻等，其提供的信息有些需要注册后才能获得。Medscape 可检索图像、声频、视频等资料，至今共收录了近 20 个临床学科 25000 多篇全文文献。

Medscape 网站的特色是按 30 个临床学科分类提供各学科的相关资源，与用户注册时所选的专业有高度的相关性。医学专业人员能够快速地了解与自己专业密切相关的最新医学进展。其次是 Medscape 中的医学资源均经过同行专家评审，全文免费提供，论文质量高，有很高的参考价值。

Medscape 整合了 Medscape、MedscapeCME、eMedicine、MEDLINE、Drug References 等多个数据库。既可以选择单一数据库检索，也可以通过选择“All”进行跨库检索。

MedscapeCME 提供大量的免费继续医学教育项目信息；eMedicine（http：//emedicine.medscape.com）包括由近万名医师撰写的涉及 7000 多种疾病的论文，以及 59 个专业的最新循证医学临床指南；MEDLINE 数据库包含 6000 余种重要生物医学期刊的文献信息，Drug References 包括来自于美国食品药品管理局（FDA）和 FirstDataBank 的药物信息和数据库。

（二）Quetzal

QuetzaL（https：//www.quetzal-search.info/）是由两位生物医学信息博士 Jeff Saffer 和 Vicki Burnett 共同创建的免费生物医学语义元搜索引擎，本身并没有数据库，而是将多种生物医学数据库资源整合关联起来，采用元搜索技术进行一站式多库检索。检索的数据库包括 PubMed、PubMed Central、BioMed Central、TOXLINE、RePORTER、科技白皮书、研究海报及新闻等生物医学数据资源。

Quetzal 最突出的特点是采用基于语言学的自然语言处理技术，自动提取文档文本中句子的主谓宾结构，在文本中查找具有意义的上下文内容与用户的查询词匹配，检索的文献相关度很高，为避免检索结果相关度高且文献量少，同时采用了本体技术，采用语义自动提取技术分析每个文档文本中的单词，并进行标识含义和上下文关联性分析，实现生物医学与化学科学中本体及所有变体术语中的任何一个或几个之间的自动关联。其独创的 Power TermsTM 词表中单词采用了语义驱动技术，可以实现自动识别一个实体整个类目相关概念词的扩展检索，为用户提供查找文献相关度高的语义搜索方式。同时也提供了关键词匹配搜索文献的检索结果。

【案例 8-1】

1. 需求　获取学术资源（图书、期刊论文）的全文对于科研工作来说是非常重要的一个环节，但由于资金限定，一些单位订购的全文资源非常有限，那么如何获得本单位没有订购的全文资源呢?

2. 问题解决

（1）需求分析：数据库价格上涨、资金有限一直是困扰图书馆的一个问题，因此图书馆只能用有限的资金来订购本单位最常用的重要资源，这必然不能满足所有科研人员对全文资源的需求，开放获取资源的发展，使有些全文资源可以通过互联网获得，但如何快速找到这些资源也是困扰科研人员的一个难题。

（2）解决办法：通过学术搜索引擎如百度学术（http：//xueshu.baidu.com）可以方便地通过资源名称搜索到相关结果，在搜索结果页面点击文章的标题可以进入到该篇文章的详细结果页面（图 8-7），在该页中会显示该篇文章的全部来源链接、免费下载全文链接和求助全文链接，通过求助全文链接，注册用户可以在百度学术的文献互助平台上发布全文求助信息，其他用户看到信息后即可应助你的求助，是一种非常方便的获取全文的方式。

（闫 雷）

第九章 期刊类学术信息

期刊是指具有相对固定的刊名、编辑出版单位、出版周期、报道范围，旨在以分期形式报道最新知识信息且逐次刊行的连续出版物。以报道最新的科技知识、揭示最新科研成果为主的期刊即为科技期刊。科技期刊主要刊载最新的科技论文，因而成为科研人员经常使用的知识来源。

第一节 国内期刊类学术信息

一、中国生物医学文献服务系统

中国生物医学文献服务系统（简称：Sinomed）是中国医学科学院医学信息研究所/图书馆于 1994 年开发研制的一个综合性中文生物医学文献数据库。经过了 CBMDisc、CBMWin、CBMWeb 几个版本的更新，2008 年推出了中国生物医学文献服务系统（简称：SinoMed）。SinoMed 是对中国生物医学文献数据库（简称 CBM）原有检索系统的全面继承和发展。除 CBM 数据库外，还包括中国医学科普文献数据库和北京协和医学院博硕学位论文库，同时增加了西文生物医学文献数据库、英文文集汇编文摘数据库、英文会议文献文摘数据库及日、俄文生物医学文献数据库，是集检索、免费获取、个性化定题服务、全文传递服务于一体的中外文生物医学整合文献服务系统。

中国生物医学文献数据库收录自 1978 年以来 1800 余种中国生物医学期刊，以及汇编、会议论文的文献题录几百万篇，全部题录均进行主题标引和分类标引等规范化处理，年增文献 50 余万篇，双周更新。中国医学科普文献数据库收录自 2000 年以来国内出版的医学科普期刊近百种。北京协和医学院博硕学位论文库收录自 1981 年以来协和医学院培养的博士、硕士研究生学位论文，可在线浏览前 30 页全文。

中国生物医学文献数据库全部题录均严格依据美国国立医学图书馆（National Library of Medicine，NLM）的医学主题词标引规则，依据 NLM 的《医学主题词表（MeSH）》中译本、中国中医科学院中医药信息研究所的《中国中医药学主题词表》进行主题标引，同时依据《中国图书馆分类法·医学专业分类表》进行分类标引。以下介绍数据库的使用方法。

（一）检索方法

CBM 提供多种检索途径，如快速检索、高级检索、主题检索、分类检索、期刊检索、作者检索、机构检索、基金检索、引文检索等。下面分别介绍各检索途径具体的使用方法。

1. 快速检索 是系统的默认检索，其功能类似于搜索引擎，用户无需选择检索字段，系统默认在各个数据库的全部字段中进行智能检索。如输入“艾滋病”，系统将用“艾滋病”、“获得性免疫缺陷综合征”等表达同一概念的一组词在全部字段中进行智能检索。

2. 高级检索 采用自由词检索和字段检索结合的方式，通过构建检索表达式来执行专业的检索。具体步骤是：首先根据需要选择检索入口，CBM 提供常用字段、全部字段、中文标题、英文标题、摘要、关键词、作者等 19 个检索入口，其中常用字段由中文标题、摘要、关键词、主题词 4 个检索项组成。然后在输入框中输入检索词，根据需要选择是否进行智能检索和精确检索，并选择逻辑组配符，点击“发送到检索框”按钮，最后点击“检索”按钮执行检索，高级检索界面见图 9-1。

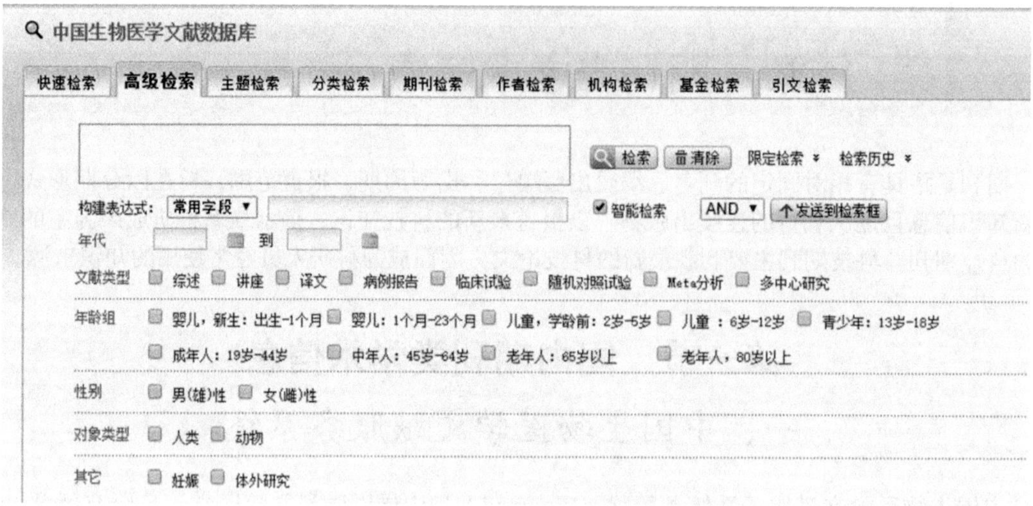

图 9-1　CBM 高级检索界面

在快速检索和高级检索界面，还可以对文献的年代、类型、年龄组、性别、对象类型、妊娠、体外研究等进行限定，用户可以根据自己的需要选择相应的文献。

3. 主题检索　指对数据库中所有记录的主题词字段进行检索。基于主题概念检索文献，有利于提高查全率和查准率。

（1）主题词：又称叙词，是经过人工规范化处理的，最能表达文中主题概念的词语。所谓规范化处理，是在文献存储时，对文献中的同义词、近义词、拼写变异词、全称缩写等加以严格的控制和规范，使得同一主题概念的文献相对集中在一个主题下。主题词的规范作用避免了由于计算机机械匹配造成的漏检。例如，要检索“艾滋病”方面的文献，对应的主题词是“获得性免疫缺陷综合征”。使用主题词检索，系统会将数据库中所有主题词字段标引了“获得性免疫缺陷综合征”的文献检索出，包括文章中只出现了“艾滋病”等字样而没有出现“获得性免疫缺陷综合征”的文献。

（2）副主题词：与主题词组配使用并对主题词进一步限定，使主题词具有更高专指性的一类词。如检索肥厚性心肌病的治疗相关文献，主题词是“肥厚性心肌病”，对应的副主题词是“治疗”。

主题词和副主题词由主题词表规范。CBM 按照美国国立医学图书馆的《医学主题词表》和中国中医科学院中医药信息研究所的《中国中医药学主题词表》进行主题标引。主题检索可用中文主题词、英文主题词及同义词进行查找，用户可浏览主题词注释信息和树形结构，帮助确定恰当的主题词。主题检索的具体操作步骤如下。

选择中文主题词或英文主题词检索入口，键入检索词如“艾滋病”，浏览相关主题词索引，选择恰当的主题词“获得性免疫缺陷综合征”；在主题词检索界面里还有主题导航，如果没有准确的主题词，可以在主题导航里选择所需的主题词。

在副主题选择页面有主题词的注释信息和树状结构表，可以根据检索要求选择更恰当的主题词，并选择是否加权、是否扩展。添加相应副主题词后，点击“发送到检索框”，然后点击“主题检索”即可。

（3）扩展检索：是对当前主题词及其下位主题词进行检索。非扩展检索则仅限于对当前主题词进行检索。系统默认为扩展检索。当一个主题词分属几个不同的树时，可以选择对其中任何一个树进行扩展检索。

（4）加权检索：表示仅对加星号（*）主题词（主要概念主题词）检索，非加权检索表示对加星号和非加星号主题词（非主要概念主题词）均进行检索。系统默认为非加权检索。

（5）副主题词组配检索：指用副主题词来对主题词进行限定，使检出的文献限于主题词概念的某一方面，以提高检索的准确性。选择某一副主题词，表示仅将当前主题词组配该副主题词的文献检出。如“糖尿病，2 型/病因学”表明文章并非讨论 2 型糖尿病的所有方面，而是讨论 2 型糖尿病的病因。其中“全部副主题词”表示将检索当前主题词组配所有可组配副主题词及不组配任何副主题词的文献；“无副主题词”表示将检索当前主题词不组配任何副主题词的文献。

（6）副主题词扩展检索：选择“扩展副主题词”，指对当前副主题词及其下位副主题词进行检索；非扩展检索则仅限于对当前副主题词进行检索。系统默认为副主题词扩展检索。

4. 分类检索　根据文献内容所属的学科专业特征，按照分类号和类目名称检索文献信息的途径。具体操作如下。

在类名、类号检索入口输入学科类名或类号，在“分类表”中查找浏览、选择合适的类名或类号；也可通过分类导航逐级展开（点击“+”），查找合适的类名。

在选定类名或类号的注释信息显示界面，选择是否扩展，添加相应的复分号后，点击“分类检索”即可。

（1）扩展检索：表示对该分类号及其全部下位类号进行检索，不扩展则表示仅对该分类号进行检索。

（2）复分组配检索：选择“全部复分”表示检索当前分类号与其中任何一个复分号组配及不组配任何复分号的文献；选择“无复分”表示检索当前分类号不组配任何复分号的文献；选择某一复分号表示仅检索当前分类号与该复分号组配的文献。

5. 期刊检索　指以期刊名称为检索词，检索指定期刊上发表的文献的途径。具体操作步骤如下。

在检索入口选择刊名、出版地、出版单位、期刊主题词或者 ISSN 直接查找期刊；也可通过“期刊分类导航”或“首字母导航”逐级浏览查找期刊信息。

在检索期刊注释信息页面可直接指定年、卷期进行浏览，也可输入检索词，选择年、卷期，点击“浏览本刊”，在指定年、卷期中查找具体文献。如不选择年、卷期，则系统默认在所有年、卷期中进行检索。选择 “含更名期刊”，可以方便快捷地检索浏览到该期刊更名前后所发表的所有文献。

6. 作者检索　指用文献上署名的作者、译者、编者的姓名或团体名称作为检索入口，利用著者索引或机构名称索引查找文献的途径。不仅可以实现第一作者检索，还可进行作者机构限定。这在一定程度上能有效地解决同名著者、同构异名问题，提高作者检索的查准率与查全率。

进入“作者检索”界面，输入作者姓名，勾选“第一作者”后即指定为第一作者查找；从系统返回的命中作者列表中选择感兴趣的作者，查看其在系统中的单位分布；根据实际需求对作者单位进行选择（可多选），点击“完成”即可得到选定机构中某作者发表的所有文献。

7. 机构检索　通过文献的发文机构来检索相关的文献。CBM 对发文机构进行了形式规范，可以解决机构名称表达不规范的问题，提高机构的查全率。可通过输入机构名称直接查找机构，也可通过分类导航逐级查找所需机构。

8. 基金检索　通过文献的基金资助信息来检索相关的文献。CBM 也对基金的名称进行了规范，实现基金与项目的有效关联，提高了基金的查准率。

9. 引文检索　引文检索支持从被引文献的题名、主题、作者/第一作者、出处、机构、资助基金等途径查找引文，帮助用户了解感兴趣文献的引用情况。此外，还提供引文追踪和引文分析功能。在引文检索结果界面，用户还能对检索结果做进一步的限定，包括限定被引频次、被引年代、引文发表年代等。

10. 定题检索 用于按照既定的检索策略定期跟踪某一课题的最新文献。具体的操作步骤如下。

注册并登录“我的空间”。

保存“我的检索策略”。进入检索历史界面，勾选需要保存的检索策略序号，点击“保存策略”后，输入策略名称进行“我的检索策略”保存。

激活“我的检索策略”。进入“我的检索策略”，选择定制的检索策略进行“最新文献检索”或“重新检索”。“最新文献检索”是对末次检索后数据库更新添加的文献进行检索；“重新检索”是对数据库中的所有文献进行再次检索。

11. 链接检索 在检索结果显示页面 CBM 提供了强大的链接功能。

（1）作者链接：点击作者名，检索该作者发表的所有文献。

（2）期刊链接：点击期刊名称，检索该期刊收录的所有文献；点击期刊卷期，检索该卷期收录的文献。

（3）关键词链接：点击关键词，在缺省字段检索该词。

（4）主题词、副主题词链接：点击主题词，检索该主题词标引的所有文献；点击副主题词，仅检索该主题词与副主题词组配标引的文献。

（5）特征词链接：特征词（check tags）是指文献中具有某些特征的一类词（包括研究对象特征词、时间特征词、地理特征词和文献类型特征词），通常在机检时作为特别限定条件时使用。一般特征词不可作为主题词使用，特征词如人类的性别、年龄组，动物种类（大鼠、小鼠、狗、猫），妊娠等。点击特征词，在特征词字段检索含该词的文献。

（6）相关文献链接：点击“主题相关”，检出按内置算法判定的该文献的主题相关文献。

（7）全文链接：点击全文链接图标，从与 CBM 合作的维普科技期刊数据库中获取全文。

（二）检索结果的处理

1. 检索历史 系统将每次的检索步骤记录在“检索史”中，包括序号、命中文献数、检索表达式和检索时间。一次检索最多允许保存 100 条检索表达式，按照时间顺序从上到下一次显示，最新的检索式在最上方。

在“检索史”中可对检索记录进行相应操作。可从中选择一个或多个检索表达式并用逻辑运算符 AND、OR、NOT 组成更恰当的检索策略。也可根据需求选择一个或多个有意义的检索表达式保存成特定的“检索策略”，在“我的空间”中可定期调用该检索策略，及时获取最新信息。选中无意义的检索表达式后点击“删除检索史”可进行删除。系统退出后，检索历史自动清除。

2. 显示和输出 检索完成后，系统自动将检索结果分为全部、核心期刊、中华医学会期刊、循证文献，默认为显示全部检索结果。在检索结果页面可以设置显示的格式（题录、文摘）、每页显示的条数（20 条、30 条、50 条、100 条）、排序的规则（入库、年代、作者、期刊、相关度、被引频次），并且可以进行翻页操作和指定页数跳转操作。

（1）排序方式：支持入库、年代、作者、期刊和相关度 5 种排序方式，默认按题录数据入库时间输出。系统支持的最大排序记录数为 65 000 条。

（2）结果聚类：检索结果页面右侧，按照主题、学科、期刊、作者、时间和地区 6 个维度对检索结果进行了统计，点击统计结果数量可以在检索结果页面中展示所需内容。主题统计是按照美国国立医学图书馆《医学主题词表（MeSH）》中译本进行展示的，主题统计最多可以展示到第 6 级内容。学科统计是按照《中国图书馆分类法 · 医学专业分类表》进行展示的，学科统计最多展示到第 3 级内容。期刊、作者和地区的统计是按照由多到少的统计数量进行排序的，默认显示 10 条，点击更多显示统计后的前 50 条。时间统计是按照年代进行排序的，默认显示最近 10 年，点击更多显示最近 50 年。点击“结果浏览”可查看限定后的结果。系统还通过统计图来展示限定检索后的详细内容，并提供保存或打印功能。

（3）检索结果输出：支持打印、保存和 E-mail 检索结果输出方式。单次“打印”、“保存”的最大记录数为 500 条，单次“E-mail”发送的最大记录数为 50 条。通过“输出范围”选择可对全部检索结果记录、标记记录（检索结果页面的文献标题前可勾选）、当前页记录或指定记录进行显示浏览或输出。

3. 原文索取　是 SinoMed 提供的一项特色服务。对于维普科技期刊全文库不能链接到的全文，可直接进行原文索取，也可以通过填写“全文申请表”、“文件导入”等方式进行原文索取申请。SinoMed 将在原文请求发出后 2 个工作日内，以电子邮件、普通信函、平信挂号、传真等方式提供所需原文。

二、中国期刊全文数据库

国家知识基础设施（national knowledge infrastructure，CNKI）的概念，由世界银行于 1998 年提出。CNKI 工程是以实现全社会知识资源传播共享与增值利用为目标的信息化建设项目，由清华大学、清华同方发起，始建于 1999 年 6 月。目前，CNKI 工程的中国知识资源总库文献信息总量已达 7000 多万篇，网上数据每日更新，现已正式命名为中国知网。CNKI 上的资源非常丰富，涵盖自然科学、工程技术、人文与社会科学领域，由中国期刊全文数据库、中国优秀博硕士学位论文全文数据库、国内外重要会议论文全文数据库、中国重要报纸全文数据库、中国年鉴全文数据库、中国引文数据库等组成，包含期刊、博硕士学位论文、会议论文、年鉴、专著、报纸、专利、标准、科技成果、工具书、知识元、古籍等知识资源，它提供了数字化学习平台、数字化研究平台、数字出版平台及行业知识服务平台。

中国期刊全文数据库（Web 版）的网址为 http：//www.cnki.net。阅读全文必须使用 CAJViewer 或者 Acrobat Reader 浏览器。

（一）检索途径和方法

登录 CNKI 网站（http：//www.cnki.net/），首页上方为 CNKI 知识发现网络平台的“一框式检索”的检索栏。CNKI 的检索方式主要有简单检索、高级检索、专业检索、作者发文检索、科研基金检索、句子检索、来源期刊检索，见图 9-2。

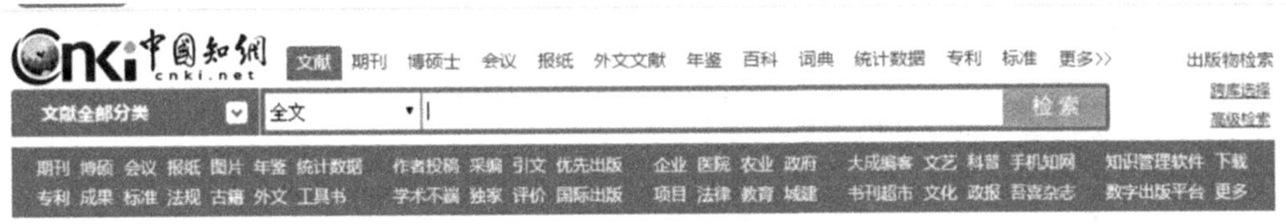

图 9-2　CNKI 一框式检索界面

1. 简单检索　在 CNKI 的“一框式检索”页面，切换到“期刊”即中国期刊全文数据库后，系统默认的检索方式是简单检索。可以通过两种方式简单检索文献。

第一种方式是在中国期刊全文数据库页面下，选择检索途径，输入检索词，点击“检索”按钮，得到检索结果。

第二种方式是在中国期刊全文数据库页面下，点击“高级检索”按钮，进入检索页面，系统默认简单检索方式。此方式通过以下 3 个步骤检索文献。

第一步：选择学科领域。CNKI 按照 10 大专辑，168 专题，给每篇文献分配学科分类号，每个学科形成了一个完整的学科专业总库，用户可以使用学科专业前的复选框对学科范围进行限制。

第二步：选择检索途径，输入检索词。选择主题、篇名、关键词和作者等检索项，输入检索词，在系统给出的下拉列表框中选择逻辑关系词“并含”、“或含”、“不含”，逻辑检索行的增减符号，意为追加一行检索式，或删除一行检索式；选择检索词的匹配程度，匹配程度有“模糊”和“精确”两种选择，精确是指检索结果中包含与检索词完全相同的词语；模糊是指检索结果包含检索词或检索词中的词素。

第三步：检索范围限制条件。对发表时间、文献出版来源类别进行限制。点击“检索”按钮，得到检索结果。

2. 高级检索 点击首页检索框右方的“高级检索”按钮，切换到高级检索页面。高级检索的检索步骤与标准检索的检索步骤完全相同，可以输入多个检索词，并指明各个检索词之间的关系。CNKI只按先后顺序检索，因此需要先行检索的部分要先输入，以免检索结果与检索目标不相符合。

其他检索功能说明。

（1）词频功能：CNKI允许用户自行指定检索词在指定字段中出现的频次。例如，欲查出乳腺癌在篇名字段出现2次的文章，可以选择篇名字段、输入检索词乳腺癌、将词频数设为2，检索即可。

（2）时间选择：高级检索除了可以选择时间范围，还可以指定具体时间，选择数据库更新时间，如“最近一周”、“最近一月”、“最近半年”等。

（3）来源期刊限定：除了可以限制是否是核心期刊外，还可以从来源期刊列表选择具体期刊，或者直接在输入框中输入某一期刊名、ISSN或者CN号进行限定。

（4）支持基金：可以直接输入或者从列表中选择支持基金名称。

（5）作者项：可以限定作者是否是第一作者，输入作者姓名，作者单位全称、简称或者曾用名。

高级检索因可以选择不同的检索途径，输入多个检索词，指明检索词之间的逻辑关系，快速有效地进行组合查询，进行具体的限定，用于检索较为复杂的课题可以获得较好的检索效果。

3. 专业检索 进入检索页面，切换到专业检索页面。

专业检索是指使用逻辑运算符和关键词构造检索式进行检索，用于图书情报专业人员查新、信息分析等工作。CNKI提供的专业检索可以使用的检索字段主要有主题、题名（篇名）、关键词、摘要、全文、作者、第一作者、作者单位、期刊名称、参考文献、更新时间、期刊年、基金、中图分类号、ISSN、CN号、被引频次等字段，用户须将自己的检索课题用以上字段及逻辑运算符写成一个检索表达式进行检索。

4. 其他检索方式

（1）作者发文检索：是通过作者姓名、单位等信息，查找作者发表的全部文献及被引下载情况。通过作者发文检索不仅能找到某一作者发表的文献，还可以通过对结果的分组筛选情况全方位地了解作者主要研究领域，研究成果等情况。

（2）科研基金检索：是通过科研基金名称，查找科研基金资助的文献。

（3）句子检索：是指在全文“同一句”或“同一段”中查找包含用户输入关键词的文献，可以进行逻辑组配检索。由于句子及段落中包含了大量的事实信息，通过检索句子或段落可以为用户提供有关事实的问题的答案。

（4）来源期刊检索：通过对来源期刊类别、名称、年、期的限定来检索文献。

（二）检索结果的处理

用户可以根据需要，对检索结果进行显示、保存、全文下载、文献分析等处理。

1. 显示 CNKI收录的文献有题录、摘要、全文3种层次。题录可以成批输出，文摘和全文只能单篇输出。各种检索方式的检索结果默认以题录格式显示。显示内容包括文章的篇名、作者、刊名、年/期、被引频次、下载频次、预览及分享。如果要了解更详细的内容，可以点击预览图标，预览文献全文内容，或者点击题录中的篇名，打开该文的文摘格式，CNKI称为知网节，意为知网上的节点文献，其显示内容除题录外，还有文摘、相似文献、读者推荐文章、共引文献等多项内容。知网节中的文献多个字段的文字以高亮显示，如作者、刊名等，这些字段均设置了与CNKI

主要数据库中文献的链接，点开即可获取具有相同属性的一组文献线索。知网节页面中设置的链接集中体现了 CNKI 对收录文献之间关系的揭示，对用户扩大检索范围提供了有效的帮助。题录列表格式可以切换到摘要格式，包含题名、责任者、机构、摘要、下载频次等信息。

CNKI 检索结果显示具有分组浏览和排序功能。分组浏览可以按照学科、发表年度、基金、研究层次、作者、机构分别浏览相关文献。排序功能可以按照主题、发表时间、被引频次、下载频次进行文献排序。

2. 保存　在显示题录格式时，可以勾选或者全选需要保存的题录信息，保存至本地文件。

系统提供多种保存格式，如：CAJ-CD 格式引文、查新（引文格式）、查新（自定义引文格式）、CNKI E-Learning、CNKI 桌面版个人数字图书馆、Refworks、EndNote、NoteExpress、NoteFirst 及自定义输出等格式。系统允许一个题录文件中最多保存 500 条题录。

3. 全文下载　CNKI 中提供两种格式：CAJ 格式和 PDF 格式，用户需要在本地机上安装相应的全文阅读器 CAJViewer 和 Adobe 公司的 AdobeReader。这两种软件均可在 CNKI 下载中心免费下载。

具体操作：打开文献的文摘格式，点击相应链接“CAJ 原文下载”或“PDF 原文下载”即可下载全文。

4. 文献分析功能　CNKI 具有文献分析功能，选择需要保存的题录信息，点击“导出、分析”按钮，选择所分析的题录，点击“分析”按钮，呈现相关文献分析内容，包括文献互引图、参考文献列表、文献共引分析列表、引证文献列表、文献共被引分析、关键词文献、读者推荐分析列表、H 指数分析、文献来源、年份、机构、基金分析图等。

三、万方数据资源系统

万方数据资源系统是由中国科技信息研究所以万方数据（集团）公司为基础，联合多家机构发起组建的高新技术股份有限公司。万方数据知识服务平台汇集学术期刊、学位论文、学术会议、中外专利、中外标准、科技成果、新方志、法律法规、外文文献、科技专家等资源，内容涵盖自然科学和社会科学各个专业领域。万方医学网是万方数据资源系统的子系统，它是医药信息专业服务平台，收录生物医学期刊、学位论文、会议论文等多种类型中文资源的全文，同时也提供来自 PubMed、OA 期刊、NSTL 生物医学论文的外文资源的整合检索。

数字化期刊全文数据库是万方数据资源的重要组成部分，收录自 1998 年以来国内出版的各类期刊 7 千余种，其中核心期刊近 3000 余种，包括 220 多种中华医学会和中华医师协会独家授权的数字化出版期刊。

（一）检索途径和方法

万方数字化期刊可以按照学科分类、地区、首字母浏览期刊，系统支持跨库检索，主要检索方法有 3 种：快速检索、高级检索和专业检索。

1. 快速检索　在万方数据知识服务平台，点击“期刊”链接切换到期刊全文数据库，在检索框中直接输入关键词或题名信息，点击“查找论文”，即可查出相关文献，点击“查找刊名”，即可查出相关期刊。

2. 高级检索　在期刊高级检索页面，页面左侧选择文献类型；右侧通过下拉表单选择检索途径，包含主题、题名或关键词、题名、作者、作者单位、关键词、摘要、日期、期刊来源、期刊卷期。输入检索词，选择逻辑组配关系，进行时间限制，完成检索。“推荐检索词”可以根据用户输入与检索课题相关的文本自动生成推荐检索词；“检索历史”用来查看之前的检索策略、数据库、检索时间。

3. 专业检索　用户根据系统的检索语法将自己的检索课题编制成检索表达式进行检索。检索词前须写出检索字段，检索词之间用逻辑运算符 AND、OR 或 NOT 连接。

（二）检索结果的处理

1. 显示　检索结果页面，分为 4 部分：分类筛选区、二次检索区、结果显示区、相关分析区。

（1）分类筛选区：检索结果可以按照学科分类、年份、按刊分类，进行二次筛选。

（2）二次检索区：可以在初次检索结果中对标题、作者、关键词、刊名、发表年份进行二次限定检索。

（3）结果显示区：显示文献题名、来源期刊及卷期、作者、摘要、关键词、查看全文、下载全文、导出、引用通知等内容。

（4）相关分析区：包含知识脉络分析、相关学者分析。知识脉络分析页面呈现该领域研究趋势、热词、经典文献、研究前沿文献及相关学者。相关学者分析页面包含学者所在机构、发文数、被引频次、H 指数、学术成果、合作学者，同时推荐读者可能感兴趣的学者、同名学者等内容。

2. 结果导出　检索文献后，在结果显示区文献题录信息下面有文献题录导出链接。点击“导出”链接，即生成导出文献列表，可以全选或者勾选；导出文献格式有：参考文献格式、NoteExpress、Refworks、NoteFirst、EndNote、自定义格式、查新格式。

3. 全文浏览、下载及保存　检索文献后，在结果显示区文献题录信息下面有查看全文、下载全文链接。点击“查看全文”链接可以通过浏览器在线打开 PDF 格式文档，可以在线保存、打印。点击“下载全文”链接打开该文献的题录，可以单击右键另存，或使用迅雷、FlashGet 等下载工具下载全文。

四、维普期刊资源整合服务平台

维普中文科技期刊数据库期刊资源整合服务平台由重庆维普资讯有限公司研制开发，收录了 1989 年以来国内公开出版的 12 000 余种期刊，学科范围涵盖社会科学、自然科学、工程技术、农业、医药卫生、经济、教育和图书情报等各个领域。访问网址为：http：//lib.cqvip.com。它的功能有中刊检索、文献查新、期刊导航、检索历史、引文检索、引用追踪、H 指数、影响因子、排除自引、索引分析、排名分析、学科评估、顶尖论文、搜索引擎服务等。

维普期刊资源整合服务平台不仅提供原始文献信息服务，还提供深层次知识服务。平台分为期刊文献检索、文献引证追踪、科学指标分析、高被引析出文献、搜索引擎服务 5 个功能版块。其中的期刊文献检索可以检索到文献信息，提供在线阅读、下载全文；文献引证追踪可以追踪和揭示文献相互引用关系；科学指标分析辅助分析学科热点和研究绩效；高被引析出文献可以基于期刊参考文献析出其他类型高被引资源；搜索引擎服务可以通过谷歌、百度等搜索引擎扩展检索，见图 9-3。以下介绍期刊文献检索。

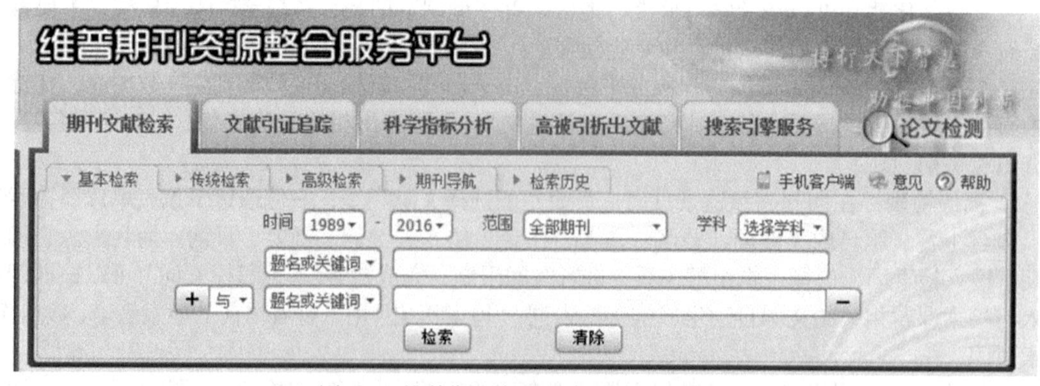

图 9-3　维普期刊资源整合服务平台界面

（一）检索途径和方法

维普期刊文献检索有 3 种检索方法：基本检索、传统检索、高级检索。

1. 基本检索　是页面默认的检索方式。检索时，首先选择检索字段，可以检索的有任意字段、题名或关键词、题名、关键词、文摘、作者、第一作者、机构、刊名、分类号、参考文献、作者简介、基金资助、栏目信息 14 个检索入口，然后进行时间范围限定：使用下拉菜单的选择，时间范围是 1989～2010 年；期刊范围限定：可选全部期刊、核心期刊、EI 来源期刊、CA 来源期刊、CSCD 来源期刊、CSSCI 来源期刊；学科范围限定：包括管理学、经济学、图书情报学等 45 个学科，勾选复选框可进行多个学科的限定；最后在检索词输入框中输入检索词，点击“搜索”按钮，即可得出检索结果。

2. 传统检索　点击首页“传统检索”按钮即进入传统检索界面。界面上方可以选择期刊范围、数据年限、是否包含同义词、同名作者等限制。界面左侧列有专题导航、分类导航、刊名导航，可以对检索范围学科类别或期刊进行限制。检索入口可以选择具体检索项。

3. 高级检索　提供向导式检索和直接输入检索式检索两种方式。运用逻辑组配关系，查找同时满足几个检索条件的中刊文章。点击首页 “高级检索”按钮，进入高级检索页面。当用户检索的课题复杂，有多个检索词需要检索时，可以选择使用高级检索。进行高级检索时，用户可选择检索字段（可检字段同传统检索），指明检索词之间的逻辑关系（维普可以使用的逻辑关系有并且、或者、不包含），选择匹配方式（精确或模糊），点击“检索”按钮即可。或者在检索条件框直接输入检索式。

高级检索可以对检索条件进行限制。点击“扩展检索条件”，限制的项目主要有时间条件（出版时间、更新时间）、专业限制（社会科学、经济管理、医药卫生等 8 个专业）、期刊范围（默认为全部期刊，另有核心期刊、EI、 SCI、CA、CSCD、CSSCI 等国内外重要数据库的来源期刊等项目供选择）。

使用维普的高级检索时注意，它只按先后顺序运算逻辑关系，需要先运算的部分要先行输入。例如，查用氯沙坦或卡托普利治疗高血压的文章时，应使用“氯沙坦[或者]卡托普利[并且]高血压”进行检索。

高级检索时，维普提供如下一些智能化检索功能供用户选择使用。

（1）同义词：在关键词字段输入检索词（如 AIDS）后，点击“同义词”按钮，出现该词的同义词显示窗口（本例显示的同义词是爱滋病、艾滋病、获得性免疫缺陷综合征），用户可根据需要选择其中的部分词或全部词，点击“确定”后，检索可获得更全的检索结果。

（2）同名合著作者：输入某一作者姓名后，点击“同名合著作者”按钮，可显示同名作者不同单位的列表，勾选一个或多个单位名称（最多可选 5 个），可以查看选定单位同名作者的文章。

（3）查看分类表：选择分类号字段，点击“查看分类表”按钮，可以打开“中图法”的分类表，该表可以逐层打开，并且可以单选或多选类目，点击进入右侧的所选类目栏中，再进行“检索”即可。

（4）查看相关机构：在机构字段输入机构名称（如首都医科大学），点击“查看相关机构”，即可显示作者单位中包含首都医科大学字样的机构名称清单，选择一个或多个机构名称（最多可选 5 个）后检索，可得检索结果。

（5）期刊导航：可以按学科分类浏览期刊，按字顺浏览，按刊名或者 ISSN 检索相关期刊。

另外，在高级检索页面的下方，用户还可以自行编写并输入检索式进行检索。检索词之间要用“*”、“+”、“–”分别代表逻辑与、或、非，如“食道癌*治疗”。

4. 期刊导航　点击“期刊导航”，可以按刊名或者 ISSN 号检索期刊，按字顺或者按学科分类浏览期刊。在期刊列表上点击期刊名称，即进入期刊封面页。在期刊封面页上可浏览到期刊的基本信息，包括期刊简介、期刊主办信息、编辑部联系方式、订刊信息、国外数据库收录情况、期刊获奖情况、国家图书馆馆藏、上海图书馆馆藏等信息。也可以在具体期刊中检索文献，或者浏览某卷期内容。

（二）检索结果的处理

1. 显示 维普各种检索方式的结果显示方式稍有不同，以下以高级检索为例。检索结果的页面分为两部分，上部分是检索区，供再次检索，下部分是检索结果的显示区。

检索结果默认以概要格式显示，显示文章的题名、前两位作者、文章出处（期刊名、出版年、卷、期）；还可通过显示方式选择“文摘显示”或“全记录显示”。每次检索操作完成，页面上都会显示检索结果的条数、页数、响应时间；检索结果默认为每页显示 20 条，也可选择每页显示 50 条。

点击概要页面上的文章标题，可查看到该篇文章的细览页面，提供文章题录的全字段内容显示，提供全文、题录下载功能，提供同主题相关文献的聚类功能。

2. 下载、阅读全文

（1）题录下载：在检索结果页面上，点击全文下载图标，出现文章下载管理页面，选择需要下载的格式，包含概要、文摘、全记录、引文标准格式、Endnote、NoteExpress 及自定义格式，最多一次可下载 200 条题录信息。

（2）全文下载：在检索结果页面上，点击与文章对应的全文下载图标，或者在文章题录细览页面上点全文下载图标，即可下载全文。

阅读全文，必须先下载和安装 Adobe Reader 全文浏览器，用该浏览器阅读全文时可以进行打印操作。

第二节 国外期刊类学术信息

一、PubMed 数据库

PubMed 是由美国国立医学图书馆（National Library of Medicine，NLM）的生物技术信息中心（National Center for Biotechnology Information，NCBI）开发研制的生物医学文献数据库，目前主要基于 Entrez 检索平台来提供服务。Entrez 是 NCBI 主持设计的一个庞大的生命科学检索引擎，它将 NCBI 所开发的多个数据库整合在一个平台上进行检索，并能实现各数据库之间的相互链接。这些数据库包括 PubMed 数据库、核酸数据库（GenBank、EMB、DDJ）、蛋白质数据库（Swiss-Prot、PIR、PFR、PDB）及基因组和染色体图谱资料等。

PubMed 的前身是 20 世纪 60 年代 NLM 为实现著名的医学检索工具 index medicus（IM）的自动化编辑而开发的 MEDLARS 系统（medical literature analysis and retrieval system），1971 年 NLM 推出了 MEDLINE（MEDLARS Online）联机检索服务，1983 年 MEDLINE 光盘版发行，1997 年 6 月，NCBI 在 Entrez 检索平台的基础上开发了基于互联网，以 MEDLINE 数据库为核心内容的 PubMed 检索系统，并免费向全世界开放。访问网址为：http：//www.PubMed.com。

PubMed 收录了全世界 80 多个国家 5200 多种生物医学期刊的文摘及题录数据，绝大部分可回溯至 1948 年，部分早期文献可回溯至 1865 年。PubMed 整合了来自 MEDLINE、生命科学期刊及在线图书的超过 2200 万篇的生物医学论文。部分引文提供 PubMed Central 和出版商网站的全文链接。每条 PubMed 记录都有唯一的记录号 PMID（PubMed Unique Identifier），PubMed 收录的文献主要包括以下 3 种。

1. MEDLINE 数据库 MEDLINE 数据库是 PubMed 的主体，主要收录 20 世纪 40 年代后期以来的文献。每周二到周六更新数据，MEDLINE 的题录一般有[PubMed - indexed for MEDLINE]标志。

2. In Process Citations　1996 年 8 月开始建立，是一个临时性的医学文献数据库，也称 PREMEDLINE。主要存放那些正在被加工标引的文献，以便在完成标引之前预先向用户提供文献的基本题录和摘要信息。PubMed 工作日（周二至周六）每天都在不断地接受新的文献数据，并对这些文献数据进行加工标引，每星期把经 MeSH（medical subject headings）词表标引后的完整记录，转入 MEDLINE 数据库，并从此库删除相应记录。In Process Citations 的记录有[PubMed-in process]标记。

3. Publisher-Supplied Citations　该库用于存放由出版商直接以电子形式传递给 PubMed 的数据信息，以便让用户尽快使用相关文献。每条记录都带有[PubMed - as supplied by publisher]标识，同时这些记录也在不断地接受加工处理，大部分会经过“in-process”过程，转变为“indexed for MEDLINE”状态。但是也有一些记录由于不在 MEDLINE 数据库的收录范围，将不会成为 PREMEDLINE 或 MEDLINE 条目，而是一直维持[PubMed - as supplied by publisher]或[PubMed]的标识。那些先于印本发表的电子文献的记录还会有[Epub ahead of print]标识。

（一）医学主题词表

医学主题词表（medical subject headings，MeSH）是由美国国立医学图书馆编制的用来标引 PubMed 引文的词表，目前收录主题词 2.6 万余条，每年更新一次，以及时反映医学和药品领域的术语变化。MeSH 副主题词通常和 MeSH 主题词一起使用，以帮助更完整地描述某一主题的某一方面。

MeSH 词表主要由字顺表和树状结构表构成。字顺表用来反映主题词之间的横向关系，树状结构表则用来揭示主题词之间的纵向隶属关系，两者通过树状结构号联系起来，形成一个功能完善的检索体系。

1. 字顺表（alphabetic list）　字顺表将 MeSH 收录的主题词和款目词（款目词是一些常用的医学术语，作为检索入口词，可将非主题词引向主题词）按照英文字顺进行排列。主题词一般采用自然语序，如“lung neoplasms”，但有时为了把概念相近的某一类主题词集中在一起，有些词组形式的主题词采用了倒置形式，如 abortion，legal、abortion，induced、abortion，habitual、abortion，missed 等。词组倒置后，有关的主题词按字顺排到了一起，便于用户选择合适的主题词，并方便地进行扩检和缩检。

每个主题词都有树状结构号，有些主题词下还有历史注释、参照注释和其他相关信息。

2. 树状结构表（tree structure）　树状结构表将字顺表中的全部主题词按照学科属性归入 19 个大类，多数大类按需要再划分为若干二级类目、三级类目、……最多可达九级类目。主题词用逐级缩格的排列方法来表达它们之间的逻辑隶属关系，同级类目下的主题词按字顺编排，如下所示。

```
Cardiovascular Diseases                      C14
    Vascular Diseases                          C14.907
        Hypertension                             C14.907.489
            Hypertension，Malignant                  C14.907.489.330
            Hypertension，Pregnancy-Induced          C14.907.489.480
            Hypertension，Renal                      C14.907.489.631
              Hypertension，Renovascular               C14.907.489.631.485
……
```

医学主题词可以在主题词数据库（MeSH Database）中直接查找并检索，可参见本章检索途径中的主题词检索部分。

（二）检索原理及规则

PubMed 具有对检索词的自动转换和匹配检索功能。用户可以在检索框中输入一个或多个检索词进行检索，也可以用布尔逻辑运算符等进行复杂的检索运算。

1. 词汇自动转换功能（automatic term mapping） 是 PubMed 所特有的功能。对于用户在基本检索界面中输入的未带任何限制的检索词或短语，系统会自动使用 MeSH 转换表、刊名转换表、短语表和著者索引等来对其进行核对、匹配和转换后再进行检索。

2. 布尔逻辑运算 PubMed 支持各检索术语之间逻辑关系的运算，逻辑运算符主要有以下 3 种：AND、OR、NOT，分别用于逻辑与、或、非运算。如“smoking AND lung cancer”表示检索研究吸烟和肺癌的相关文献。

布尔逻辑运算的顺序为从左至右，但可使用圆括号“( )”来改变其运算顺序。如“sillicosis AND（treatment OR therapy）”，圆括号中的检索式优先运算。

布尔逻辑运算允许在检索词后附加字段标识符以限定检索字段（字段标识符要用方括号括起来，位于检索词之后），如“RNA[mh] AND Mello[au] AND 2001[dp]”。

3. 截词检索 PubMed 允许使用“*”号作为通配符进行截词检索。例如：键入“bacter*”，系统会找到那些前一部分为“bacter”的单词如“bacteria”，“bacterium”，“bacteriophage”等，并对其分别进行检索，然后用逻辑或（OR）把检索结果合并起来。如果这些词少于 600 个，PubMed 会逐个词检索，若超过 600 个（如“tox*”），系统将显示一条警告信息，建议检索者延长词根字母数再执行检索。截词功能只限于单词，对词组无效。如“infection*”包括“infections”，但不包括“infection control”等。进行截词检索后该词汇将不执行自动转换功能。

4. 短语精确检索 是指将检索词加上双引号进行强制检索，这时 PubMed 关闭词汇自动转换匹配功能，直接将该短语作为一个检索词进行检索，避免了自动词语匹配时将短语拆分可能造成的误检，可提高查准率。例如，在 PubMed 主页的检索框中键入“single cell”，并用双引号引起来，然后点击“Search”，系统会将其作为一个不可分割的词组在数据库的全部字段中进行检索。

（三）检索途径

1. 基本检索 进入 PubMed 数据库后，系统默认为基本检索界面。在其提问框中键入检索词，点击右方的按钮“Search”，系统开始检索，并在页面下方显示检索结果。

（1）关键词检索（topics）：在提问框中键入英文单词或短语（大写或小写均可）后回车或点击“Search”，PubMed 即会使用其词汇自动转换功能进行检索，并将检索结果直接显示在主页下方。

（2）著者检索（authors）：在提问框中键入著者姓氏全称和名字的首字母缩写，格式为：著者姓氏-空格-名字首字母缩写，如“Lederberg J”，然后回车或点击“Search”，系统会自动到著者字段去检索，并显示检索结果。如果只输入了著者的姓氏，则系统将在 MeSH 词表、文本词及著者索引中进行匹配。2002 年以后的文献，如果提供了作者姓名的全称，还可通过作者姓名全称进行检索。

（3）刊名检索（journals）：在提问框中键入刊名全称或 MEDLINE 形式的简称、ISSN 号，例如，“molecular biology of the cell”或“mol biol cell”或“1059-1524”，然后回车或点击“Search”，系统将在刊名字段检索，并显示检索结果。如果刊名与 MeSH 词表中的词相同，或者刊名仅为一个单词，如“Gene Therapy”、“Science”或“Cell”等，PubMed 将把这些词作为 MeSH 词检索。在这种情况下，需要用刊名字段标识——[ta]加以限定，如“gene therapy[ta]”。使用 ISSN 号进行检索，则不能保证检到数据库中较早的记录。若刊名有括号，录入时应将括号省略，如“J Hand Surg[Am]”应键入“J Hand Surg Am”。此外，PubMed 有专门的期刊数据库（Journals Database），可利用其查找期刊的详细信息。

2. 主题词检索（MeSH database）　PubMed 中的主题词检索（MeSH database）是用前文所述的 MeSH 主题词检索途径。点击 PubMed 主页右下角的“MeSH database”进入 MeSH 主题词数据库。在输入框中键入一个词或词组后，系统将与该词有关的主题词及其定义都显示出来供用户浏览选择。选好主题词后，可通过以下两种方式进行检索。

（1）将选中主题词左侧的小方框打上“√”，点击右侧的“add to search builder”按钮，然后点击“search PubMed”执行检索。系统默认主题词与所有副主题词组配并进行扩展检索，并在全部主题词字段（包括主要主题词和次要主题词）检索。

（2）点击选中主题词的超链接，进入主题词详细页面。在主题词的下面列出了副主题词选项（列出了所有可以跟该主题词组配的副主题词）、限制主要主题词检索（restrict to MeSH major topic.）和不扩展检索（do not include MeSH terms found below this term in the MeSH hierarchy.）的选项，如果不作任何选择，系统默认与所有副主题词组配、在所有主题词字段并进行扩展检索。选择副主题词“therapy”，点击“Add to search builder”按钮将检索策略加入到提问框中，然后点击“search PubMed”执行检索即可查找关于帕金森病治疗方面的相关文献。

在主题词详细页面下方还显示了主题词的树状结构信息，即该词的上位词和下位词，词后有“(+)”者表示该词还有下位词。用户可直接点击这些词浏览相应信息或进行检索。

3. 高级检索（advanced search）　融合了预检索/索引、检索史（history）、检索构建器（search builder）等功能，可以对文章的标题、作者、刊名、出版日期等字段进行同时限定，自由构建复杂的检索策略，提高检索者的检索效率。在 PubMed 主页点击检索框下的“advanced”链接即可进入。

（1）检索构建器（search builder）：应用检索构建器可以很方便地实现多个字段的组合检索，提高查准率；也可以结合检索史的操作，完成复杂的布尔逻辑运算。检索时，先在左侧的下拉菜单中选择检索字段（默认为“All Fields”），输入检索词（点击右侧的“Show index list”，可显示该检索词的相关索引词，帮助正确选词），选择布尔逻辑算符 AND、OR 或 NOT，检索框中即显示输入的检索词及运算符。重复上述步骤，完成检索式的构建，点击“search”，返回检索结果。

（2）检索史（search history）：检索史在高级检索页面的下方，主要用于查看之前所做的检索策略和检索结果记录数量，显示内容包括检索序号、检索式、检索时间和检索结果数量。要浏览检索结果，直接点击检索结果数链接即可。单击检索式序号，可执行 AND、OR、NOT 逻辑运算、delete（删除检索式）、show search results（显示检索结果）、show search details（显示检索式详情）、save in My NCBI（把检索式保存在 My NCBI）等不同操作。

PubMed 最多可存储 100 条检索式，一旦检索式超过最大限定数目后，PubMed 会自动地去除最早的检索式并保留当前的检索式。检索式的存储时间为 8h，页面上的“clear history”按钮可清除所有的检索历史。

高级检索界面还提供了 show index list、add to history、more resources 等链接，隐含了索引检索、预检索、MeSH 主题词检索、期刊数据库检索、单篇引文匹配器等功能，方便用户进行高效的检索。

4. 其他功能　在主页检索框下有 PubMed tools（常用检索工具）、more resources（其他相关资源）等供检索者使用。

（1）检索过滤器（filters）：检索过滤器继承了 PubMed 原来的检索限定（limits）功能，检索者可在检索结果界面对检索结果进行进一步的限定。同时，在结果界面右侧提供检索结果年度分布图（results by year）、检索策略（search details）等功能。

常用的过滤选项有：是否提供全文（text availability）、出版日期（publication dates）、研究对象（species）、文献类型（article types）、语种（languages）等。可以点击“show additional filters”进行更多的限定。需要注意的是，选择检索过滤器的选项并执行检索后，在检索结果显示页的上方会提示被激活的过滤条件，并保持激活状态而在此后的检索中起作用，可以点击“clear all”清除过滤条件。

（2）期刊数据库（journals database）：在 PubMed 主页 “more resources” 栏目下点击 “journals in NCBI databases”，进入期刊数据库检索，可查询 PubMed 及 NCBI 其他数据库所收录的期刊信息。可直接输入期刊学科主题(Topic)、刊名全称、刊名缩写、ISSN 号检索，也可点击“more resources”浏览 MEDLINE 学科主题期刊或 LinkOut 期刊列表。在输入框内键入刊名全称、缩写或 ISSN 号查找特定期刊的相关信息尤为常用。

（3）引文匹配（citation matcher）：在主页 PubMed tools 栏目下提供了两种用来查找特定文献的方式：单篇引文匹配器（single citation matcher）和多篇引文匹配器（batch citation matcher）。

如果知道某篇文献的发表期刊、年卷期信息、著者信息或标题信息，点击单篇引文匹配器，输入相关信息进行检索，点击 “search”，系统会返回该篇文献记录。如果要同时查找多篇文献，可点击多篇引文匹配器，然后在输入框内分行输入每篇文献的查询项目。

（4）临床查询（clinical queries）：利用 PubMed 主页 PubMed tools 栏目下的 “clinical queries” 功能，可以使用户方便快捷地检索到有关临床方面的文献，在检索框输入一个词汇后，检索结果主要包括 3 个模块，①临床研究分类（clinical study category）：包括临床疾病的诊断、治疗、病因和预后等方面的文献；②系统评价模块（systematic reviews）：主要用它来检索临床实践过程中遇到的一些具体问题，如系统性综述、元分析、实践指导、临床试验、循证医学等；③医学遗传学研究（medical genetics）：用来查询某一疾病遗传学方面的研究。

在 PubMed 检索结果界面下，选择过滤器 “article types” 下面的某些选项（如 “clinical trial”、“meta-analysis”、“practice guideline”、“randomized controlled trial”）来查找此类问题。

（5）专题查询（topic-specific queries）：专题查询汇总整合了 PubMed 提供的其他专题检索功能，并提供相应的链接，主要包括临床研究专题库、疾病专题库，其他搜索接口、期刊专题子集库等。如疾病专题库下有 AIDS（艾滋病），cancer（癌症）、space life sciences（空间生命科学）、toxicology（毒理学）等专题。

（6）临床试验数据库（clinical trials）：点击 PubMed 主页 “more resources” 栏目下的 “clinical trials”链接，进入美国国立医学图书馆研制开发的临床试验数据库。临床试验数据库收录了美国 50 个州及世界 182 个国家经注册登记的 13 万多个临床试验研究的详细信息，是十分重要的循证医学信息资源。

（7）链接功能：链接外部资源（linkout），PubMed 在每篇检索文献的下方，都提供 linkout 的链接，目的是可以通过获取互联网上相关资源而扩展和补充 NCBI 数据库中的信息，PubMed 及 NCBI 的其他数据库通过 linkout 功能与互联网上的外部资源建立链接，如在线全文数据库、生物学数据库、图书馆馆藏信息、消费者健康信息、研究工具等。如果用户所在的图书馆购买了电子期刊在特定机构内或一定 IP 范围内的使用权，用户在 IP 允许范围内使用 PubMed 时，通过 linkout 即可直接链接到这些电子期刊，获取全文。

1）链接相关文献（related articles）：PubMed 系统中的每条文献记录均有一个相关文献链接，在检索结果的显示状态下，每条记录的一边均有 “related citations in PubMed” 链接。点击该链接，系统按文献的相关度从高到低显示相关文献。

2）链接 NCBI 数据库：PubMed 在其主页上方和下方都提供了 NCBI 其他数据库及资源的链接（resources）。这些数据库主要包括：Nucleotide、Protein、GenBank、Structure、Taxonomy 等。

在 resources 链接中还可进入 PubMed central 数据库，PubMed central（PMC）是 NLM 的一个以提供免费生命科学数字文献全文为主的服务中心。

（8）个性化服务（My NCBI）：是 PubMed 为用户提供的个性化服务，检索者可以通过它实现对检索策略的保存和调用，以及对检索结果的收藏。My NCBI 可以保存检索策略并进行 Email 自动文献追踪，保存个人喜爱的显示格式，设置常用限制过滤选项，保存最近 6 个月的搜索记录，对于经常使用 PubMed 数据库检索特定专题文献的用户十分有用。

1）注册账户：使用“My NCBI”之前先要注册免费账户。点击主页右上角的“sign in to NCBI”链接，按照系统提示输入自己要注册的账号和密码，注册成功后就可进行检索策略的保存和调用，最新功能还支持利用第三方账号注册。

2）保存检索策略及检索结果：在检索结果显示页面，点击检索式输入框下侧的“save search”链接，便可对当前检索式进行保存。同时还可以设定当有新的记录增加时，让系统自动通过 Email 通知用户。在检索结果显示页面，选中检索结果，点击“send to”下拉菜单，选择“collections”，可以把检索到的文献保存到“My NCBI”账户中。

3）调用检索策略：登录后点击页面右上侧的“My NCBI”链接，即可查看到已经保存的检索策略。点击每条检索式的链接，可以浏览相应的检索结果。选中检索式，然后点击“What's new”链接，可以只浏览上次检索后系统又新增加的记录内容。对于不再需要的检索式可以点击“manage saved searches”，然后选中检索式，点击“delete selected”将其删除。

4）定制 Email 自动文献追踪：在 My NCBI 界面里，点击“manage saved searches”链接后，还可以进一步对已保存的检索式进行编辑，并设置 E-mail 自动文献追踪（edit save search name and schedule），可以设定发送最新检索结果到 Email 的频率（每天、每周或每月）、发送文献的格式（题录或摘要）、每次发送文献篇数等。

（四）检索结果处理

1. 显示　在 PubMed 检索结果界面，可点击页面上方的“display settings”链接对文献显示格式（format）、每页显示文献数（items per page）及文章排序格式（Sort by）进行设置。PubMed 检索结果的显示格式主要有 summary、abstract、MEDLINE、XML、PMID list 等，默认为 summary。每页显示的记录条数默认为 20 条，可更改为每页 5 条、10 条、50 条、100 条或 200 条。检索结果默认按 recently added（最近新增）排序，也可以选择按出版时间（pub date）、第一作者（first author）、排名最后的作者（last author）、期刊名称（journal）、篇名（title）等排序。

2. 保存　点击页面上方的“send to”链接后下拉菜单中选择“file”，设置保存格式为 Abstract（text）或 MEDLINE 格式，然后点击“create file”按钮，即可将记录保存为文件。NCBI 平台资源十分丰富，PubMed 只是其最常用的功能之一，检索者可以利用其帮助文档探索使用其他功能。

二、Web of Science 核心合集

20 世纪 50 年代，美国情报学家加菲尔德（E.Garfield）提出编制引文索引的设想。经过几年努力，由他创办的科学情报研究所（Institute for Scientific Information，ISI）于 1961 年出版了印刷版 Science Citation Index 科学引文索引，SCI），以后又相继出版了 Social Sciences Citation Index（社会科学引文索引，SSCI）和 Arts & Humanities Citation Index（艺术与人文科学引文索引，A&HCI）。目前的平台称为 Web of Science 核心合集，它由十个索引组成，内容包含来自数以千计的学术期刊、书籍、丛书、报告、会议及其他出版物的信息。

1. 引文索引　3 个引文索引包含论文作者引用的参考文献。可以使用这些参考文献进行引用的参考文献检索。涵盖超过 12 000 种高影响力的期刊。收录的时间范围如下：

Science Citation Index Expanded（SCI-Expanded）—— 1900 年至今

Social Sciences Citation Index（SSCI）—— 1900 年至今

Arts & Humanities Citation Index（A&HCI）—— 1975 年至今

Emerging Sources Citation Index（ESCI）—— 2015 年至今

2. 会议论文　会议录文献引文索引包括多种学科中有关重要会议、讨论会、研讨会、学术会、专题学术讨论会和大型会议的出版文献。其涵盖了跨 256 个学科，超过 148 000 篇由期刊和书籍收录的有关科学、社会科学和人文的文献。使用这些索引，可以跟踪特定学科领域内的新概念

和新研究。收录的时间范围如下。

Conference Proceedings Citation Index - Science（CPCI-S）—— 1990 年至今

Conference Proceedings Citation Index - Social Sciences & Humanities(CPCI-SSH)—— 1990 年至今

3. 图书文献 包括由编辑人员选出的已出版学术书籍和书籍章节。书籍引文与 Web of Science 核心合集中的其他引文索引无缝集成，提供了针对作者已发表著作的完整引文计数。这些书籍引文将包含在已发表著作的总体引文计数中。教科书、百科全书和参考书不包含在 Book Citation Index 中。收录的时间范围如下。

Book Citation Index– Science（BKCI-S）—— 2005 年至今

Book Citation Index– Social Sciences & Humanities（BKCI-SSH）—— 2005 年至今

4. 化学索引 这两个化学索引允许通过创建化学结构图来查找化合物和反应。也可以通过检索这些索引来查找化合物和反应数据。收录的时间范围如下。

Current Chemical Reactions（CCR-Expanded）——1985 年至今

Index Chemicus（IC）——1993 年至今

以下介绍 web of Science 核心合集的检索途径与方法。

（一）检索途径与方法

1. 基本检索 检索分别可以从以下字段检索课题：主题（包括标题、文摘、关键词和词组）、标题、作者、researcherID、团体作者、编者、出版物名称、DOI 、出版年、地址、增强机构信息、会议、语种、文献类型、基金资助机构 、授权号、入藏号。

2. 作者检索 通过完成作者检索流程中的每个步骤，可将同名的不同作者所著的作品区分开来。作者姓名的形式为：姓氏在先，名字首字母（最多 4 个字母）在后。姓氏可以包含连字号、空格或撇号。例如，Wilson SE、O’Grady AP、Ruiz-Gomez M、De La Rosa JM、Van der Waals JE。

3. 被引参考文献检索 即引文检索，通过被引用文献获得引用文献。检索字段包括被引作者、被引著作（被引文献所在的书刊名）、被引年份、被引卷、被引期、被引页、被引标题。可以选择单一字段进行检索，也可以同时进行多字段检索。多字段检索时，字段之间只能用布尔逻辑符 AND 组配。

4. 化学结构检索 在 Web of Science 核心合集中，可在化学结构检索界面按用化学结构绘图软件所绘制的化学结构或按化学反应进行检索（index chemicus 和 current chemical reactions）。此外，也可以用化合物数据（compound data）和反应数据（reaction data）的输入框内检索，不必画结构图。

5. 高级检索 只限来源文献检索，不能进行引文检索。允许利用由两个字母组成的字段标识符、布尔逻辑运算符、括号和检索式引用来创建检索式，结果显示在页面底部的“检索历史”中。

（二）保存检索历史和创建定题跟踪服务

使用 web of science 可将检索策略保存在本地计算机或者 ISI 的服务器上。保存在本地的检索策略可以再次打开并运行，保存在服务器上则允许创建定题跟踪服务并更容易管理检索历史。这一功能既可用于一般检索也可用于引文检索。

用户在 ISI web of knowledge 开始页面通过注册后，进入“检索历史”页面，点击“保存历史/创建跟踪”按钮，即可使用该功能。如果希望创建定题跟踪服务，用户则须注意定题跟踪服务是基于最后一个检索式而提供的。在每个检索历史中最多可保存 20 个检索式。定题跟踪服务的有效期为 24 周。在快要到期的时候，用户会通过邮件收到过期通知。

（三）检索结果的处理

1. 输出检索结果 检索结果的输出可以按照以下 3 步来完成：第一步选择需要输出的记录，

有 3 个选项，分别是：页面上的所选记录，页面上的所有记录，一定范围内的记录。第二步选择需要的数据字段，有两个选项供选择，一个是书目字段，包括作者、标题和出版物，且可以选择是否包含摘要；另一个是全记录，即包括全记录页面上所显示的所有字段，亦可选择是否包含引用的参考文献。第三步选择输出选项，在此步骤中，可选项目有：打印，电子邮件，添加到标记结果列表，保存到 endnote web，保存到 endnote、refman、procite，保存到文件。能够提交的最大记录数为 500。

2. 创建引文报告　在检索结果界面上，通过生成引文报告功能，用户可以通过查看“每年出版的文献数”快速了解某课题的总体研究趋势，查看“每年的引文数”找到该课题的国际影响力年代变化情况。

3. 精练检索结果　在平台可选择多种方式对检索结果进行精简，如按照学科类别、文献类型、研究方向、作者、来源出版物、出版年、基金资助机构、语种、国家或地区等项目进一步缩小检索范围，精练检索结果。

4. 分析检索结果　可以按照多种途径对最多 100 000 条记录进行分析。可分析的字段包括作者、国家/地区、文献类型、机构名称、语种、出版年、来源出版物和学科类别等。

5. 引文跟踪　用户可以在全记录页面对论文设定引文跟踪服务，以及了解未来该文章的被引用情况。在 ISI Web of Knowledge 开始页面通过注册用户的邮件地址和管理密码即可使用该功能，当这篇文章被引用时，系统就会自动发送 E-mail 告知被引情况。

三、ScienceDirect

ScienceDirect 是由荷兰的 Elsevier（爱思唯尔）公司研制推出的全文数据库检索平台，通过 ScienceDirect 可以链接到 Elsevier 出版社丰富的电子资源，包括期刊全文、单行本电子书、参考工具书、手册以及图书系列等，内容涵盖数学、物理、生命科学、化学、计算机科学、临床科学、环境科学、材料科学、航空航天、工程与能源技术、地球科学、天文学及经济、商业管理和社会科学等 24 个学科。该数据库于 2000 年由中国高等教育文献保障系统（CALIS）组织集团购买，目前访问网址为：http：//www.sciencedirect.com。该数据库为综合性检索平台，收录的 Elsevier 公司出版的数千种图书和期刊，但是是否能够查看和下载全文依赖于用户的订购权限。用户查看下载全文的权限一般以 IP 地址控制，没有权限的用户可以检索到题录和摘要。由于收录的内容是出版社自己的出版物，内容更新非常快，很多内容早于纸质出版。数据库主页见图 9-4。

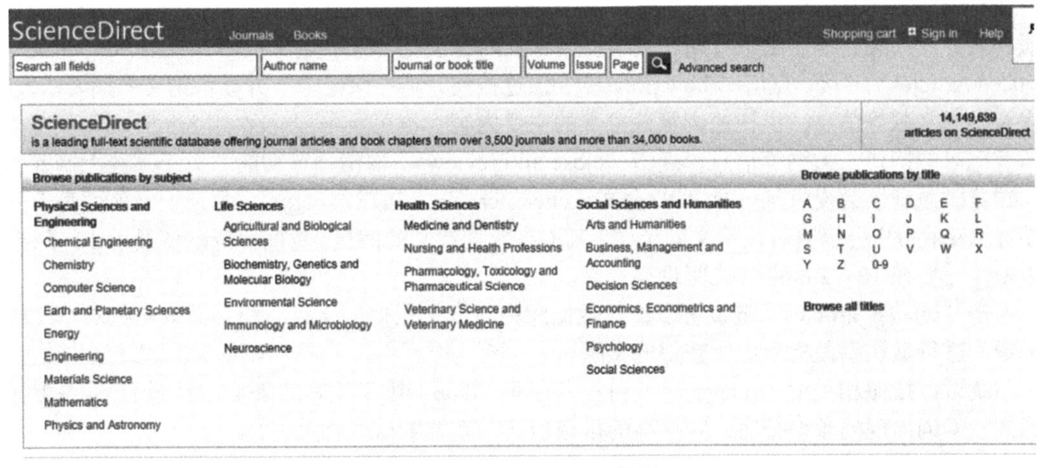

图 9-4　ScienceDirect 首页

（一）检索途径和方法

ScienceDirect 的检索功能强大，提供了浏览、快速检索、图像检索、期刊检索、高级检索和专家检索等功能。

1. 浏览 进入数据库主页的默认界面，左侧为期刊浏览栏表，可以按照出版物名称字顺（browse by title）或按照学科主题（browse by subject）浏览该数据库收录的期刊或者图书内容。

也可以点击任何系统界面上端工具栏中的“publications”进入出版物浏览界面，按照出版物名称字顺（browse alphabetically）、学科主题（browse by subject）或常用出版物浏览（browse by favorites）3 种方式浏览期刊或者图书内容。

2. 快速检索 数据库任何界面的上端都设有快速检索区，可对文章（articles）、图像（images）或出版物（publications）进行快速查找。供选择的检索字段包括所有字段（all fields）、著者姓名（author）、期刊/图书名称（journal/book title）、卷（volume）、期（issue）和页码（page）等。检索时可选择其中一项或几项内容进行检索，不同字段之间为逻辑与 AND 的关系。

3. 高级检索 点击系统界面上端工具栏中的“Search”或快速检索栏中最右侧的“advanced search”进入高级检索界面。

高级检索提供两个检索输入框，可以输入单词、词组并进行布尔逻辑组配运算。输入框后的字段限制选项默认为 all fields，还可对文摘/题目/关键词（abstract、title、keywords）、作者（authors）、特定作者（specific author）、期刊名称（journal name）、论文题目（title）、关键词（keywords）、文摘（abstract）、参考文献（references）、ISSN、机构名称（affiliation）和全文（fullt text）等多个检索字段进行限制选择。高级检索同时还提供文献来源、学科主题、文献类型、出版时间、卷、期和页码等限定检索；也可以进入期刊、图书、图像的特定检索界面进行检索操作。

需要注意 authors 字段与 specific author 字段的检索结果不同：一篇文献中有多个作者名字存储在作者字段中，限定 authors 字段检索时，输入的检索词只要在作者字段中出现即为命中文献，可以是两个作者名称中分别包含了检索词；而 specific author 字段检索则限定检索词必须出现在同一个作者的名字中，所以想检索某一位作者发表的文献时使用 specific author 字段进行限定检索比较准确。

（二）检索结果的处理

检索结果可以浏览、打印、保存，题录和摘要可以批量下载，全文只能单篇下载，下载格式为 PDF 格式。

执行检索后，在检索结果页面左上方显示结果数量、检索式。命中文献信息包括论文题目、出版物名称、期刊卷期、出版日期、页码、作者及内容预览、PDF 全文或 HTML 全文、相关文献（Related Articles）链接。点击“show preview”预览按钮，则在该记录下方显示论文的摘要、大纲、图表及参考文献等信息，供快速浏览该论文的主要内容。也可点击“open all previews”预览当前页所有记录的摘要、大纲等信息；点击“close all previews”取消预览功能。对于某些无摘要的论文，预览时系统还会提供某一页 PDF 全文（click here for a PDF excerpt）。每条记录前面都有一个小图标，表示用户可以查看该论文的全文，表示只能查看文摘信息。页面每屏默认显示 10 条记录，可以根据需要在 10～200 条数之间进行选择。

点击“related articles”链接可以查找数据库中与本文相似的文献。相关文献是指对本文提供的关键词进行默认字段检索后所获得的文献。

系统可以按照相关度（relevance）和发表时间（date）排序检索结果（sort by）。相关度排序是指按检索词出现的频率排序，频率高的排在前面，系统默认按相关度排序。

在检索结果显示页面左上方提供有“search within results”（在检索结果中检索）的检索输入框，在此可输入单词、词组或检索表达式进行检索，检索将在现有的检索结果范围内进行，即二次检索。二次检索可以在最后一个检索结果的范围内进行查询，进一步限制检索结果，从而缩小检索范围。进行二次检索时，系统默认在所有字段中检索。二次检索框内输入的检索词与上一个检索式之间的关系为 AND。也可以勾选系统给出的 Content Type、Journal/Book Title、Topic、Year 等限定内容，然后选择在所选限定范围之内（limit to）或之外（exclude）精练检索结果（Refine Results）。

【案例 9-1】

1. 需求　高校的科研人员在申请国家自然科学基金等项目时，需要在标书里写上国内外研究现状。要充分了解课题的国内外研究现状，必须检索国内外的期刊数据库，掌握最新的有关课题的进展。

2. 问题解决

（1）分析需求：充分分析课题的需要，了解清楚课题要解决的问题，课题所包含的概念和具体要求即它们之间的关系。

（2）解决办法：分析课题，明确课题的需求之后，选择相应的期刊类数据库，确定检索方法、检索途径，编写检索策略表达式，按照预定的检索策略进行检索，并对检索结果的相关性进行分析、评价。如果满足需求，则输出检索结果，如果对检索结果不满意，则对检索策略进行调整，以获得更好的检索结果。

（黄　芳）

第十章　图书类学术信息

知识是人类迈向进步文明和发展的唯一途径，读书是我们搜集和汲取知识的一条重要途径，图书是对前人劳动与智慧成果总结的结晶，是我们获取知识的重要来源。本章主要介绍公共卫生领域图书类学术信息。

第一节　概　　述

一、图书的概念

图书是以传播知识为目的，用文字或其他信息符号记录于一定形式的材料之上的著作物；图书是人类社会实践的产物，是一种特定的不断发展着的知识传播工具。

联合国教科文组织对图书的定义是：凡由出版社（商）出版的不包括封面和封底在内 49 页以上的印刷品，具有特定的书名和著者名，编有国际标准书号（ISBN），有定价并取得版权保护的出版物称为图书。

“图书”一词最早出现于《史记·萧相国世家》，刘邦攻入咸阳时，“何独先入收秦丞相御史律令图书藏之。沛公为汉王，以何为丞相……汉王所以具知天下厄塞，户口多少，强弱之处，民所疾苦者，以何具得秦图书也”。这里的“图书”指的是地图和文书档案，它和我们今天所说的图书是有区别的。进一步探求“图书”一词的渊源，可追溯到《周易·上系辞》记载的“河出图、洛出书”这个典故上来，它反映了图画和文字的密切关系。

图书按照载体不同划分主要有纸质图书、缩微型图书、电子书等类型，当前使用最广泛的当属纸质图书与电子书，我们传统意义上所讲的图书一般是指纸质图书。电子版图书（electronic book），简称电子书（e-book）是指以数字代码方式将图、文、声、像等信息存储在磁、光、电介质上，通过计算机或类似设备使用，并可复制发行的图书。随着计算机与网络技术的发展，电子书发展迅速，有取代传统纸质图书的趋势。

二、图书的作用

图书是传承人类历史文明的重要途径，图书出版的发达程度是人类文明发达程度的重要标志。图书的作用可以概括为如下 3 方面：

（1）图书是保存人类文化，收集人类信息知识的宝库。

（2）图书是传播情报信息，普及科学知识的媒介。

（3）图书是陶冶生活情趣，丰富精神生活的工具。

图书是人类社会发展到高度文明阶段的产物，是人类文化与智慧的结晶。它产生于社会，受益于社会，作用于社会，记载着古今中外的一切知识，不仅保存和延续着前人征服自然、改造社会的经验与智慧、创造与发明，而且成为一种精神资源，为社会的物质文明建设和精神文明建设广泛传播与交流新的信息、新的知识和新的情报，成为人们组织生产活动、科学活动、文化教育活动及欣赏娱乐活动不可缺少的良师益友。

图书的内容是人类社会实践经验的高度概括和总结，是人类社会实践活动的反映，是人类认识自然、改造自然，认识社会、改造社会，认识自己、改造自己的实践活动中总结和创造出来的知识。没有图书，人类的文化难以得到保留和积累。

第二节　医学相关出版社

从图书的概念中已经知道，图书必须是由出版社出版的，因此熟悉图书出版社的信息，将有助于相关图书的选取，本节将对常用的重要医学相关出版社加以介绍。

一、德国斯普林格（Springer-Verlag）出版社

德国斯普林格（Springer-Verlag）出版社（http：//www.springer.com）是目前自然科学，工程技术和医学（STM）领域全球最大的图书出版社和第二大学术期刊出版社。整个集团每年出版超过 2 000 余种期刊和 5 500 种新书。Springer 在电子出版方面占有领先地位，拥有全球最大的 STM 电子图书系列出版物。Springer 注重出版物的内容水平、出版人员的专业性和服务质量，专注出版、服务科学是 Springer 一贯的准则和目标。

二、荷兰 Elsevier 出版社

荷兰爱思唯尔公司（Elsevier）（http：//www.elsevier.com）成立于 1580 年，是一家主要提供科学、技术、医疗信息产品和出版服务的世界一流的国际出版集团。通过与全球的科技与医学机构的合作，Elsevier 每年出版 2200 种新书，近 1000 种医学新书。其中包括《格氏解剖学》（*Gray's Anatomy*）、《希氏内科学》（*Cecil textbook of medicine*）、《克氏外科学》（*Sabiston Textbook of Surgery*）《道兰图解医学词典》（*Dorland' s illustrated medical dictionary*）等经典名作。

三、人民卫生出版社

人民卫生出版社（http：//www.pmph.com/）成立于 1953 年 6 月 1 日，是我国出版规模大、产品质量高、综合实力强的医药卫生专业出版社，是集医药教材、学术专著、科普图书、期刊、报纸、数字出版、外文图书出版为一体的专业化、现代化和国际化的出版公司；累计出版图书 2.7 万余种，年出书 3000 多种，年发行量 1000 多万册。1993 年被中宣部、新闻出版署评为全国首批优秀出版社。

几十年来人民卫生出版社一直是出版医药类教材的大本营，出版的教材已形成覆盖研究生、本科、专科、高专高职、中职、专升本、成人教育及各层次教学辅导书、考试用书在内的，包括临床医学、药学、预防医学、口腔、护理、法医、中医、麻醉、检验等专业，多层次、多媒体、学科完整、品种齐全的完整体系。

四、科学出版社

科学出版社（http：//www.sciencep.com/）是全国最大的综合性科技出版机构。近年来，科学出版社保持“三高”和“三严”的优良传统和作风，发扬“科学人”坚韧的奉献精神，坚持以科学发展观推动变革与创新的主导思想，在“立足科技、面向教育、多种媒体、综合经营”出版方针指导下，依托中国科学院和“科学家的出版社”的金字招牌，充分挖掘国内外优良出版资源，

重视重大出版工程建设，形成了以科学（S）、技术（T）、医学（M）、教育（E）为主要出版领域战略架构与规模。科学出版社在国内拥有自己完善的出版、发行网络，同时与十几个国家和地区的100多家出版公司建立了长期的良好合作关系。科学出版社现在每年出书6000余种（含重印书），期刊190余种。

科学出版社下属医药卫生出版分社是按照社总体战略发展定位，由原医学出版分社拆分后成立。医药卫生出版分社包括医学专著出版和医学教辅考试书两大出版领域。继承了原医学出版分社近十年的发展成果，在这两大出版领域已经有了一定的积累。出版社网站医学下属预防医学/卫生学可以查找到预防医学有关图书，并且分为流行病学与防疫、营养与食品卫生、卫生学/环境医学3类。

五、北京大学医学出版社

北京大学医学出版社（http：//www.pumpress.com.cn/）成立于1989年8月，是中央级专业出版社，也是教育部直属的重点大学出版社。建社多年来，始终坚持为社会主义服务，为人民健康服务，为医学教育、科研和医疗卫生服务的办社宗旨，坚持社会效益第一的原则，共出版医学图书1400余种，发行1600余万册。以“高质量、高品位、高水平、多层次”的品牌理念，成为社会信誉度很高的大学出版社，赢得了作者、读者及出版界业内的认可。

北京大学医学出版社主页提供考试用书，如全国卫生专业技术资格考试丛书、成人考试用书、研究生入学考试用书、执业药师考试用书、卫生事业单位公开招聘考试指导用书、本科生复习考试指导丛书（含研究生入学考试）、卫生专业技术资格考试（主治医师）用书、执业医师考试用书、护理学专业资格考试用书；教材，如全国高等医学院校成人学历教育规划教材、本科教材、全国卫生高等职业教育规划教材（专科）、英文原版教材、中等卫生学校教材、医学实验教材、卫生培训教材、新编卫生事业管理专科教材、全国高等职业教育护理专业教材（三年制）等；医学专著，如护理学、口腔医学、药学、预防医学、基础医学、临床医学、医学英语等；医学科普，如中华民族立体营养支持科普系列丛书、医患问答丛书、健康系列、科普系列丛书、心理治疗普及丛书、健康教育系列丛书；外版图书，如译著、影印版；电子出版物。

六、人民军医出版社

人民军医出版社（http：//www.pmmp.com.cn/）于1950年10月经中央军委批准建社，是我国成立最早的中央级大型医学专业出版社，由解放军总后勤部主管，总后勤部卫生部主办。人民军医出版社秉承严谨求实、追求一流的科学精神，承担过数十项国家、军队重大出版工程，先后为军队和全社会奉献了3750余种、4000余万册内容新颖、门类齐全、质量好、实用性强的医学专著、译著、医学教材和科普读物。其中，《实用骨科学》成为我国骨科界公认的经典著作；《现代内科学》、《手术学全集》、《现代药物学》、《现代妇产科学》、《现代急腹症学》、《现代消毒学》等60余部图书先后获得国家和军队图书奖、军队科技进步奖；《医疗护理技术操作常规》被列为全国医院等级评定的重要参考书。网站主页上图书分类为外科、内科、其他科、中医、科普和其他；图书浏览可以查找各科相关图书。

七、中国协和医科大学出版社

中国协和医科大学出版社（http：//www.pumcp.com/）成立于1989年。出版社立社的宗旨是以优秀的民族传统精神，组建具有活力的团队；以全球思维，把握医学发展脉搏；以创新精神，锻造协和文化财富；以现代企业思想，创造高效益的媒体。近年来，出版社推出了《国家执业医师资格考试》系列图书、《全国乡镇卫生院卫技人员培训指南》、《数字卫生丛书》，同时出版了一批高质量、高层次的医学专著，如《协和呼吸病学》、《协和血液病学》、《脑室外科手术学》、《心脏外科基础图解》（第二版）、《胃肠急症学》、《分子核医学》、《蛋白质与核酸》及长版系列丛书等权威性、指导性、实用性相结合的协和医书。此外，为配合深化教育改革、医学课程改革、教学模式改革和填补国内一些医学科学的学科空白，出版社先后推出“十五国家级规划教材”的护理学本科教材、中医基础学科分化教材、预防医学及公共卫生专业教材等。

第三节　电子图书的获取

电子图书突破了传统图书和出版的概念，向读者提供一种动态的立体的信息组合，具有传统图书所难以企及的巨大优势，代表了未来图书发展的根本方向。电子图书具有信息容量大、服务功能多、出版周期短、经济成本低、发行更便利等优点。各大出版社也都在陆续增加电子图书的出版比例，可以说电子图书有取代传统印刷版图书的趋势，电子图书除了通过出版社的网站购买获得以外，还可以通过电子图书数据库和数字图书馆等资源获得，本节重点介绍几种国内外电子图书数据库及数字图书馆。

一、美国国立医学图书馆

美国国立医学图书馆（National Library of Medicine，NLM https：//www.nlm.nih.gov/）是世界上最大的生物医学图书馆（图 10-1），其馆藏包括生物医学、卫生保健、生物技术、人文科学、物理学、生命科学和社会科学方面的学术和研究资料，作为国家级图书馆，美国国立医学图书馆通过全国的医学图书馆网络向全美乃至世界各地的公众和生物医学、医学研究人员及相关图书馆提供网络访问，并且其网上信源丰富多样。NLM 的信息资源产品形成了以文献库、事实库、指南库、网站、相关软件资源等互为补充、互相链接的系列化资源库群，如包括 MEDLINE 在内的几十种数据库供因特网用户免费使用。下面介绍几种在 NLM 查找图书的信息资源。

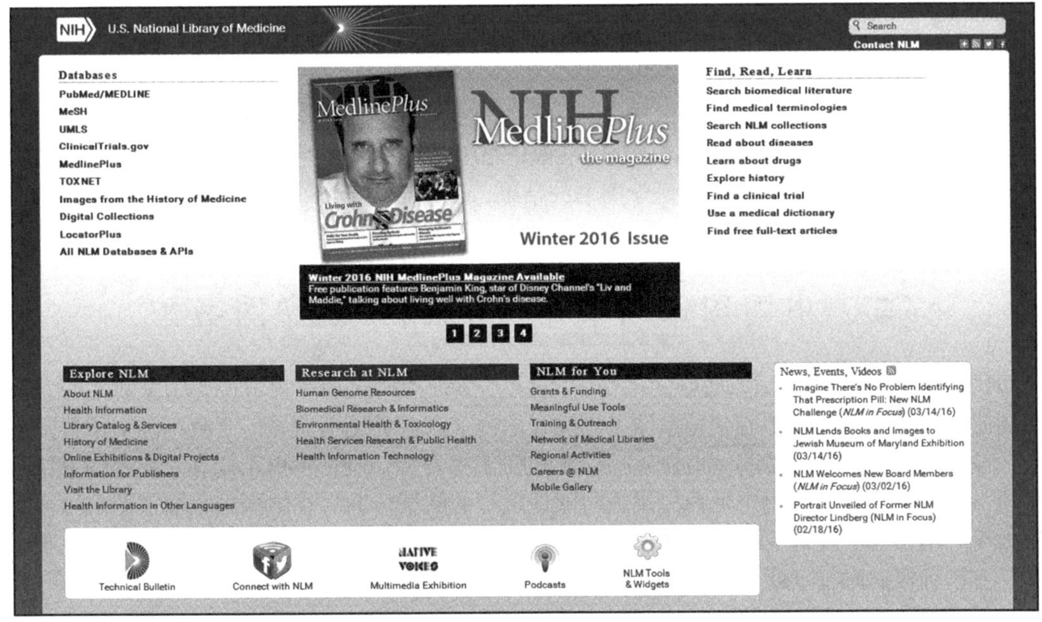

图 10-1　NLM 首页

1. 馆藏目录（Library Catalogs） 馆藏目录&服务（Library Catalog & service）部分主要提供馆藏书目查询，数据库检索，馆际互借服务，包括馆藏目录&国立医学图书馆的期刊图书及视听资料收藏（NLM Catalog & LocatorPlus）、IndexCat、参考和客服（Reference and Customer Services）、访问 NLM 馆藏（Accessing the Collections at NLM）、医学主题词（Medical Subject Headings（MeSH®））、编目和元数据管理（Cataloging and Metadata Management）、馆藏发展和购买（Collection Development and Acquisitions）、保存和馆藏管理（Preservation and Collection Management）、NLM 出版（Publications by NLM）、国际图书馆资源（Resources for International Librarians），卫生专业人员和研究人员（Health Professionals and Researchers）、和馆际互借（Leasing NLM Data）。其中 LocatorPlus 可以查询到 NLM 图书、期刊、视听资料的馆藏目录。图 10-2 为通过 NLMCatalog 查找预防医学相关图书的结果，即在所有馆藏目录中查找预防医学有关图书。

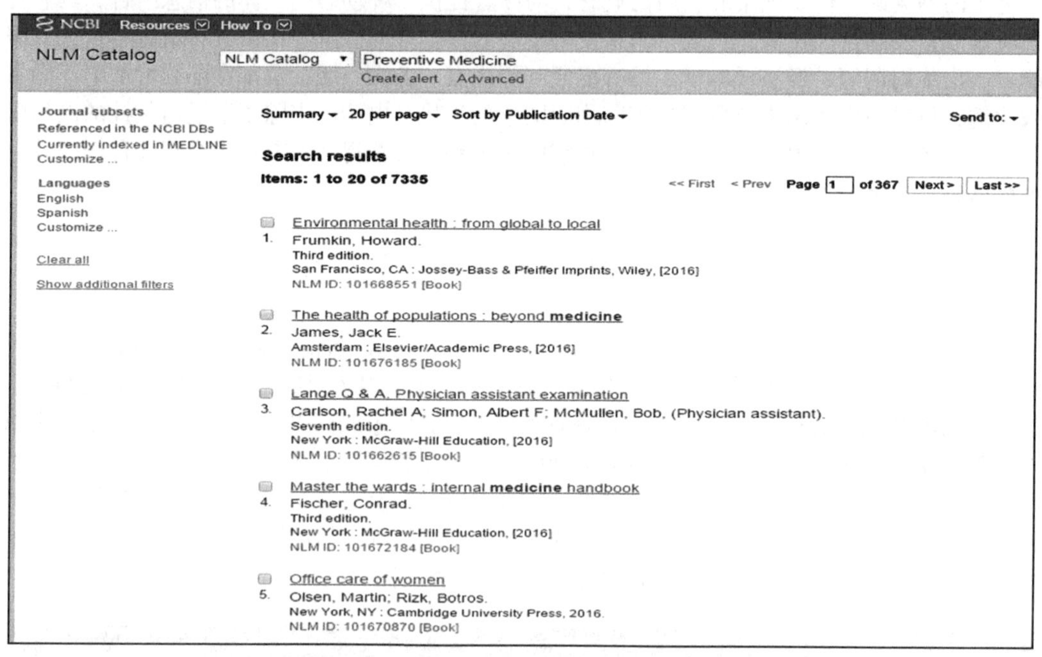

图 10-2 NLM Catalog 检索预防医学相关图书结果

2. 书架（Bookshelf） NLM 书架提供在线的生命科学与医疗卫生相关图书与文档。可以通过关键词检索或按书名浏览等方式搜索图书，截止 2016 年 4 月，共收录在线图书和文档 3931 种。图 10-3 为通过 NLM 书架搜索预防医学图书的结果，检索结果给出了每本书的著者、著者信息、目录及相应内容。

二、中国国家图书馆·中国国家数字图书馆

中国国家图书馆·中国国家数字图书馆（http：//www.nlc.gov.cn）被定位为国家总书库、国家书目中心、国家古籍保护中心。国家图书馆联合国内多家公共图书馆推出“数字图书馆移动阅读平台”该平台定位于移动阅读，集合 4 万余册电子图书资源、上千种电子期刊及各地图书馆分站的优质特色数字资源，为用户免费提供随时随地随身的阅读体验。在中国国家数字图书馆主页面（图 10-4），有资源、专题、资讯和国家典籍博物馆 4 个栏目。其中资源提供图书、期刊、报纸、论文、古籍等资源库。除此，主页面还提供馆藏目录检索和更多数字资源等。

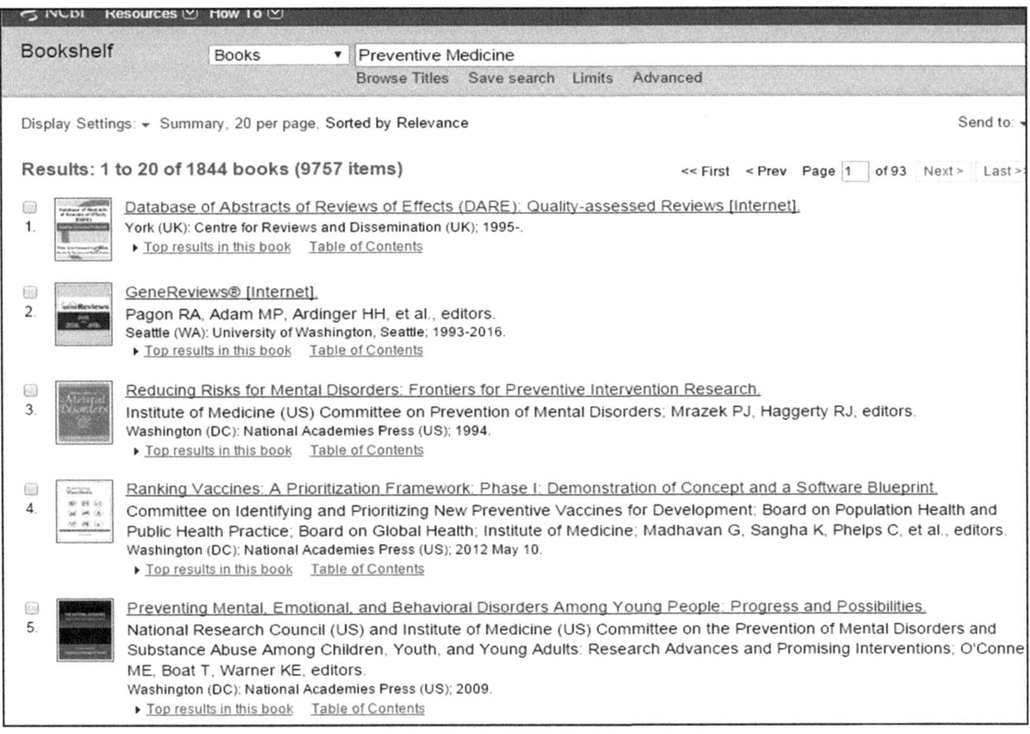

图 10-3　Bookshelf 检索预防医学图书结果

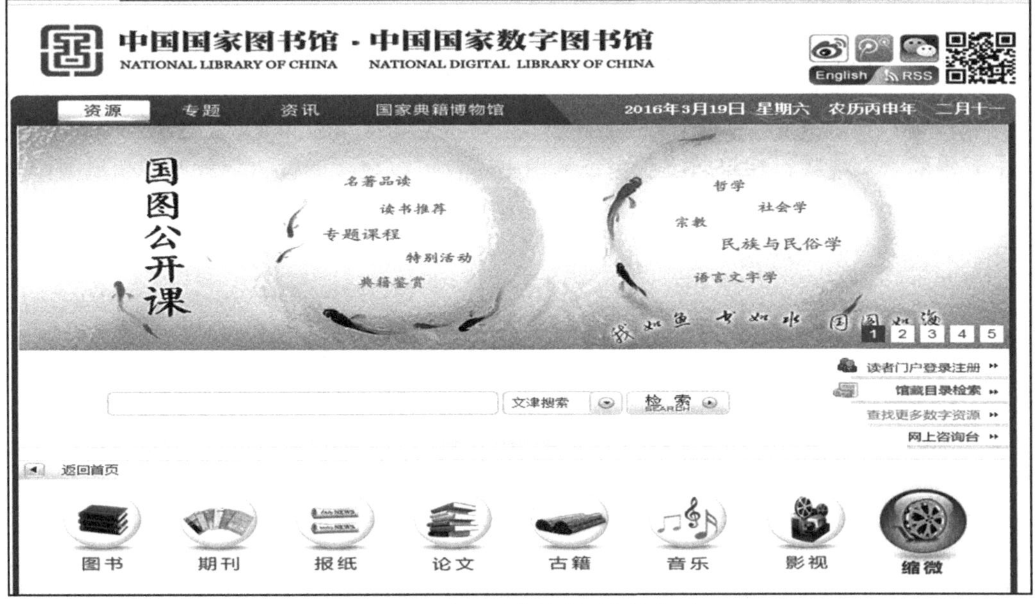

图 10-4　中国国家数字图书馆主页

图书资源库提供中文图书和外文图书资源。中文图书资源有馆藏中文图书数字化资源库、方正电子图书等。其馆藏中文图书数字化资源库收录了图书 17 万多种，涉及各个学科，读者免费注册后即可在线阅读。读者可通过字段检索或按图书分类浏览查找相关图书进行在线阅读，图 10-5 为在医药卫生分类中以“预防”为检索词检索与预防医学相关的馆藏图书的结果。

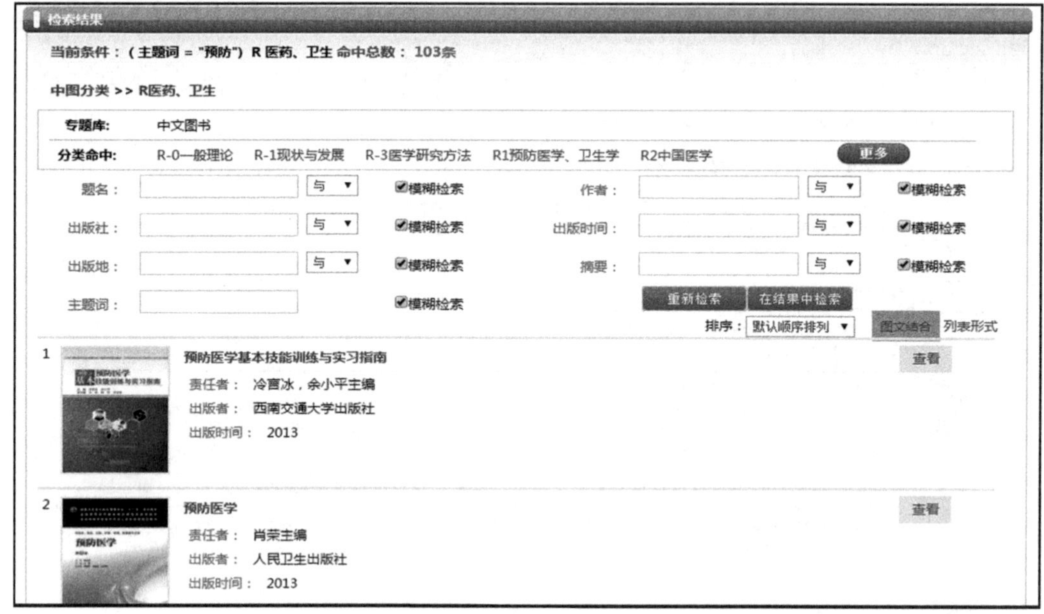

图 10-5 馆藏中文图书数字化资源库中检索预防医学相关图书结果

三、超星数字图书馆

超星数字图书馆（http：//www.chaoxing.com）成立于 1993 年，是国内专业的数字图书馆解决方案提供商和数字图书资源供应商。超星数字图书馆为目前世界最大的中文在线数字图书馆，提供大量的电子图书资源，其中包括文学、经济、计算机等五十余大类，数百万册电子图书，500 万篇论文，全文总量 13 亿余页，数据总量 1 000 000GB，大量免费电子图书，超 16 万集的学术视频，超星数字图书馆的图书不仅可以在线阅读，下载安装超星阅读器后更可以将图书下载到本地电脑进行阅读、管理及打印。通过超星数字图书馆网站，读者可以使用字段检索或分类浏览等方式查找相关图书，图 10-6 为通过超星数字图书馆搜索“预防医学”的结果。

四、其他电子图书资源

1. 美国的国家学术出版社 美国的国家学术出版社（National Academies Press，NAP，http：//www.nap.edu/）负责美国国家科学院（National Academy of Sciences）、美国国家工程学院（National Academy of Engineering）、美国国家医学院（The Institute of Medicine）和美国国家研究委员会（National Research Council）相关研究成果的出版，其目标是在维持收支平衡的同时尽可能广泛地传播这些研究机构的研究成果。为了实现这一目的，NAP 从 1994 年就开始提供免费的在线内容。并于 2011 年 6 月 2 日宣布，将其出版的所有 PDF 版图书对所有读者免费开放下载，并且将这些图书去除 DRM 保护。这其中不仅包括超过 4000 种最新出版的图书，还包括已经提交报告将于未来一段时间出版的图书。NAP 的这些 PDF 版图书对发展中国家都是免费的，65%的内容对所有国家用户免费。

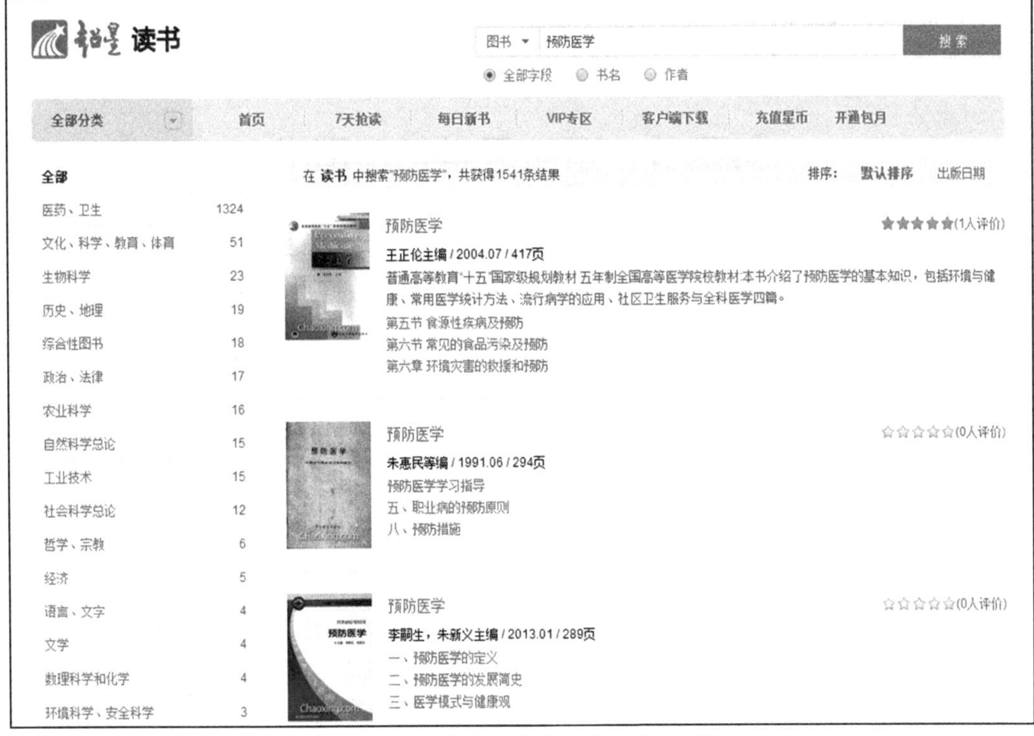

图 10-6 超星数字图书馆预防医学图书资源

在美国的国家学术出版社网站可以通过主题、题目、ISBN 和 DOI 来查找图书，也可以按主题浏览。图 10-7 为通过 NAP 网络搜索预防医学相关图书的结果。

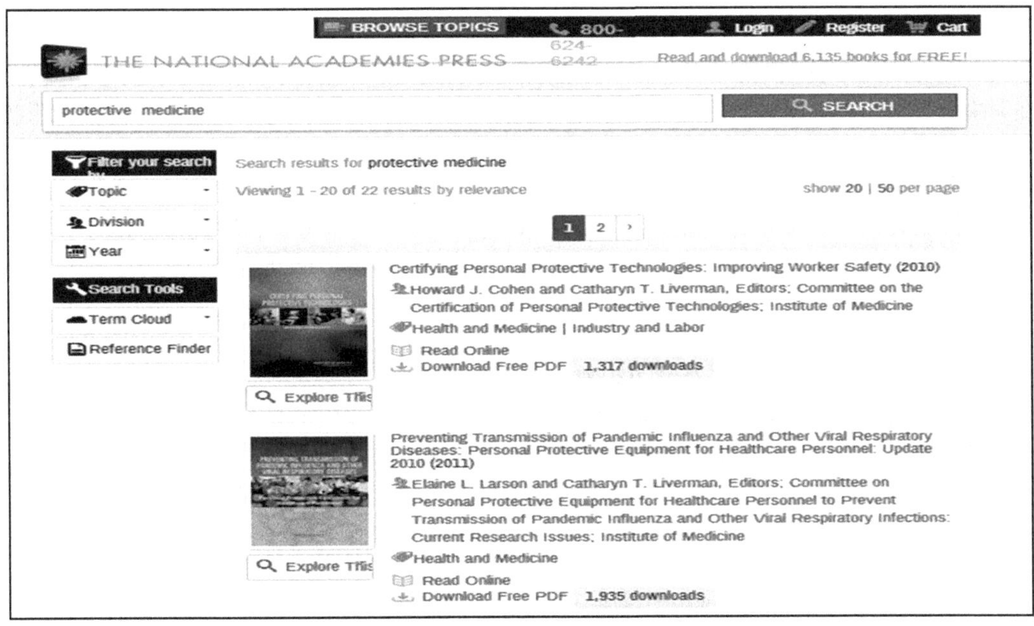

图 10-7 NAP 网络搜索预防医学相关图书的结果

2. 医生的免费电子书(FreeBooks4Doctors，http://www.freebooks4doctors.com/) 由法国的 Bernd Sebastian Kamps 建立的免费医学图书信息网站，该网站共收录英语、德语、法语、西班牙

语、葡萄牙语等语种的图书 300 余种，可按主题（Topic）、FB4D 影响因子（FB4D Impact）、语种、出版年和星级评分等浏览阅读。

第四节 预防医学相关图书

图书特别是教材，是系统学习科学知识的重要来源，而一些教材自面世以来更是多次再版，这样的教材更是经典中的经典，本节将重点对预防医学的国内外经典图书加以介绍。

一、国外经典图书介绍

1.《Maxcy-Rosenau-Last 公共卫生与预防医学（第 15 版）》中文版 由华莱士[美]编著，尹力，王陇德主译，人民卫生出版社 2012 年 7 月出版发行。

该书是一本公共卫生领域的经典著作，具有权威、实用、编排合理等特点，注重相关知识深度和广度的结合，既是公共卫生与预防医学领域最好的教科书之一，也是为相关专业人士提供“一站式”资源服务的重要参考书。该书第 1 版出版以来，深受公共卫生和预防医学工作者、有关方面专家学者和公共政策制定者及广大高等院校学生的喜爱。该书每次新版问世，都会增添新内容。第 15 版增加了有关新发疾病的流行病学和应对措施、改进公共卫生学研究方法、以社区为基础的公共卫生管理、预防生物恐怖主义、改善不良生活习惯、防控肥胖和糖尿病、避免化学品接触等新内容。

2.《现代流行病学》（第 3 版）（Modern Epidemiology 3rd ed） 一书由 Lippincott Williams & Wilkins（LWW）出版社于 2012 年 12 月出版发行，由波士顿大学的 Kenneth J. Rothman、Timothy L.Lash 和加州大学洛杉矶分校的 Sander Greenland3 位流行病学知名教授联合编写。

《现代流行病学》（第 1 版）自 1986 年诞生，迄今已经走过了 30 年，1998 年第 2 版出版发行，被誉为流行病学领域的经典之作。2012 年出版发行的第 3 版在沿用第 2 版框架的基础上，对图书内容进行了全面的改版和更新，不但反映了流行病学科的理论和方法最新进展，也阐述了流行病学在解决公共卫生和临床医疗问题时发挥着日益重要的角色。该书是迄今为止，最全面和系统阐述流行病学原理和方法的专业类图书，书中不仅涵盖了所有流行病学相关的基本理论和方法（如疾病频率和关联的测量、研究设计、现场方法、可信度、精确度、统计推断、因果图），也阐述了流行病学数据分析的最新进展（如贝叶斯分析、敏感性分析、偏倚分析和层次分析等）。同时，该书对于疾病监测、二手数据的使用、生态学研究、社会流行病学、传染病流行病学、遗传和分子流行病学、营养流行病学、环境流行病学、生殖流行病学、临床流行病学和 meta 分析等研究领域，也予以详细阐述。该书的内容能够为 21 世纪的流行病学相关领域的研究人员和实践者提供非常有价值的参考信息。无论是对于公共卫生专业人士，还是临床实践者，该书都是一个重要的参考工具。该书包括 4 部分（基本原理、研究方法、数据分析和其应用）共 33 章。跟第 2 版书相比，本版中增加了一些新的章节内容，包括：因果图、贝叶斯分析、偏倚分析、社会流行病学和二手数据使用。该书不仅适合公共卫生研究者、临床科学研究者、流行病学家、观察性研究和实验研究的相关人员，流行病学和统计学专业的研究生，对基础、临床、预防及卫生管理领域工作的非流行病学工作者也具有重要的参考价值。

3.《现代健康与疾病营养学》（第 11 版）（Modern Nutrition in Health and Disease 11th ed） 一书由 Lippincott Williams & Wilkins（LWW）出版社于 2012 年 12 月出版发行，由宾夕法尼亚州立大学的 A. Catharine Ross、约翰·霍普金斯大学的 Benjamin Caballero、佛罗里达大学的 Robert J. Cousins 等 5 名营养学知名教授联合编写。

随着居民文化与健康素养的提升，营养作为关系到国民幸福指数的一个重要因素，正得到更加广泛的认同。在慢性病和各种癌症向我国城乡蔓延的今天，亟须综合运用包括营养在内的多种手段捍卫国民的健康。在临床工作中，常常看到患者对药物治疗极为遵从，而对吃饭却漫不经心：降糖药按时吃，血糖却久不达标；术后伤口久不见好，却仍在吃影响消化吸收的非必需药物；肝功能受损一面吃保肝药一面却不舍得花少得多的钱来改善营养。欧美国家已通过本身社会的发展经历，认识到了营养在多种疾病中的病因角色及治疗地位。我国正经历着他们已经历过的发展阶段，因此，或是前车之覆，或是一得之见，应引起我们的规避与效法。人一生约要吃掉 35 吨的食物，食物之于人，犹如油料之于汽车。然而人们重视汽车而不重视营养，过分以健康以外的指标为衡量成功的标准，常常得不偿失。欲开启群众的营养智商，需要多引进并推广国外的先进经验，书籍无疑是经验的重要载体。

《现代健康与疾病营养学》（第 11 版）具有以下特点：①精：精心的组织、精致的装帧、精美的印刷、精辟的论述，使得此书成为营养学著作中的精品。②定：使人在阅读时心情愉悦，表里如一，激发思维。③全：膳食组成、营养生理、营养与疾病、不同生长阶段的营养、人群营养。在笔者所关心的临床营养学部分，论学科则涵盖内、外、妇、儿，论手段则包括膳食、肠外和肠内。④理：此书对生化过程和机制进行了细致的阐述，涵盖生长发育、慢性病、孕妇、创伤、外科等各方面。使读者知其然，更知其所以然。结构严谨，逻辑清晰，不仅可学到知识，更可以学到治学的方法。⑤用：本书非常实用，如对肥胖并非泛泛而谈，不是好高骛远，而是脚踏实地地阐述了各级别肥胖的应对策略。在目前临床营养科暂居弱势的今天，广大的三级医院还没有足够强大的临床营养科和足够精干的营养师队伍来有力地开展临床营养工作。临床营养科欲发展却缺乏太多的经验。因此，严谨实用的临床营养学教材无疑是雪中送炭。借助国外优秀医院及专家的智慧，结合我国国情，跨越式地走出一条中国特色的临床营养学发展之路是大有希望。本书应成为营养专业人员之必备书籍。值得反复品读，从而开阔视野，为己所用。本书堪称营养爱好者的良师益友，不但学习其知识，而且要领悟其研究与表达的方式方法，当然，要发展营养事业，单有理论的本土化和中国化还是不够的。更需要的是，营养（医）师应奋发有为，把书中的好理论付诸实践，将之变成可执行的有吸引力的食谱和营养方案，开发出切实可行便于纯熟应用的营养管理工具。这是一项有挑战性的工作，如能实现，意味着营养学深入民间，深入人心的机会大大加强，则营养学治疗价值与潜力的全面体现将为期不远。

4.《伯顿卫生科学微生物学》（第 10 版）（Burton's Microbiology for the Health Sciences 10th ed）一书由 Lippincott Williams & Wilkins（LWW）出版社于 2014 年 9 月出版发行，由 Paul Engelkirk PhD 编写。

《伯顿卫生科学微生物学》是主要面向护理专业和其他卫生科学专业的培训教材，此版本是自 1979 年出版以来的第 10 版。在所展示的内容中主要包括：微生物学基本理论与知识、病原微生物与其所致疾病、抗感染药物的应用和对传染病的防控与自我防护。与之前的第 9 版相比较：扩增了在近几年中危及公共卫生或卫生工作者的一些新发与突发感染性疾病及其病原微生物的内容，增加了与内容相关的大量彩色图谱。全书分为 8 部分共 21 章。在第 1～3 部分中共包含 7 章，主要内容涵盖有微生物的生化学基础、病原微生物的分类与结构及分子生物学特征。第 4 部分包含 2 章，内容涵盖有微生物的体外抑制实验室方法和常用抗感染药物的临床应用。第 5～6 部分共含 4 章，内容涵盖有微生物生态学、对人类的利弊作用、与公共卫生事件的关系、健康机构中的相关性感染与感染控制。第 7 部分含 3 章，内容涵盖有感染性疾病的发病机制和宿主的特异性与非特异性防御机制。第 8 部分含 5 章，主要内容涵盖有感染性疾病的常见临床症候群和由病毒、细菌、真菌、寄生虫所致相应感染性疾病的传播或感染途经、临床表现、实验室诊断及医护工作中的防护注意事项。各章节文图并茂，可读性强。在格式的编辑方面，于每章的主要内容前编排有简明扼要的本章纲目、学习目标。为便于课后复习或自学，在每章的文字内容之后提供有 10 多个选型问答题（书后附有答案）。本书并配备有 CD-ROM，其内容中包括有每章的内容提要、书外内容增补、练习题解答、补充练习题及部分病例等。

5.《营养和生长年鉴》(2016 年版)(Nutrition and Growth Yearbook 2016) 由欧美等国作者共同编著，作者来自英、法、荷、意、西、澳、瑞、阿、捷克等国，为儿科、营养、流行病等领域的专家。Karger 出版社 2016 年出版发行。

《营养与卫生年鉴》内容丰富，涉及多个主题：婴儿营养、生长结果(营养视角和内分泌视角)、早期营养对日后生长的影响，IGF-1 在生长发育中的意义和作用机制(与营养状况尤其是蛋白质摄入状况的关系)，对联合国新的儿童生长标准的解读，低收入国家的儿童生长迟缓，追赶生长的分子和细胞机制，儿童肥胖预防，早产儿的最佳生长，炎症性肠病儿童的生长和发育，早期营养与动脉粥样硬化，囊性纤维化儿童的人体成分分析，精神疾病患儿的体重和药物作用的关系，性早熟与骨健康。

值得营养医师关注的领域如早期喂养与成年期疾病的关系：本书提供了一些有趣的现象，如说 0～6 个月的体重增加与日后的肥胖成正相关，6～12 个月的体重增加则与日后的肥胖无显著关联。由此可以提供一些在喂养方面的技巧，并预防几十年后的公共卫生问题。认识到这一点，将无形中为国家省去大量的医疗资源。肥胖被广泛认为是一种多基因遗传病，有大约 10%的肥胖是由 8 种单基因(如 leptin，MC4R 等影响到能量代谢的基因)所致，而其中由瘦素(leptin)基因突变所引起的肥胖是目前唯一可被药物治疗的人类肥胖。因此应能正确识别出这类单基因疾病所致肥胖。

判断儿童生长的指标：身高和体重等人体测量指标，还包括锌、铁、维生素 A、瘦素、胰岛素样生长因子等。生长曲线图是判断生长发育的重要工具，其本身设计是否合理、使用时是否正确，影响到对生长发育状况判断的准确性。本书介绍了联合国儿童生长发育表的使用情况，以及生长曲线图设计的英国经验。对于营养工作者来说，理解本书中所提供的临床证据，能够较准确地将病因、生理机制与临床应用结合起来，并将之转化为通俗易懂的语言，使更广泛的人群受益，把治疗理论变为实际可操作的食物，是一个重要的任务。笔者在工作和生活中也时常被问到一些关于儿童生长发育的问题，因此本书对于指导临床开展儿童生长评估、治疗有很强的指导性和实用性。

6. 《化学、健康与环境》(第 2 版)(Chemistry，Health，and Environment 2nd ed) 一书由 Wiley-Blackwell 出版社于 2010 年 4 月出版发行，由瑞典隆德大学的 Olov Sterner 教授编写。

现代社会中使用的大量化学物质给我们的生活带来便利和享受的同时也给我们的健康和环境造成了隐患。早在 20 世纪，杀虫剂 DTT 曾成功地控制了害虫的蔓延，也降低了疟疾的发病率，挽救了很多人的生命，但是人们逐渐发现这一杀灭害虫的神奇药物具有极强亲脂性并在有机体内高度稳定，最终导致其在有机体内的高度蓄积，成为地球环境的梦魇。如今，化学物质导致癌症发生率升高及二氧化碳等温室气体对气候造成威胁已成为不争的事实。化学物质对健康和环境的危害取决于这些物质的理化特性，这些性质决定了化学物质与有机体和环境之间的相互作用。通过分析其分子结构和功能基团，分析其可能在有机体内发生的代谢及在环境中发生的化学转化，则有可能推测出某些化学物质会造成的危害。本书就是以化学为基础，对化学物质与健康、环境之间的关系进行了讨论，对化学物质的分子结构、理化性质及其对有机体和环境造成危害的机制进行了介绍。

本书共 10 章，首先概括介绍了化学物质与社会环境之间的关系，然后又对生命体和自然环境中存在的化学物质进行了分类描述。随后作者介绍了化学物质的理化性质及其在有机体中被摄取、分布、代谢和清除、在环境中被转化的过程。自第 7 章开始，作者对化学物质的毒性、致畸和致癌的分子机制、常见有毒化学物质及其对环境造成的负担进行了详细的讲述。

本书的意义在于使人类社会意识到在使用大量化学物质的现代社会中，从化学角度出发，改变或优化某些化学物质的使用或处理方式能够保护有机生命的健康和地球环境不被恶化。由于本书在第 2 版中加入了一个新的章节，描述了人们熟知的某些化合物，如经常使用的燃料、杀虫剂、食物添加剂和药品等的化学效应，使得化学知识基础有限的读者也能从本书中找到有用的信息。当然，化学系的学生、经常接触某些化学物质的工作人员及以健康和安全为职业的人们都会从本书中受益。这是一本对科学、可持续发展有着重要意义的好书。

二、国内经典图书

1.《中国公共卫生》 由王宇、杨功焕主编的《中国公共卫生》一书分为理论卷、方法卷和实践卷 3 本，由中国协和医科大学出版社于 2013 年出版发行。

20 世纪，世界许多国家公共卫生状况空前改善。最近 30 多年来，全世界卫生事业取得显著成就，婴儿死亡率大幅度下降，营养不良获得普遍改善，医药卫生技术创新也势头迅猛。但是，经济发达国家和发展中国家在卫生投入和健康状况方面的差距依然如故。发展中国家每年有近 1100 万儿童死于可预防的传染性疾病。以疟疾这种可预防的疾病为例，每 30s 就会夺去一名世界贫困地区儿童的生命。每年有超过 50 万妇女死于妊娠和分娩。结核病是可以治愈的疾病，但每年依然有 170 万人死于结核病。大多数低收入国家的艾滋病毒/艾滋（HIV/AIDS）疫情依然没有得到控制，全球大约已有 6000 万人感染艾滋病毒，2500 万人死于艾滋病相关疾病，而在中国估计目前存活艾滋病毒感染者和患者约有 78 万。

与此同时，慢性非传染性疾病，无论是发病数和死亡数均占总发病和死亡数的绝大多数，其中有 6 种重要慢性病（脑卒中、冠心病、糖尿病、肺癌、肝癌和乳腺癌）占总死亡的 35%，其标化死亡率呈上升趋势，这意味着危险因素在慢性病上升中起了关键作用。且与慢性病相关的危险因素——烟草使用、酗酒、高盐高脂饮食及静坐生活方式，要么处于高流行水平，要么呈进行性上升趋势。这些危险因素的流行趋势表明，在未来 20～30 年慢性病的发病和死亡率还会持续上升，其带来的疾病负担、劳动力的损失及巨大的医疗费用，都将给社会、家庭和个人造成严重的影响。

儿童、青少年和劳动力人口中，伤害是第一位死因。大气和室内空气污染、不安全的饮用水和食品、工作环境，以及电离辐射等有害因素的流行水平增加，缺乏监管和控制，给健康带来了严重的危害。总之，在社会经济发展的进程中，新的健康问题不断增加。

过去 50 年，中国人群的健康状况得到了很大改善，在短短的几十年，人群期望寿命上升，婴儿死亡率、5 岁以下儿童死亡率和孕产妇死亡率呈明显下降趋势，营养不良疾病、主要的传染病，特别是疫苗可预防的传染病、肠道传染病，以及地方病，均呈明显下降趋势。但是各地发展不平衡，在贫困、偏远地区，这些应该得到良好控制的疾病和健康问题依然还很严重。传染病中，经性传播的传染病，HIV 感染仍呈上升趋势。

中国地域广阔，发展不平衡，许多应该得到有效控制的疾病和健康问题在偏远地区还未能有效控制，这些没有控制的传染病随着人口流动进入城市，使得这些问题更加严重。

中国人群中疾病模式发生了非常显著的变化，新出现的健康问题，对公共卫生提出了新的要求需要利用新的理论、技术和方法应对这些新的挑战。

《中国公共卫生》一书作为中国公共卫生领域的一部专著，由中国疾病预防控制中心牵头，联合全国公共卫生院校、临床、科研单位及社会学界专家共同编写，全书共分 3 卷，分别为公共卫生的理论卷、方法卷和实践卷。理论卷，阐述伴随公共卫生中新问题出现而产生的理论进展；方法卷，重点介绍公共卫生中常用的方法及技术；实践卷，主要反映过去半个多世纪中国公共卫生的实践，总结中国公共卫生实践的成功经验，同时反映随着快速的城市化、工业化，疾病模式快速的转变、新的健康问题、中国公共卫生所面临的挑战和应对措施。实践卷是本书的特色，也是定名为《中国公共卫生》的依据。

本书的读者对象定位于希望了解中国公共卫生实践，或致力于公共卫生事业的专家、学者，以及在公共卫生领域的工作人员和决策者。可作为疾病预防控制系统及公共卫生领域专业人员、决策者的工具书、参考书，也可作为其他行业了解公共卫生现状及相关知识的指导书。

2.《流行病学》（第 3 版） “十二五”国家重点图书出版规划项目《流行病学》（第 3 版）全书分为 3 卷，由李立明任总主编，王建华、曹务春、沈洪兵任各分卷主编，本书的编委以年富力强的一线流行病学工作者为主，他们热爱流行病学专业，具有广泛的学术影响和较高的写作水平，作者涵盖了我国高等医学院校、疾病预防控制体系、专业科研院所、军队教学、科研和疾病预防控制机构及来自港澳地区的数百位专业工作者。全套图书由人民卫生出版社 2014～2015 年出版发行。

流行病学是在人类与疾病斗争的过程中形成和发展起来的一门应用学科，在探索病因、防控疾病、制定疾病防治策略与措施、评价防治效果及改善人群健康等诸多方面发挥着重要作用。随着经济社会的发展，人口结构与人类疾病谱的变化和医学模式的转变，流行病学的应用范围已经由传染病扩展到慢性非传染性疾病、伤害和健康相关领域，流行病学理论和方法也日趋完善成熟，不仅成为公共卫生和预防医学的基础学科，而且还成为现代医学的骨干学科。大参考书《流行病学》的第 1 版是天津医科大学耿贯一教授在改革开放后组织全国流行病学家悉心编写的，1979 年人民卫生出版社将其作为向国庆 30 周年的献礼书出版。作为大部头的流行病学专业参考书，该书受到全国同行的广泛认可和喜爱。在 16 年后的 1995 年又出版了第 2 版，仍然由耿贯一教授领衔主编，共分三卷，包括第一卷总论 29 章，第二卷传染病 102 章，第三卷慢性非传染性疾病 69 章。2011 年人民卫生出版社决定再次修订出版《流行病学》并列入新闻出版总署的“十二五”国家重点图书出版规划项目，由李立明担任总主编。作为新时代的流行病学参考书，在编写过程中编者们力争全面真实地反映流行病学学科的发展现状，客观准确地反映流行病学原理和方法的发展，全面系统地反映流行病学应用的拓展及其展望，努力使其成为本时期我国流行病学专业的代表性著作。本书的受众可以是我国公共卫生与预防医学领域的学生，教师和流行病学科研和公共卫生专业工作者，也适用于临床医学、护理学及卫生事业管理领域的工作人员参阅。

为保持历史延续性，《流行病学》第 3 版仍然分为三卷。

第一卷为流行病学原理与方法篇，由王建华任主编，内容包括流行病学原理、方法和各类分支小总论共 48 章。本次再版增加了很多新内容，除了近 20 年来引入国内并逐渐成熟的临床流行病学、遗传流行病学、分子流行病学、循证医学等内容外，还增加了尚不为国内熟悉的一些较新的内容，如“边缘结构模型”和“生命里程流行病学”等内容，原第 24 章“统计流行病学中的应用”扩展为一篇“流行病学资料的处理及统计分析”。

第二卷为传染病流行病学篇，由曹务春任主编，内容包括传染病、地方病、寄生虫病，共 152 章。本卷涉及的内容基本涵盖了当前主要的传染病，内容按照传染病的传播方式和流行特征将传染病划分为 6 大类，包括消化道传染病、呼吸道传染病、经血和性传播传染病、自然疫源性与虫媒传染病、体表接触传播传染病和寄生虫病。另外，地方病的内容也纳入本卷。本版比第 2 版增加了许多新章节，主要包括新发传染病、地方病和国内外近年来新出现的问题或研究较多的传染病而新增或单列的病种。其中新增新发传染病 28 种、单列病种 22 种、地方病 6 种及传染病流行病学总论、地方病概论和寄生虫病流行病学概述 3 章。原有的章节也增补了许多新内容，几乎所有章节都经过重新撰写，并对法定报告传染病的时间和空间分布图进行了更新。每章都尽量做到既总结我国的经验，同时也介绍国际上的新发现、新进展，对不同学派的观点尽量加以介绍。

第三卷为慢性病流行病学篇，由沈洪兵任主编，内容为各种常见慢性非传染性疾病，共 78 章。本卷修订继承第 2 版的编写原则，以给我国流行病学研究和疾病预防控制领域工作者提供一本较为全面系统的慢性病流行病学参考书为目标，以慢性非传染性疾病的流行特征、主要危险因素、预防控制策略和措施及干预效果评价等最新进展为重点内容，以充分体现“全面性、综述性、进展性、科学性和导向性”的原则。本卷在对原版各章内容进行全面修订和更新的基础上，对总体内容进行了调整和扩充，并尽量规范了疾病名称，在原版 69 章的基础上，扩展为 78 章，新增和调整的章节合计超过总内容的 70 %。本卷主要以常见慢性非传染性疾病流行病学为主，以系统为顺序编排，如心血管系统、肿瘤、呼吸系统、消化系统、营养性疾病及代谢病、泌尿系统、风湿病、神经系统、精神疾病、出生缺陷、口腔和眼科常见病、职业性疾病等。

3.《现代环境卫生学》(第 2 版) 由陈学敏、杨克敌主编，人民卫生出版社 2008 年 8 月出版发行。

《现代环境卫生学》第 1 版自问世以来，已有 10 余年，它不仅受到高等学校师生们的普遍欢迎，也得到了环境卫生工作者们的好评。究其原因，在于《现代环境卫生学》既是一本全面、系统的大型专业参考书，又因其内容翔实，成了读者们在工作中遇到疑难问题时，经常查阅的专业“工具”书。但是，随着科学的发展，特别是近年在环境卫生学相关学科的促进下，环境卫生学的有关概念、理论、技术和方法等都取得了长足的发展，今天的环境卫生学与10余年前的状况已不能同日而语。同学们渴求新知识的强烈愿望；青年教师迫切期盼一本能概括环境卫生学理论与应用、现状与发展趋势、研究与工作方法的大型参考书问世；实践工作者则希望出版一本能帮助他们迅速提高解决实际问题能力的专业参考书。在这些客观需求下，《现代环境卫生学》（第2版）于2008年面世。

《现代环境卫生学》（第2版）传承了第1版的体系、内容及老一辈专家著书的严谨态度与写作风格，还结合当前的需要将其编写成具有时代特色的、能作为教学和专业实践资源的大型参考书。环境卫生学是以人类及其周围的环境为研究对象，阐明人类赖以生存的环境对人体的作用及人体对环境的作用产生的反应，即环境-机体的相互作用。全书分4篇40章：第一篇总论，论述环境与健康关系的理论，相关科学、技术与环境卫生学的关系等；第二篇环境介质与健康，论述各种环境介质对人体健康的影响及其研究方法；第三篇环境因素与健康，论述单一环境因素对人体健康的危害作用及重要环境污染物的检测方法；第四篇环境相关性疾病，论述有关疾病与环境、遗传（基因）的关系，揭示环境因素在发病机制中的作用。

4.《现代医学统计学》（第2版）　由方积乾、陆盈主编，人民卫生出版社2015年出版发行。

《现代医学统计学》（第2版）全书分为4篇29章：第一篇生物医学中的统计方法，含医学中的统计思维、医学诊断、相依资料、医学测量的质量控制、成本-效果分析、生存质量、Meta分析、描述与图像、时间序列和模式识别10章，均系医学和生物学特定领域现代化过程中形成的颇具特色的统计方法学。第二篇药物开发中的统计方法，含药理学和非临床试验、制药与开发研究、毒理学和临床试验等4章，均系现代药物研究和开发中普遍推行的统计学方法。第三篇流行病学中的统计方法，含遗传统计、危险度评价、传染病模型、抽样调查的特殊模型、重捕获模型、肿瘤筛查资料分析和因果推断7章，均系近几十年发展起来的现代流行病学统计方法，正是这些崭新手段使得传统流行病学发生了质的飞跃。第四篇现代统计学方法与理论，含生存分析、纵向资料分析、非参数回归、Bayes、统计、随机过程、树结构回归、EM算法和人工神经网络等8章，均系与医学统计密切相关的、实用性很强的基础性内容。第四篇不仅概括了各重要分支的现状与发展方向，而且也为前三篇提供了必要的理论与技术。全书30余章，第一篇介绍生物医学中的统计方法；第二篇介绍药物开发中的统计方法；第三篇介绍流行病学中的统计方法；第四篇概括了各重要分支的现状与发展方向。各章相对独立，布局统一，概述后介绍基本概念和常用统计方法，着重实际应用、操作方法和意义的解释，重要内容的推导、证明等。

5.《现代职业卫生与职业医学》　由金泰廙、王生、邬堂春等主编，人民卫生出版社2011年1月出版发行。

职业卫生与职业医学在我国的产生与发展，是与新中国的经济发展和社会进步相伴而行的。随着服务目标人群的扩大，学科的名称也几经变更。在我国，20世纪40～50年代服务目标人群定位为工业企业的体力劳动者，学科称为工业卫生（industria1 hygiene）；当服务目标面对全体体力劳动者职业危害防护，学科更名为劳动卫生学（labour hygiene）；当服务目标扩大至全体职业人群的职业危害防护和职业病防治时，学科名称扩展为“职业卫生与职业医学”。学科发展的60年历程，倾注了几代职业卫生与职业医学工作者的心血。新中国成立后30年，学科从无到有，逐步建立了职业病预防、治疗和科学研究的学科体系和遍及全国的各级防治网络，适应了当时经济发展要求；随着改革开放以来经济体制的改变及医疗体制的变更，《中华人民共和国职业病防治法》的发布，我国职业卫生与职业医学工作者不断探索和实践与时代发展相适应的职业病防治新模式。由于人们对科学发展观认识的渐进性和具体措施的滞后性，学科正面临更多元的挑战。《现代职业卫生与职业医学》是基于当今现实与认知水平撰写的，希望对国内外同行的研究有所帮助。全书分成上、下两篇，上篇对职业卫生与职业医学作宏观描述，下篇详述各种生产性有害因素引起的职业病损的防治。力求充分应用本国资料，也注意吸收外国先进经验。

6.《现代热带医学》 由俞守义、邹飞、陈晓光等主编，军事医学科学出版社 2012 年 8 月出版发行。

环境污染、气候转暖加速，改变了热带、亚热带的地域区分，从而影响了热带病特别是虫媒病、寄生虫病及其他传染病（感染性疾病）的分布特征。经济全球化、交通网络化“缩小”了世界的版图，为传染病的疫情传播创造了良好条件。自 1970 年代以来新发或“复燃”的传染病已达 40 多种，人类正处于新旧传染病双重威胁之中。全球科技的突飞猛进也促进了对疾病的病因、病机理论、诊断检验技术、预防、治疗措施的认知不断深化、发展和更新。《现代热带医学》一书以此为切入点，组织了一大批中青年热带病一线工作者，结合他们在热带病防治一线的工作实践，吸收当前国内外相应的先进技术或信息编写而成。

本书的主要特点包括以下几个方面。

一是内容方面，主要侧重热带病的预防和控制，尤其侧重于我国常见的热带病的防治，兼顾周边地区、国家对我国有潜在威胁的新发现或“复燃”的一些热带病防控同题。有关热带病防控方面的新技术、新方法和新理念也是我们重点介绍的内容。

二是读者方面，以从事热带病防治工作的教育、科研人员、大专院校学生和基层一线防治工作者为主。因此强调理论和实践结合，文字通俗易懂、操作方便可行，可以作为教学和工作的参考资料。

三是编写人员要求方面，以从事热带病防治有较丰富的理论和实践经验并正在从事热带病教学、临床、预防和科研第一线工作的中青年专家为主。

全书共 17 篇，第 1 篇为总论，概要介绍了热带医学涵盖的主要内容和其产生的基础与目前热带医学重要的研究方法等。第 2 篇为近年新出现的、影响人类健康的重要感染性疾病。如 SARS 和猪链球菌感染等。第 3～12 篇分别为病毒性疾病、衣原体病、支原体病、螺旋体病、真菌病、细菌性疾病、立克次体病、蠕虫感染疾病、原虫感染疾病和热区重要医学昆虫。这一部分内容从病原学、流行病学、临床诊断与治疗等内容展开，特别注重了预防与控制有关内容的编写，这为热带地区感染性疾病的预防控制提供了有益的参考信息与资料。第 13 篇为热区营养缺乏病，重点介绍营养缺乏病的概念、热区常见的营养卫生问题、营养标准，以及膳食指南和平衡膳食宝塔及其应用；食品污染与食物中毒的防治，介绍了热区营养缺乏常见病的防治。第 14 篇为高温医学，这是本书着墨较多的篇章。主要介绍了高温对机体重要脏器的影响与高温环境作业时的卫生保障与中暑发生的机制、预防与中暑发生时的救治等。最后 3 篇分别为常见热带病的中医治疗、有毒有害动物和植物中毒的特点、救治等。

【案例 10-1】

1. 需求 某查新机构受理一项成果鉴定查新，其描述的创新内容为对胃癌的术式进行了改进，对于此类查新，查新人员应该如何搜集相关资料?

2. 问题解决

（1）需求分析：常规查新一般以国内外的文献数据库为检索工具搜索相关的期刊论文作为参考资料，但期刊论文通常仅是交代采用了某种手术术式，很少有对手术术式进行详细描述的。而图书会全面系统地对手术术式进行描述，还配有大量图片帮助读者理解，是此类查新非常好的参考资料。

（2）解决办法：查新人员可以去查找权威的外科学教科书（如《克氏外科学》）中有关该术式的描述，与委托人的创新点进行比较，判断其成果新颖与否，但在查阅教科书时需要注意，很多经典的教科书都是多次再版的，而且不同版本中对于同一知识点的内容描述有可能会发生变化，因此，在查阅时应尽最大可能多查几个版本，才能保证不会漏掉关键内容。

（闫　雷）

第十一章　公共卫生综合信息获取

公共卫生综合信息主要是一些公共卫生服务、人群健康等综合性卫生统计数据信息，主要从政府和组织机构获取，其数据都是通过抽样调查和从卫生服务机构直接获取汇总而成。公共卫生大数据平台的建立为传统的卫生统计及公共卫生数据挖掘提供了有力的支撑。

我国在公共卫生领域已建立了各种数据采集平台，收集了大量的疾病监测、行为危险因素、环境监测和社会经济数据。应用这些数据产出我国传染性报告、死因监测报告、突发公共卫生事件报告等，建立了国家疾控中心的传染病实时预警系统，对我国疾病预防控制起到非常重要的作用。WHO 的全球疾病负担研究则收集全世界各地，分年龄和性别死亡、发病、患病、病程的数据及世界各国社会经济、气象和环境资料，形成全球疾病负担的主题数据仓库，并建立了数据挖掘的数学模型，用于指导。

但浩瀚的数据，怎样筛选、怎样捕捉、怎样整合成实际健康功效？本章将从 4 大公共健康数据平台的使用，介绍方法传递感悟，以期起抛砖引玉、勾绘鹊桥的作用，使卫生大数据充分得到应用。

第一节　国家人口与健康科学数据共享平台

国家人口与健康科学数据平台（national scientific data sharing platform for population health，http：//www.ncmi.cn/）是我国科学数据共享平台之一（图 11-1），它立足数据汇集、数据加工、数

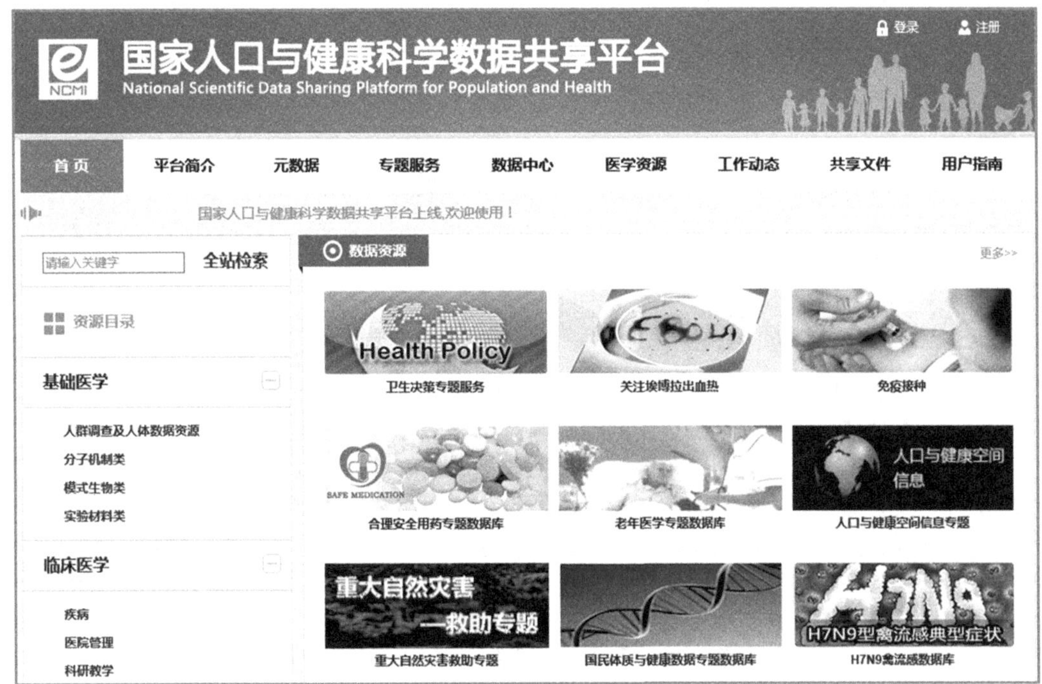

图 11-1　国家人口与健康科学数据共享平台

据存储、数据挖掘和数据共享为任务，按照统一标准规范、统一资源规划和统一技术构架，实行“逻辑上高度统一，开放共享；物理上合理分布，分工合作”的运行服务机制。服务于国家科技重大专项、科技计划、重大公益专项等人口健康领域；服务于科技创新、政府管理决策、医疗卫生事业的发展，为创新型人才培养和健康产业发展提供科学数据共享服务，从而提高我国医疗卫生服务整体水平和国际竞争力。人口健康平台实行理事会领导下的平台中心主任负责制，而且每个数据中心平台均由我国科研能力突出的研究所作为负责单位，并独立设立子数据中心共享页面。

一、资源情况

国家人口与健康科学数据平台的资源包括基础医学、临床医学、公共卫生、中医药学、药学、人口与生殖健康、地方节点、专题资源 8 大类，详见表 11-1。

表 11-1　国家人口与健康科学数据平台的资源分布

学科/类别	资源类型
基础医学	人群调查及人体数据资源、分子机制类、模式生物类、实验材料类
临床医学	疾病、医院管理、科研教学
公共卫生	传染性疾病、健康危险因素、生命登记、基本信息、慢性非传染性疾病
中医药学	中医药事业、中医、中药、针灸、古籍
药学	药事管理、药物资源、药物研发、药品生产、药品使用
人口与生殖健康	人口统计基本数据、婚育数据、死亡数据、老年数据、国际数据、人口调查数据、生殖健康文献与教学、生殖健康数据资源、计划生育文献与教学、计划生育数据资源、人口统计—迁移（流动）数据
地方节点	疾病谱主题数据库、老年健康保障主题数据库、妇幼保健主题数据库、标准规范主题数据库、医学知识主题数据库
专题资源	卫生决策专题服务、免疫接种、老年医学、人口与健康空间信息、合理安全用药、世界中医药科技信息、气象医学、中国方剂、生殖健康、中国脑卒中筛查与预防、肝肿瘤信息资源等

每种资源类型又有若干资源或数据库，如公共卫生的慢性非传染病资源包括慢性病疾病系统别构成数据 、高血压病 、慢性病患病率 、糖尿病 4 个数据库，用户可以下载和查询使用原始数据。

有关公共卫生的数据直接链接到“公共卫生科学数据中心”，详见本章第二节。

二、主要资源介绍

（一）中国国民体质与健康数据库

中国国民体质与健康数据库数据（http：//cnphd.bmicc.cn/chs/cn/）来源于中国医学科学院基础医学研究所牵头主持的一系列全国范围的健康调查项目。目前，该数据库已经存储了来自全国十余个省份不同民族 16 万受试者、200 余项的体质与健康指标数据，并存储了相关图形图像数据，总量已超过 50G。该数据库在线可以提供基本数据分析和用户健康测评等功能。可为客观地反映国民的生长发育、重要器官功能及疾病的流行趋势等体质与健康水平提供参考数据，可用以评估我国在不同的社会和经济发展阶段人口的健康水平，评估人口流动及农村城市化给人口健康带来的影响，评估环境污染及其治理措施所产生的人群健康效应，为我国重大疾病的研究提供基础数据和科技支撑，同时，也可为政府制定人口与健康相关的宏观决策提供重要的科学依据。

该数据库提供生理指标分析、用户自测、体检结果查询、相关性统计 4 大功能。

1. 生理指标分析　包括基本分析和综合分析（图 11-2）。基本分析是指对单个指标进行常规分析；综合分析是指对两个指标进行相关性分析，分析结果包含相关性的图表。

分析指标包括：一般体质、身体成分、呼吸、循环、心电图、血液生化和免疫学检验、全血细胞计数、尿干化学分析、骨密度等大类。每一大类指标下还有小类，如一般体质还包括身高、体重、BMI、胸围、腰围、臀围、坐高、收缩压、舒张压、心率等。

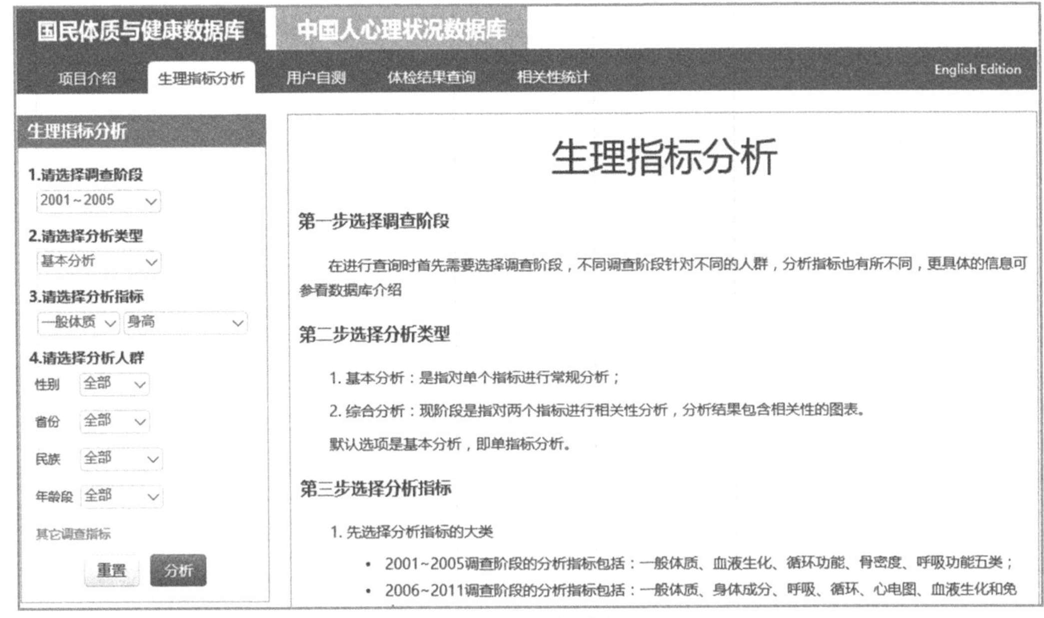

图 11-2　生理指标分析界面

2. 用户自测　可以自测的指标与生理分析指标相同。在界面输入相关信息，点击测试即可出现结果。

3. 相关性统计　提供不同性别的两两检测指标的 Pearson 和 spearman 相关系数，分析结果按相关性由高到低排序呈现。

（二）中国人心理状况数据库

该数据库（http：//cnphd.bmicc.cn/cps/）记录了在我国北京、浙江、河北和广西 4 个省市，11 个城市农村，70 个调查现场进行心理健康调查的结果。共包括 3 个子库，分别为学生精神症状自评量表（SCL-90）数据库、成人精神症状自评量表（SCL-90）数据库和学校社会行为量表数据库。

采用 SCL-90 量表，对心理健康状况进行调查，主要对躯体化、强迫、人际敏感、抑郁、焦虑、敌对、恐怖、偏执、精神病性、其他 10 个指标进行评量，从不同角度全面了解中国人群的心理健康状况的总体水平，同时也进行不同年龄、不同性别、不同地区的比较研究。为临床治疗、科学研究及心理保健等提供基础数据。

社会能力是反映个体在特定的情景中一般表现的社会性调节能力。反社会行为是一种阻碍个体社会化进程的行为，它具有一定的破坏性，并造成消极的社会后果，社会能力越高、反社会行为水平越低，个体对环境的适应越好，反之不仅影响儿童现时的学习生活，也给儿童今后的成就水平和社会适应带来不良影响。学校适应行为水平不仅是学生能否适应学校生活的衡量指标，同时对个体能否适应社会有一定的预测作用。

通过学校适应行为量表，对全国在校学生的学校适应行为水平进行评量，测出在学校情境下经常表现出来的行为水平，为及早发现学生的行为问题、进行心理健康教育奠定基础。其包括人际交往技能、自我管理技能、学业技能、敌对-易怒、反社会-攻击性、冲动性-强求 6 个指标。

（三）卫生决策专题

“卫生决策专题”是集资源整合、信息检索、热点分析于一体的一站式知识服务系统（http：//healthpolicy.ncmi.cn/index.htm），该专题整合了卫生政策法规、研究报告、期刊学位论文、专家机构信息等 7 类信息资源，构建了农村卫生、社区卫生、医院管理、药物政策、医疗保障、中医药管理、食品安全、妇幼保健和卫生信息化 9 个专题知识库，实现了知识的准确分类和快速定位，已成为国家卫生科学决策和医学科技创新的重要信息支撑（图 11-3）。

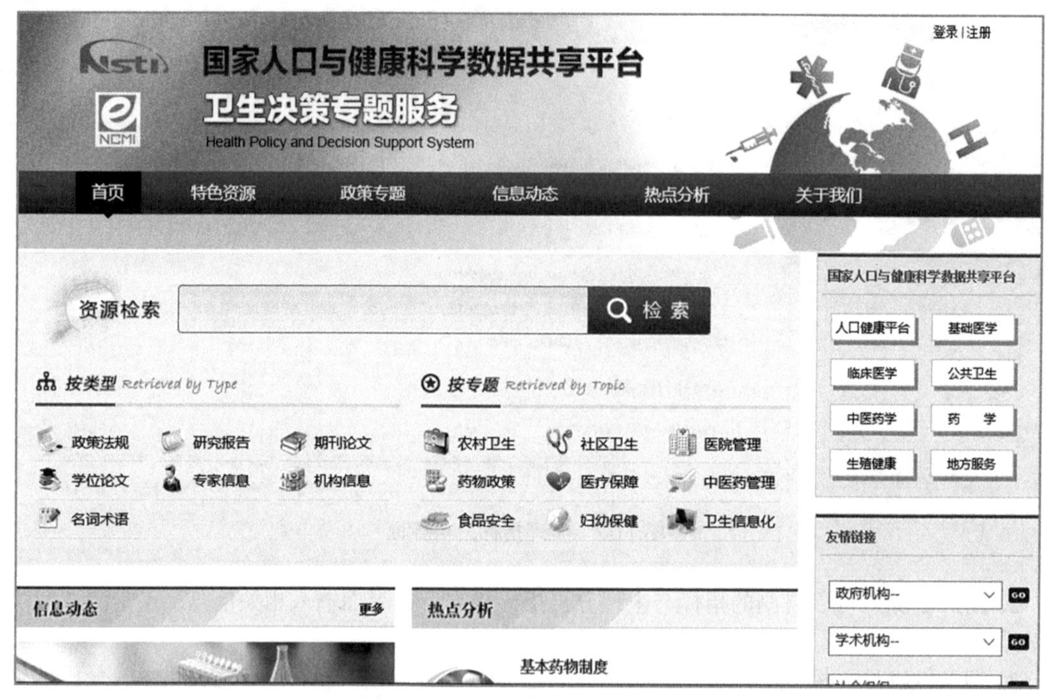

图 11-3 卫生决策专题服务主页

（四）中国人群亚健康现况调查数据库

该数据库（http：//www.bmicc.cn/web/share/search/subhealth）在全国 6 个地区（北京、吉林、苏州、武汉、重庆、兰州）通过现场调查的方式共收集近 2 万人的数据信息，通过问卷录入和后台数据整理、统计分析，为用户提供健康查询、健康自测、统计结果查询等服务。

（五）中国妇女和儿童营养状况

该数据库是对全国 14 个省、自治区、直辖市的低出生体重儿发生率、育龄妇女缺铁性贫血和儿童维生素 A 缺乏患病率等重要指标进行全国范围的调查数据（http：//www.bmicc.cn/web/share/search/eys），以个体调查数据、数据整理和分析表格、构成图、地区分布图和线图等形式展示。

（六）中国儿童青少年血压数据库

中国儿童青少年血压数据（http：//www.bmicc.cn/web/share/search/erjk）来自于 2000 年以来中国汉族 3～18 岁儿童青少年血压等心血管健康的调查研究，来自全国 4 个直辖市和 7 个省，总样本量超过 11 万。基于该数据库首次研制产生了中国 3～17 岁儿童青少年高血压参照标准。

第二节　公共卫生科学数据中心

公共卫生科学数据中心（http：//cdc.ncmi.cn/Share/index.jsp）是国家人口与健康科学数据共享平台的组成部分，立足于预防医学公共卫生服务。主要栏目有公卫专题、公卫百科、公卫数据和新闻动态。

一、公卫百科

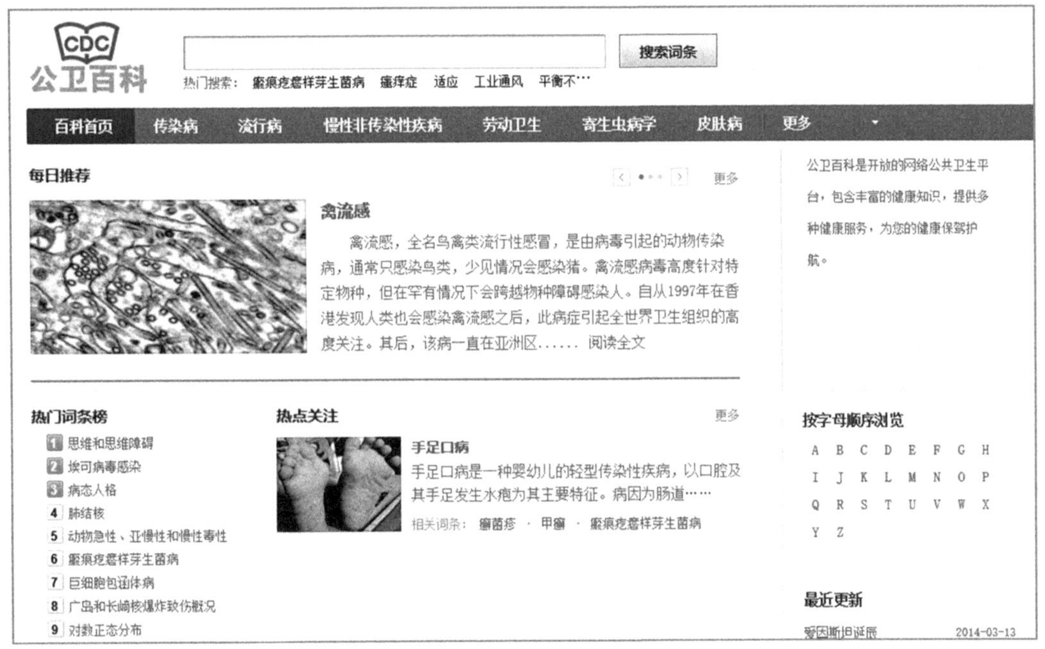

图 11-4　公卫百科主页面

公卫百科对涉及公共卫生的专业术语、概念以百科全书的形式呈现，包括文字、表格、图片等，目前有词条 3500 多条。

既可按主题分类浏览和可按字母顺序浏览，也提供词条全文检索（图 11-4）。

二、公卫数据

公卫数据资源主要包括传染病疾病、慢性非传染性疾病、健康危险因素、生命登记、基本信息 5 大项。每类资源均可浏览相关文档、检索查询、申请原始数据。

实名注册，审核批准后可申请原始数据免费使用，用于研究和开发，但须在成果中注明数据来源。

1. 传染性疾病　包括我国法定报告管理监测报告的 39 种传染病数据。法定报告传染病数据包括相关文档（发病率、死亡率），分职业、分地区、分年龄和分时序查询（图 11-5）。

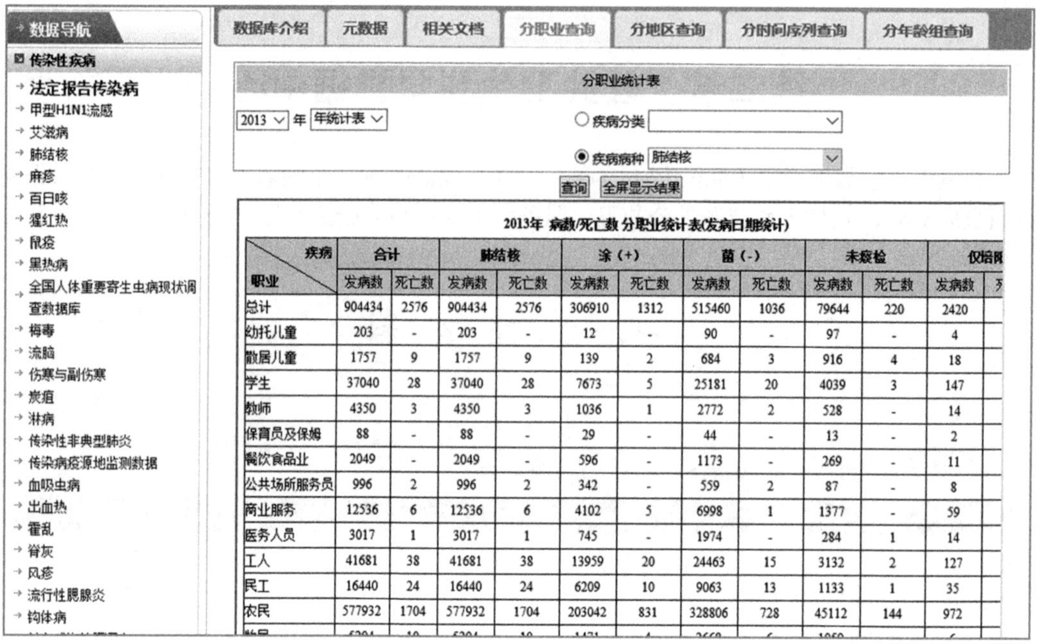

职业＼疾病	合计		肺结核		涂（+）		菌（-）		未痰检		仅培阳
	发病数	死亡数	发病数	死亡数	发病数	死亡数	发病数	死亡数	发病数	死亡数	发病数
总计	904434	2576	904434	2576	306910	1312	515460	1036	79644	220	2420
幼托儿童	203	-	203	-	12	-	90	-	97	-	4
散居儿童	1757	9	1757	9	139	2	684	3	916	4	18
学生	37040	28	37040	28	7673	5	25181	20	4039	3	147
教师	4350	3	4350	3	1036	1	2772	2	528	-	14
保育员及保姆	88	-	88	-	29	-	44	-	13	-	2
餐饮食品业	2049	-	2049	-	596	-	1173	-	269	-	11
公共场所服务员	996	2	996	2	342	-	559	2	87	-	8
商业服务	12536	6	12536	6	4102	5	6998	1	1377	-	59
医务人员	3017	1	3017	1	745	-	1974	-	284	1	14
工人	41681	38	41681	38	13959	20	24463	15	3132	2	127
民工	16440	24	16440	24	6209	10	9063	13	1133	1	35
农民	577932	1704	577932	1704	203042	831	328806	728	45112	144	972

图 11-5　传染性疾病数据查询页面

2. 慢性非传染病　包括糖尿病、高血压病、慢性病患病率、慢性病疾病系统构成别数据。数据集主要来源于 1993 年、1998 年、2003 年、2008 年 4 次国家卫生服务调查数据。主要指标为患病率，并从性别、地区、年龄别等多个维度进行细分。

慢性病疾病系统别构成数据则从寄生虫、肿瘤、内分泌营养代谢、血液造血、精神病、神经系统、眼、耳、循环系统、呼吸系统、消化系统、泌尿生殖系统、皮肤皮下组织、运动系统、损伤中毒、其他、症状不明确 17 个疾病系统别构成比的数据进行了数据整理。

3. 健康危险因素　包括中国健康与营养状况、中国青少年健康危险行为、2002 年居民营养与健康、1996 年中国吸烟行为流行病学、老年人口健康状况等数据，本栏数据库主要提供数据下载。仅 2002 年居民营养与健康和 1996 年中国吸烟行为流行病学调查提供数据检索。

4. 生命登记　生命登记数据提供我国死因构成数据。主要内容是全国疾病监测系统死因监测网络报告数据库和 3 次全国死因回顾抽样调查数据（1973～1975 年，1991～2000 年，2004～2005 年）。

死因信息是反映人群健康状况、确定人群疾病控制优先领域、指导卫生资源有效配置的基础信息，是制定我国人口和卫生政策的重要依据。同时，死亡信息还是社会管理，包括养老保险、遗产继承、户籍管理等活动所必需的信息，社会各相关部门对死亡信息存在大量的需求。

5. 基本信息　主要是人口基础数据和传染病网络报告行政区划和机构数据库。

三、公卫专题

专题包括法定报告传染病、传染病预警与追踪、结核病健康教育、卫生信息标准、视频资源、信息资源目录等。信息资源目录提供了大量的可下载的资料，如相关政策、调查数据、健康教育图片、画册、视频等资料。

四、新闻动态

最新最快最准确的传递国内外相关公共卫生学知识。它收集国内健康报、医学论团网、央广网、北京晚报、光明网等相关资源。通过检索此类文章，广泛涉猎知识，对接触新知识未知领域不言而喻。更为重要的是，通过阅读，能潜移默化地开阔研究视野，感触生命科学在当前社会面对的问题，解决困惑难题，提供思想源泉。例如，此中心链接[人民网]于 2015 年 11 月 11 日刊登的文章《"健康减肥" 渐成主流，营养常识还需普及》，读完此文章不仅让卫生工作者知道随着人民生命健康素质的提高，人们不单单是安于身体上无生理疾患，更追求身心、社会上的健康适应度。人们的衣食住行皆系健康，如同本篇文章所述，减肥特别是健康体姿已经被社会大众认同，但其营养学知识还要普及。于此对于卫生工作者来说是否提供了新的导向？临床营养学应该完成怎样的时代课题？公共卫生营养与食品卫生学又该为大众健康输入怎样的价值体系？研究一定要紧扣社会，服务人民群众、服务中国特色社会主义伟大中国梦，才具有远大发展前景。所以这是本数据中心难能可贵之处，也是为读者提供思维星星之火之处。

第三节　国 家 数 据

有学者曾说："新时代最重要的趋势是将世界上的信息组织起来，让每个角落的人都能够找到最有价值的信息。" 国家数据（http：//data.stats.gov.cn/）是中华人民共和国国家统计局建设的平台，汇聚了各专业领域的主要指标时间序列数据，包含月度、季度、年度数据及地区数据、普查数据、国际数据 6 类统计数据近 800 万笔。

国家数据平台提供多种文件输出、制表、绘图、指标解释、表格转置、可视化图表、数据地理信息系统等多种功能，数据包括翔实的月度、季度、年度数据及普查、地区、部门和国际数据。

数据库中数据来源于国家各部委，其中卫生和社会服务数据来源于民政部、卫生和计划生育委员会，国内生产总值、农业、人口、就业工资、工业、能源、固定资产投资、房地产开发投资、建筑业、批发零售住宿餐饮、价格指数、城乡居民收入与支出等数据来源于国家统计局。除行政区划、国土面积和森林资源和降水量外，均未包括香港、澳门特别行政区和台湾省数据。

一、卫生相关统计数据

在"年度数据"类可以查询有关卫生相关指标数据，包括医疗卫生机构、卫生人员、卫生服务、居民死因构成、卫生费用等 20 个大类的卫生统计年报表相关信息，每个大类下有若干指标。

国家数据提供近 20 年的相关数据，并将各类结果以不同的图标形式呈现（图 11-6），并提供丰富的可视化统计结果及报表处理。

其"数据管理"可进行进一步的统计运算，包括求和、平均值、中位数、众数、最大值、最小值、方差、标准差等，还可进行数值筛选。

二、部 门 数 据

部门数据提供各行各业的数据门户检索，部门齐全，万象包罗。卫生统计数据（图 11-7）直接链接到中华人民共和国国家卫生和计划生育委员会的卫生统计页面（http：//www.moh.gov.cn/zwgkzt/pwstj/list.shtml）。

data国家数据
中华人民共和国国家统计局
National Bureau of Statistics of China
首页 | 月度数据 | 季度数据 | 年度数据 | 普查数据 | 地区数据 | 部门数据 | 国际数据 | 可视化产品 | 出版物 | 我的收藏
查数 CHASHU
搜索
统计热词
GDP CPI 总人口 社会消费品零售总额 粮食产量 PMI PPI
首页 年度数据 简单查询
简单查询 高级查询 数据地图 经济图表
添加收藏 数据管理 报表管理
运输和邮电
社会消费品零售总额
批发和零售业
住宿和餐饮业
旅游业
金融业
教育
科技
卫生
医疗卫生机构
卫生人员
每万人口卫生技术人员数
村卫生室情况
医疗卫生机构床位
每万人口医疗卫生机构床位数
时间：最近10年
指标 2014年 2013年 2012年 2011年 2010年 2009年 2008年 2007年
卫生人员数(万人) 1023.42 979.05 911.57 861.60 820.75 778.14 725.18 696.44
卫生技术人员数(万人) 758.98 721.06 667.55 620.29 587.62 553.51 517.45 491.32
执业(助理)医师数(万人) 289.25 279.48 261.61 246.61 241.33 232.92 220.19 212.29
执业医师数(万人) 237.49 228.58 213.88 202.02 197.28 190.54 179.19 171.55
注册护士数(万人) 300.41 278.31 249.66 224.40 204.81 185.48 167.81 155.88
药师数(万人) 40.96 39.56 37.74 36.40 35.39 34.19 33.05 32.52
乡村医生和卫生员数(万人) 105.82 108.11 109.44 112.64 109.19 105.10 93.83 93.18
其他技术人员数(万人) 37.97 35.98 31.91 30.60 29.02 27.50 25.51 24.35
管理人员数(万人) 45.13 42.10 37.30 37.49 37.05 36.27 35.69 35.66
工勤技能人员数(万人) 75.53 71.81 65.36 60.59 57.88 55.77 52.70 51.94

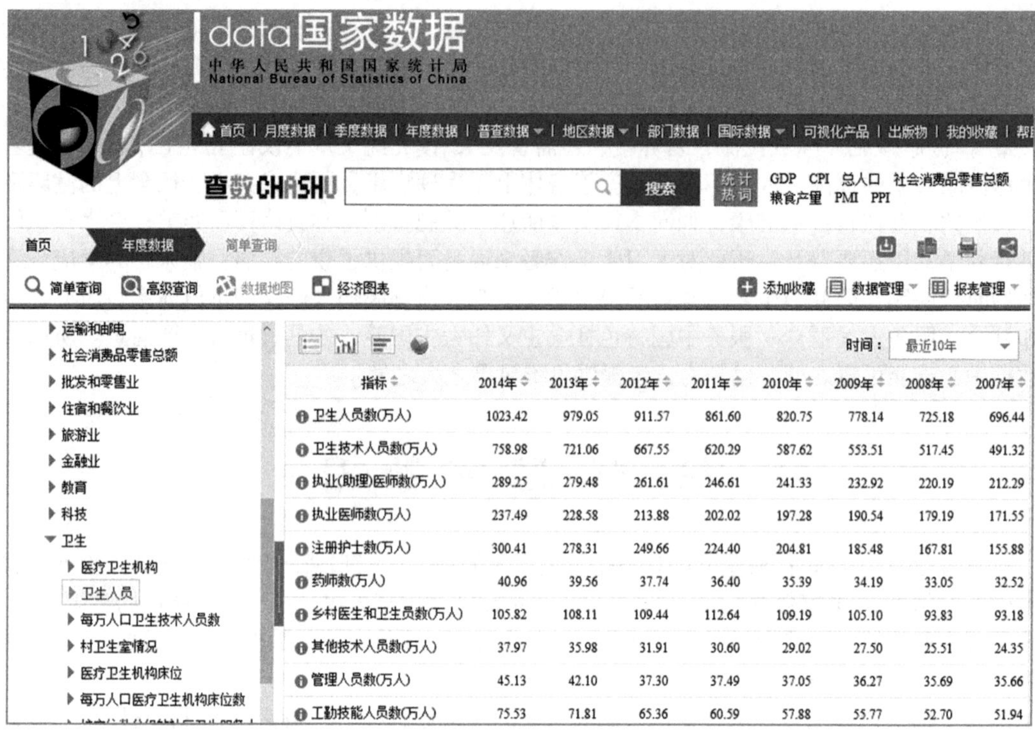

图 11-6　国家数据有关卫生信息数据查询结果

中华人民共和国国家卫生和计划生育委员会
National Health and Family Planning Commission of the People's Republic of China
主站首页 首页 | 机构职能 | 政策法规 | 规划计划 | 行政许可 | 卫生计生标准 | 卫生计生统计 | 通告公告 |
卫生计生统计
月报
公报
季报
年报
统计年鉴
当前位置：首页 > 卫生计生统计
卫生计生统计
2015年1-9月全国二级以上公立医院病人费用情况 2015-12-22
2015年9月全国医疗服务情况 2015-12-22
2015年9月底全国医疗卫生机构数 2015-12-22
2015年第3季度全国医疗服务情况 2015-12-22
2015年1-9月全国医疗服务情况 2015-12-22
2015年1-8月全国医疗服务情况 2015-12-14
2015年8月底全国医疗卫生机构数 2015-12-14
2015年1-8月全国二级以上公立医院病人费用情况 2015-12-14

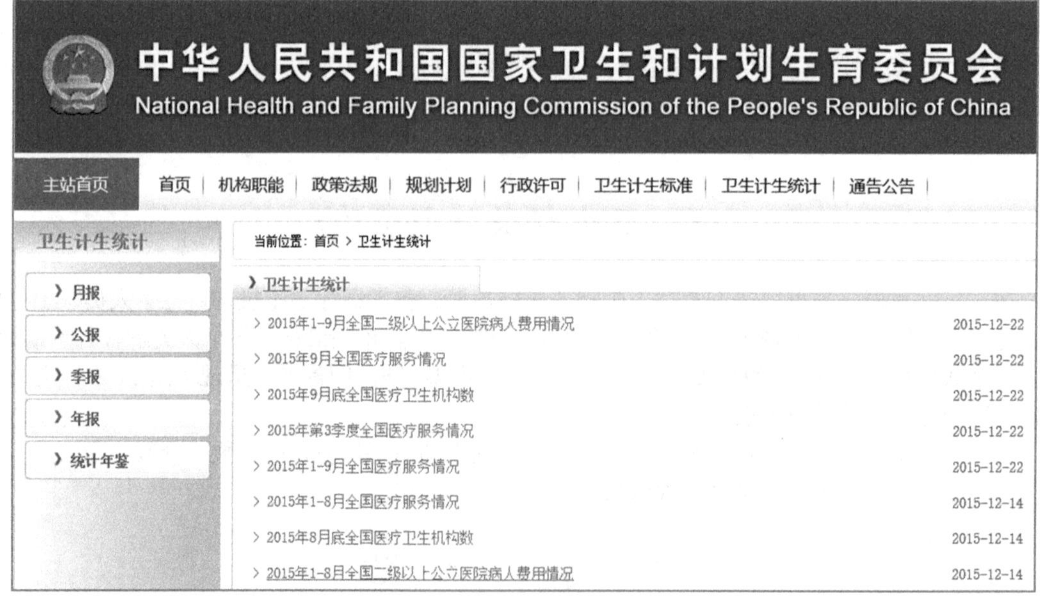

图 11-7　国家卫生统计数据页面

目前，卫计委统计中心发布的数据以文本的形式提供，不支持数据检索。

第四节　世界卫生组织

“健康不仅为疾病或羸弱之消除，而系体格、精神与社会之完全健康状态。”这是世界卫生组织（http：//www.who.int/zh/）对健康的最新定义，把人道主义提升到最新高度，也对人类精神文明素质进行了最新的定格。世卫组织的总部位于瑞士日内瓦，共有 6 个区域办事处，150 个国家办事处，全球现有 7000 多名工作人员。工作领域包括：卫生系统，生命全程促进健康，非传染性疾病，传染病，全组织范围服务、防范、监测和应对。

世界卫生组织支持国家协调政府多个部门及双边和多边机构、基金和基金会、民间社会组织和私营部门等合作伙伴的努力，以实现国家卫生目标和支持落实国家卫生政策和战略。同时世卫组织与各国、联合国系统、国际组织、民间团体、学术界等开展合作，改善各地人民的健康状况，并支持其发展。

世界卫生组织中文网页在健康主题中设有以中文汉字首字母为检索导向的常见疾病，特别是危害大、且可预防的不良健康的因素。公共卫生强调三级预防战略。对于有害因素要积极去除，使人类生活于一种健康和谐的大环境中；对于已经受感染的要早发现早诊断早治疗，要尽最大能力维持人类健康，恢复健康状态；然而对于不可避免的健康遗失，要极力提高其转归，提高其疾病中的生活质量。

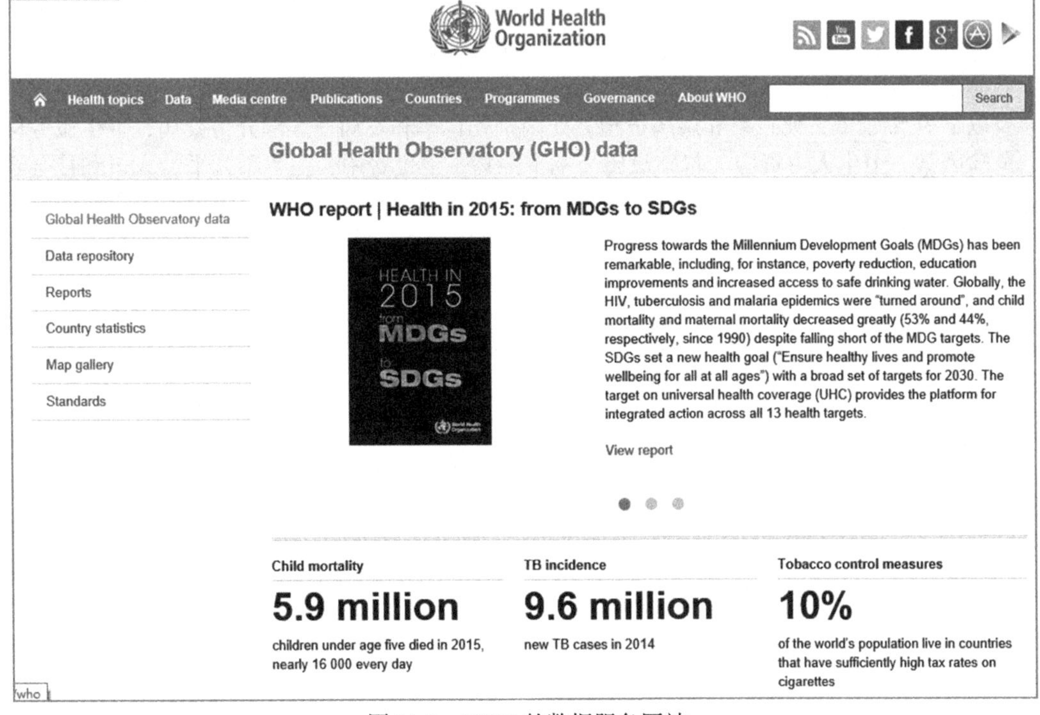

图 11-8　WHO 的数据服务网站

全球卫生观察站（Golbal Health observatory，http：//www.who.int/gho/en/）是世界卫生组织的数据和统计信息网站（图 11-8），其目的是为获取国家数据和统计信息，并为监测全球、区域和国家情况与趋势作出的分析。提供以下数据服务。

一、数据仓储

数据仓储（data repository）是 WHO 主要的统计数据资料库，包括一系列的统计指标，可通过主题（by theme）、分类（by category）、指标（by indicator）、国家（by country）等形式浏览数据，也可以通过多维度的检索（GHO search）查找需要的信息。

1. 主题浏览 包括与卫生相关的千年发展目标、疾病死亡率和全球健康评估、卫生系统、公共卫生与环境、城市卫生、药物滥用与身心健康、被忽视的热带病、非传染病、感染性疾病、卫生公平监测、暴力和伤害、儿童卫生、AIDS、疟疾、结核等。每个主题下面还可细分亚主题。

2. 分类浏览 与主题浏览相似。

3. 指标 按字母顺序列出常用的统计提标，每个指标包括指标的定义和当前的统计数据。

4. 按国家浏览 可浏览查询各国的主要卫生指标动态变化数据。包括酒精人均消耗、抗反转录病毒治疗覆盖率、每 100 人移动电话拥有率 、人均国民总收入、HIV 总患病率（%）、总生育率、霍乱报告病例、15～19 岁的女孩避孕率等近 30 个指标。

5. 元数据 提供了数据库各字段定义代码，方便二次使用。

6. GHO 搜索 提供统计指标、国家、元数据和来源检索 4 大类的检索。

二、报　告

报告（report）是 WHO 根据 194 个会员国每年的主要的健康统计数据编制出版《世界卫生统计》报告，分析全球卫生现状与发展趋势（图 11-9）。一般而言《世界卫生统计》采用世界卫生组织区域办事处编辑和制作的出版物和数据库资料。对国家卫生现状和卫生系统进行全面综述，主要涉及以下 9 个领域：死亡率和疾病负担，死因别死亡率和发病率，部分传染病，卫生服务覆盖率，危险因素，卫生人力资源、基础设施与基本药物，卫生费用，卫生不公平，人口和社会经济统计。同时《世界卫生统计》报告还包括千年目标进展的简要报告，以及涉及的方方面面的主题分析报告，如关于妇女和健康及疾病负担的报告。WHO 还提供具有较强分析内容的特定疾病或规划报告的链接。世界卫生统计的所有报告都能以 Adobe PDF 形式下载。

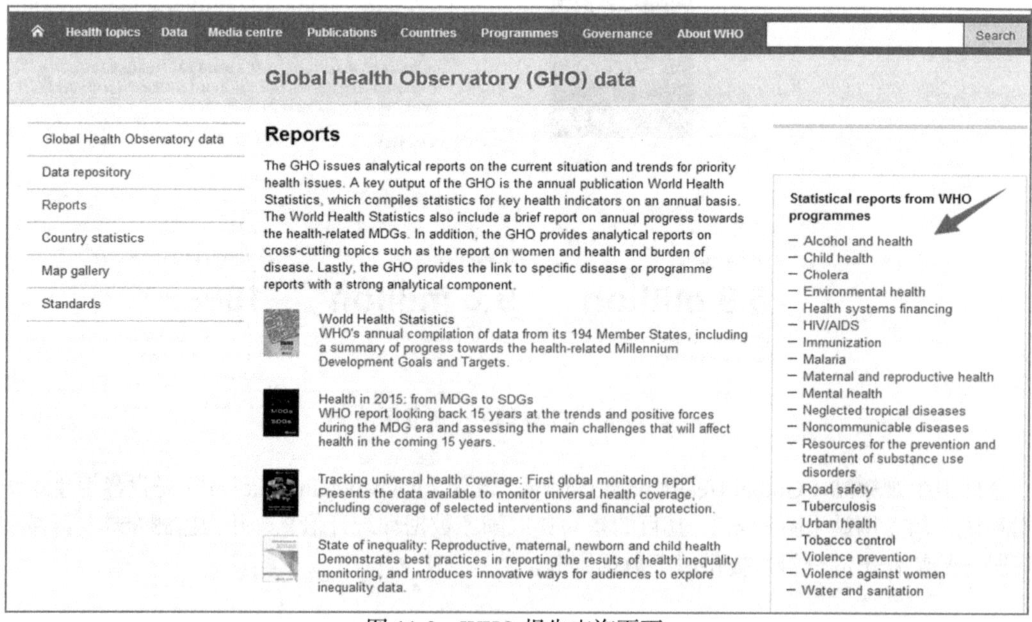

图 11-9　WHO 报告查询页面

三、国家统计

国家统计（country statistics）按国家方式浏览查询，包括国家统计数据（与数据仓储的按国家浏览相似）、国家概况、国家元数据。

国家元数据（country metadata）是外部链接，直接链接到国际家庭调查网络（international household survey network，IHSN）搜集到的相关数据。

四、地理地图

地理地图（map gallery）结合地理信息系统将各种统计数据直观的在地图上显示。

五、标　　准

标准（standards）是统计指标的详细说明，包括各种指标的定义、使用、方法等。重点采用的是 100 个有关健康统计的指标标准（Global Reference List of 100 Core Health Indicators 2015）。

卫生统计关键指标包括健康状态、危险因素、服务覆盖、卫生系统 4 大方面。

扩展阅读：世界银行健康数据信息

世界银行的公开数据网站（http://data.worldbank.org.cn/）免费提供世界各国发展状况的综合性、可下载的指标。

有关健康、营养和人口（health、nutrition、population，HNP）的统计数据涵盖医疗体系、疾病预防、生殖健康、营养及人口动力学等方面。该数据来自联合国人口司、世界卫生组织、联合国儿童基金会、联合国艾滋病规划署及其他多个来源。包括：HNP 数据仪表盘导航（explore HNP data dashboards）、HNP 千年发展目标（HNP millennium development goal）、数据查询（data query）、健康权益数据和工具（health equity data and tools）、专题数据（thematic data）、HNP 战略和企业监测结果（HNP strategy and corporate results monitoring）、世界银行 HNP 贷款（world bank HNP lending）、人口估计和预测（population estimates and projection）、其他资源链接（links other sources）等。其中，专题数据包括人口动力学、营养、生殖健康、卫生投入、卫生人力和卫生设施、免疫、疟疾/结核、HIV/AIDS 等相关数据。

世界银行提供的数据银行（data bank）中包括涵盖大量时间序列的数据。数据银行具有一些高级功能，能够选择和细分数据集、进行定制查询和数据下载、创建图表和其他可视化效果。可以批量下载显示的数据。按国家下载包含一个国家所有年份的数据；按专题下载包含所有国家所有年份该专题中的指标数据；按指标下载包含所有国家所有年份该指标的数据。

世界银行微数据图书馆（microdata library）为查阅通过对住户、企业及其他设施的抽样调查收集的微数据提供便利。这些微数据提供了关于发展中国家的居民及其制度、环境、社区和经济运行方面的信息。

【案例 11-1】

1. 需求　每年的 5 月 31 日是世界无烟日，某学校需要做一期关于大学生戒烟的有关宣传壁报，需要获取我国大学生人群吸烟与戒烟一些权威的相关数据，如吸烟量、被动吸烟率、戒烟原因等。

2. 问题解决

（1）分析需求：做宣传壁报，使用详细的数据，采用图文并茂的形式呈现更具有说服力。吸烟现状水平，一般指吸烟量、吸烟年限、性别差异、吸烟原因、被动吸烟情况、戒烟原因等。人群特指大学生人群。

（2）解决办法：一般情况下会利用搜索引擎（搜索关键词：吸烟、大学生）可以搜索相关文档获得一些数据，但比较分散，指标单一。寻找具有权威性的比较系统的数据，多从国家相关调查数据系统去查找。可以从国家公共卫生科学数据中心的公共卫生类的健康危险因素数据库获取。其步骤如下。

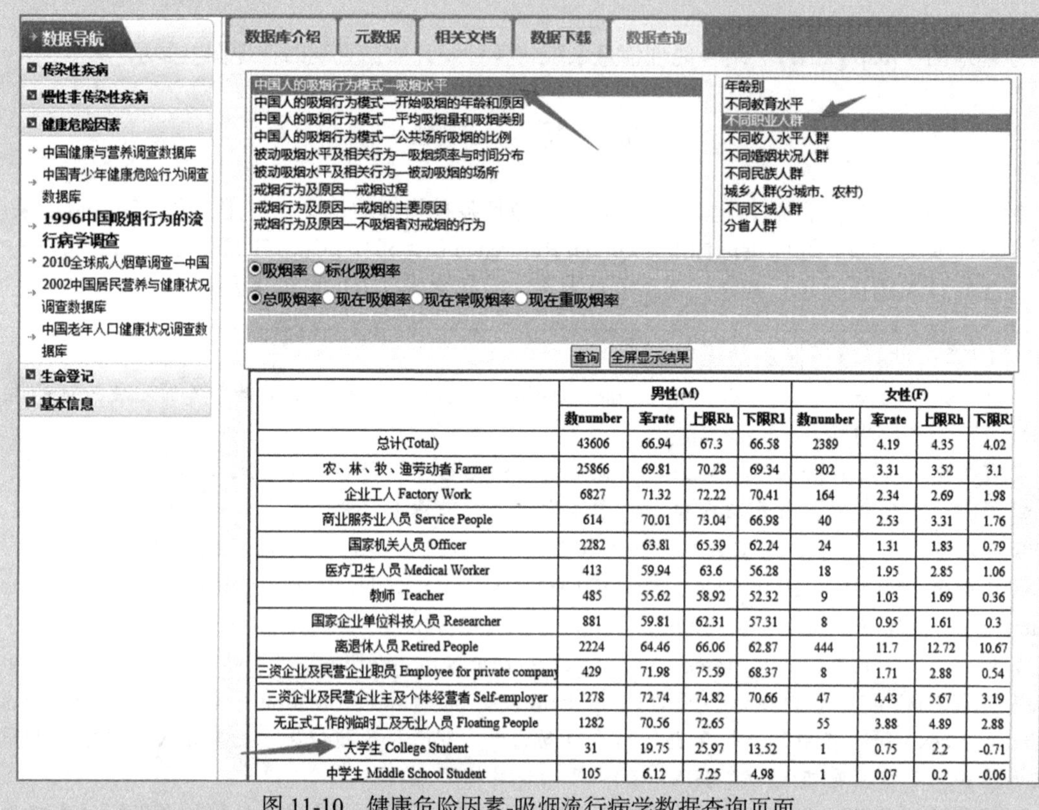

	男性(M)				女性(F)			
	数number	率rate	上限Rh	下限Rl	数number	率rate	上限Rh	下限Rl
总计(Total)	43606	66.94	67.3	66.58	2389	4.19	4.35	4.02
农、林、牧、渔劳动者 Farmer	25866	69.81	70.28	69.34	902	3.31	3.52	3.1
企业工人 Factory Work	6827	71.32	72.22	70.41	164	2.34	2.69	1.98
商业服务业人员 Service People	614	70.01	73.04	66.98	40	2.53	3.31	1.76
国家机关人员 Officer	2282	63.81	65.39	62.24	24	1.31	1.83	0.79
医疗卫生人员 Medical Worker	413	59.94	63.6	56.28	18	1.95	2.85	1.06
教师 Teacher	485	55.62	58.92	52.32	9	1.03	1.69	0.36
国家企业单位科技人员 Researcher	881	59.81	62.31	57.31	8	0.95	1.61	0.3
离退休人员 Retired People	2224	64.46	66.06	62.87	444	11.7	12.72	10.67
三资企业及民营企业职员 Employee for private company	429	71.98	75.59	68.37	8	1.71	2.88	0.54
三资企业及民营企业主及个体经营者 Self-employer	1278	72.74	74.82	70.66	47	4.43	5.67	3.19
无正式工作的临时工及无业人员 Floating People	1282	70.56	72.65		55	3.88	4.89	2.88
大学生 College Student	31	19.75	25.97	13.52	1	0.75	2.2	-0.71
中学生 Middle School Student	105	6.12	7.25	4.98	1	0.07	0.2	-0.06

图 11-10 健康危险因素-吸烟流行病学数据查询页面

1）在国家公共卫生科学数据中心的数据目录的资源导航栏选择“健康危险因素”（http://www.phsciencedata.cn/Share/ky_sjml.jsp）。

2）选择“1996 年中国吸烟行为的流行病学调查”。

3）点击页面上方的“数据查询”按钮。

4）依次在左栏选择分析的要素，右侧的人群属性选择“不同职业人群”。

5）选择中部的子指标，点击“查询”按钮，获得结果（图 11-10）。同时，还可以将结果导出。选择不同的要素，重复操作可以获得更多的指标。

3. 问题与思考　利用国家公共卫生科学数据中心获得的有关大学生吸烟的数据，与其他职业相比较有什么特点？大学生戒烟与医务人员戒烟的原因有何不同？针对大学生吸烟、戒烟的特点，思考对策。

【案例 11-2】

1. 需求 利用传染病网络直报数据建立以日为单位的动态自动预警模型，实现对传染病暴发的早期自动预警。

2. 问题解决

（1）需求分析：这是典型的公共卫生数据挖掘应用问题。

公共卫生数据挖掘与传统卫生统计分析方法（如查询、报表、联机应用分析等）有本质区别。卫生统计分析是一个假设检验的过程，是用样本推断总体的过程，主要是分析人员的思想，借用统计分析工具完成推理过程 。而公共卫生数据挖掘是在没有明确假设的前提下去挖掘信息、发现知识。数据挖掘所得到的信息应具有先前未知、有效和可用 3 个特征 。先前未知的信息是指该信息是事先未曾预料到的，即数据挖掘是发现那些不能靠直觉发现的信息或知识，甚至是违背直觉的信息或知识，挖掘出的信息越是出乎意料，就可能越有价值。

（2）解决办法

1）数据获取：国家网络直报数据，公共卫生科学数据中心（http：//cdc. ncmi.cn/Share/index.jsp）。

2）应用场景：以县（区）为单位，利用传染病疫情监测报告数据建立数据库，采用时间/时空预警模型每日自动运算，将探测到的病例异常增加或聚集的信号以手机短信的方式自动发送给各级疾控机构疫情值班人员，提醒其及时关注和处理。

3）大尺度传染病实时统计：对全国范围传染病个案数据进行实时动态的基于时间、空间和人群的“三间分布”；数据包含时间、空间、人群、疾病 4 个象限维度。实时统计数据达到 5000 万条/年，全国所有分级用户提供任意时间段的汇总统计量达到 8000 万亿条/年。

4）传染病聚集性预警：基于患者空间位置的非结构化数据预警，主要用来探测在大尺度范围内的传染病聚集性爆发，主要维度包括：病种、患者详细住址（如某学校某班，某村某大队）；主要难度体现在患者详细住址是非结构化数据，需要逐行快速匹配及容错误处理。

扩展阅读：健康大数据在公共卫生领域中的应用与挑战

目前，大数据在若干领域的运用中取得了较大成功，如天文学（斯隆数字巡天望远镜）、零售业（沃尔玛巨额交易量）、搜索引擎（Google 基于已有网络数据的个人定制搜索）及政治竞选（关注竞选者最有可能基于网络搜索他们支持的候选人）等，但在公共卫生领域的应用却远远不足，这使得健康大数据有非常广阔的应用前景。

1. 应用领域

（1）疾病预测与预防：健康大数据可以帮助人们更好地预测、预防疾病。据估计，目前卫生保健工作者能确定的健康影响因素只有 10%～15%，剩下 85%～90%（包括健康行为、遗传、自然和社会经济环境因素等）尚未知晓。一直以来预测未来疾病的发生极为困难，但利用大数据技术，基于处方药和非处方药的销售量、卫生服务咨询中心接到患者电话的数量和内容、关键词的点击量或搜索次数、社交网络浏览偏好等，使人群疾病预测成为可能。

通过对全人群全程的信息跟踪，Google 曾于 2008 年底推出了一项大数据处理的“流感趋势”应用服务，该服务通过搜索引擎对关键词的监测，帮助人们了解美国境内不同地区的流感病例暴发情况 。Gittelman 等利用 Facebook 上的“喜好”数据，探讨了潜在健康结局的影响因素及其行为原因。通过主成分分析法和回归分析，控制年龄、种族、社会经济地位等变量后预测行为与健康状况的关系，显示“喜好”数据能提供更可靠、更及时和更具有成本-效益比的疾病预测结果，可作为传统公共卫生监测系统的补充。

美国北卡罗来纳州采用大数据技术开发的综合癌症信息与监测系统（integrated cancer information and surveillance system，ICISS），将不同的数据、方法和系统有机结合起来，可从个人、健康服务商和地区卫生服务机构（如该州癌症登记处、医疗保健、医疗救助、美国人口普查、疾控中心社区卫生指标和私人健康保险计划中心）等不同途径，有效、及时、完整、准确地收集、整合和更新肿瘤相关资料。该系统不仅促进了人群肿瘤登记的发展，也为不同领域研究人员开展基于人群的肿瘤研究提供了可能和便利 。通过人群健康大数据资料，可以实现疾病的预测与预防，减少重大疾病的发生和诊疗成本，全方位减缓疾病、促进健康。

（2）循证公共卫生决策：浩如烟海的研究论文与研究报告蕴含着大量数据、证据、评论和概要，利用大数据技术与方法可为循证公共卫生决策提供准确有效的支持。

近年来，循证医学的概念已经深入人心，其理论和方法已渗透到卫生决策和临床实践诸多方面，医疗卫生决策逐渐受到重视。

系统评价的最大特征就是可重复性，是通过系统搜索和整合的方法产生结果，其中整合的过程是采用定量整合分析来进行。将个人数据集加入大数据能为循证医学提供最坚实的证据，能发现小样本无法发现的细微差别，为公共卫生决策者提供最新证据，指导卫生政策的制定或临床实践。例如，某研究者将饮用咖啡的生活习惯对前列腺癌的影响进行了剂量反应关系的 meta 分析，结果表明：每天多饮 2 杯咖啡者患前列腺癌的风险降低了 2.5% [RR=0.975，95%CI（0.957，0.995）]。此外，美国华盛顿大学健康测量与评价研究所（IHME）进行的全球疾病负担（GBD）研究项目，是利用大数据对世界人群进行全面健康测量与评价的最好案例，其数据库来源广泛（包括 WHO、各国疾控中心、民政、统计、公安等部门，医疗机构及专项调查等数据），可为政府合理分配卫生资源、形成正确公共卫生决策提供有价值的信息。

（3）健康管理、健康监测与个性化医疗服务：利用健康大数据可以使研究者比以往任何时候都更好地对个体或人群进行健康管理、健康监测，并对不同个体提供差异化的医疗服务。

健康管理是对个体或群体的健康进行全面的监测、分析、评估，提供健康咨询和指导及对健康危险因素进行干预的全过程；健康档案承载着各种形式的健康大数据，并针对个体提供个体化健康管理服务。目前健康大数据的重要来源主要有两种，即电子健康档案（electronic health record，EHR）和电子病历（electronic medical record，EMR），不局限于以上两种形式。

利用健康大数据技术与方法可将传统的健康数据（如电子和纸质病历等）与其他来源的个人数据（如饮食、睡眠、锻炼习惯、生活方式、社交媒体和休闲、收入、教育等）联系起来进行健康管理和监测。通过收集人体生理和行为的监测数据，积累构成含有健康状况和疾病风险重要信息的个体健康大数据，上传至云平台。这些数据包括智能的生理生化及行为传感器数据、求诊咨询用药数据、浏览和讨论数据、日常生活作息数据等。挖掘分析这些数据可以得到个人较为完整的健康状态及疾病预警信息（尤其是针对个体在某一时期可能发生的重大疾病进行预警），结合个人基因谱和完整病史数据，将健康危险因素进行关联比对分析，跟踪病程进展、判断短期风险和长期预后，能够获得比临时求诊更准确的信息，从而进行更有效、更个性化的临床干预和健康指导。

健康监测是对个人健康进行全生命周期的管理，无论何时何地都可以访问相关信息，从而保证健康信息的完整性、连续性、实时性和预见性。例如，微软开发的 HealthVault 网络平台健康云服务、苹果开发的 HealthKit 平台及内置健康监测功能的 Apple Watch 等。人群健康信息以个体电子健康档案为载体转译进入公共卫生报告系统聚合成一定人口规模的健康大数据。

2. 面临的挑战与展望　Gartner 发布的 2014 年新兴技术成熟度曲线显示，未来 5～10 年大数据技术将会成熟应用于各个领域，健康大数据也将会快速应用到公共卫生领域之中，同时也面临一些挑战。

（1）健康大数据使用中的安全、保密、共享、开放等医学伦理学问题：健康大数据不可避免地涉及人群的隐私信息，包括身体现况、健康史、个人信息，甚至基因、蛋白数据等，如若泄露，极可能会使患者个体的日常生活遭到难以预料的侵扰。

（2）突破大数据的关键技术，推动其在公共卫生中的应用：半结构化和非结构化数据量呈几何级数增长，传统的分析技术面临着较大的冲击和挑战。数据的广泛存在性使得数据越来越多地以不同的形式散布于不同的系统和平台之中。为了便于进行健康大数据分析，需要解决数据的多源异构性、数据的质量问题，各方面产生的大数据有待进行有效的整合。特别需要指出的是，在大数据时代虽然允许不精确的出现，但最基本、最重要的任务还是应该尽可能减少错误，保障质量。除上述技术挑战外，还有数据信息孤岛问题普遍存在，标准化难以实施等技术和非技术困难尚未得到有效彻底地解决。

（3）甄别健康大数据使用中的“误差”，提高精度：大数据也会产生“大错误（big error）”，流感在 2013 年最先袭击美国且造成十分严重的危害。当时科学家们先利用大数据技术，之后又采用传统的公共卫生监测方法分析流感的影响程度并进行估计，结果显示前者对流感的高峰期影响水平明显高估。

“大数据”可以作为有效的工具来评估疾病负担和传播，Google 流感趋势（Google flu trends，GFT）结合疾控中心的数据网络可以大幅提高预测性能，在流感传播和流行期间这一改进的模型可以更准确预测未来 1 周的感染情况。

同样，卫生服务人员需要认识到存在垃圾数据及有责任维护数据的完整性和准确性。健康大数据使用者应认识到大数据本身不可能替代其他数据；虽然其弥补了很多以前数据的缺陷，但只是弥补性而不是取代性的功能，在疾病与健康预测方面甄别健康大数据的“误差”尤为重要。

可以预见，在不久的将来，患者也会越来越多地参与到自己的健康管理之中，且在其中占主导地位。大数据无疑会对公共卫生领域有革命性的影响，通过大数据来识别健康影响因素，并采取相应干预措施促进人群健康，为个人或群体提供最适合的预防保健和治疗方式；利用大数据能够促进新的发现，优化治疗效果，减少卫生支出。为了实现健康大数据的巨大价值，公共卫生领域需要全面实现数据信息的标准化，增强数据的互用性，促进信息的共享，建立有效的数据管理方式，改进分析技术和方法，培养拥有公共卫生背景的数据分析专业人才。早日突破并解决上述挑战，大力推进健康大数据在公共卫生领域中的应用。

（赵文龙）

第十二章　环境卫生与毒理学信息获取

从事环境卫生与毒理学研究、教学及相关科学技术工作，需要进行有关信息的检索。掌握了信息检索技术及有关信息，就等于掌握了科技工作的主动权。主要的科技信息源有科技图书、科技期刊、科技报告、科技会议文献、专利文献、标准文献、政府出版物、学位论文、产品样本、科技档案等多种。随着计算机、网络、通信与存储技术的发展，发展了多种数据库，如书目（题录文摘）型数据库、全文型数据库、数值型数据库和事实型数据库，电子信息资源在整个信息资源中所占的比重越来越大。本章以各种信息资源为主体，按照收录的内容、资源加工的程度，对环境卫生与毒理学领域常用的信息资源进行分类和介绍。

第一节　环境卫生与毒理学常用文献资源

一、专 业 书 籍

书籍是用于表达思想、积累知识和传递信息的工具，其特征是影响持久、流通广泛等，是一种传统的、定型的信息资源或媒体。虽然专业书籍反映的知识完整系统、论述全面，但是印刷型图书存在出版周期长、更新缓慢等缺点。随着信息技术的发展，电子版书籍的出现弥补了这一缺陷。

专业书籍可以分为工具书和专著两大类，以下简单介绍环境卫生与毒理学常用的一些专业书籍。

（一）工具书

工具书是作为工具使用的一种特殊类型的图书，其用特定的编写方法，将大量分散在原始文献中的知识、理论、成果、数据、图表等用简明扼要的形式，全面、系统地组织起来，供使用者迅速查询有关资料并解决疑难问题。环境卫生与毒理学实践中常用的工具书举例如下。

1. *The Merck Index*：*An Encyclopedia of Chemicals*，*Drugs and Biological*　即《默克索引》，美国 Merck 公司出版的一部关于化学品、药品和生物制品方面的百科全书。该索引正文按照英文字母顺序排列，书后有分子式和物质名称索引。正文中介绍了收载的每种化合物的命名、分子式、分子量、化学文摘、登记号、结构及物质的制法、性状、毒性和用途等信息，并附有数据的文献来源。

2. *Gemelin Handbook of Inorganic and Organometallic Chemistry*　即《盖默林无机和有机金属化学手册》，简称《Gmelin 手册》，德国化学会主编。该手册对每种化学元素和化合物的发展简史、存在状态、物理和化学性质进行了详细的记载和描述，同时对其用途、化学分析方法、毒性和生产统计等也作了详尽的叙述，并配有大量的图表和物理化学数据，数据资料后附有原始文献供参考。是目前世界上完整、系统的德文版无机化学大型参考书。

3. *Environmental Health Criteria*　即《环境卫生标准》，简称 EHC，由世界卫生组织出版。该标准提供化学物或化合物、物理和生物制剂对人类健康和环境所致影响的国际参考标准，包括基本信息、暴露来源、环境转运、分布和转化、环境水平和人类暴露、实验动物和人类动力学与代谢，以及对人类、实验动物和体外试验系统的效应、综合评价和结论。如氟和氟化物的环境卫生标准可查 EHC No.36 和 227。

4.《环境保护辞典》 金盾出版社出版，该辞典收录环境保护、环境规划与管理、环境评价与监测、环境法律法规、资源与能源、生态平衡、大气污染及防治、水污染治理、固体废物处理及处置、物理性污染及其防治、室内空气污染及其防治、危险废物管理、环境毒素、常见职业病及地方病、食品安全、绿色技术及产品、可持续发展等相关内容的词目共约1700条。是一本环境保护知识性、普及性的工具书。

5.《环境科学大辞典》（修订版） 中国环境科学出版社出版，是一部以环境科学为主的大型专业辞典，辞典全面收录了环境科学基本的、重要的、常见的名词术语，覆盖了环境科学所有的分支学科，体现了环境科学各学科、各专业知识的完整性和均衡性。同时针对环境科学是一门新兴的综合性学科的特点，收录了极为丰富的环境科学新名词、新术语及与环境科学密切相关的专业术语。

6.《毒理学辞典》 湖北科学技术出版社出版，该辞典收集毒理学领域的词目约4871条，除毒理学的基本词汇外，还包括工业毒理学、农药毒理学、食品毒理学、遗传毒理学、环境毒理学、生态毒理学、药物与临床毒理学、生化与分子毒理学、细胞毒理学、靶器官毒理学、生殖与发育毒理学、法医毒理学、军事毒理学、放射毒理学、分析毒理学、管理毒理学等毒理学各分支学科的词目。并收集了一些相关学科的词目及新的名词术语。对每一词目作了简明扼要的释义，本辞典反映了毒理学科当代的最新成就与发展。

（二）专著

1. *Environmental Hygiene*、*Environmental Hygiene* Ⅱ和 *Environmental Hygiene* Ⅲ Seemayer N. H.和 Hadnagy W.主编，Springer 出版，该系列图书重点介绍了环境污染对人类健康的影响，关注环境卫生的多个方面，包括环境污染物对人类健康影响的理化特性、毒性、致突变性和致癌性及风险评价，也包括人类暴露的各种数据、生物监测和流行病学研究、环境控制和立法的策略和政策等问题。

2. *Environmental Health* Morgan M.T.主编，Brooks Cole 出版，该书涵盖了环境科学和人口学，强调了支撑人类生活的环境措施与对人类生活有害因素的控制同样重要。重点阐述人类生活必备条件如水、空气、食物、空间和住所以及导致疾病相关的污水、固体废物、昆虫和啮齿动物的控制和管理。该书是目前环境卫生专业领域最全面的书籍。

3. *Casarett & Doull's Toxicology*：*The Basic Science of Poisons*，*8th Edition* Klaassen C.主编，McGraw-Hill Education/Medical 出版，是目前世界领先的、最权威的毒理学书籍。提供了毒理学多方面的知识，尤其是毒理学基本原理、概念及基本思维方法，突出强调了毒作用机制。第 8 版反映了毒理学近年来的重要进展及这些进展在阐明毒作用机制方面的重要意义。如氟的基本情况可查阅该书 1340 页，氟中毒机制可查阅该书 1015 页。

4. *Environmental Toxicology* Wright D.A.和 Welbourn P.主编，Cambridge University Press 出版，该书从分子到生态系统水平综合地介绍了环境毒理学，包括基本和先进的概念、方法和途径、单一化学物或复杂化学物的环境毒理学研究、风险评估、康复和管理毒理学。可为从事环境毒理学、环境化学、毒理学、应用生态学、环境管理和风险评估的研究提供参考。

二、专 业 期 刊

期刊又称为杂志，是指具有固定的名称和版式，使用连续的卷、期号作为时序标识的一种连续出版物。期刊的出版周期短，能及时反映当前某学科领域的学术成果、科技水平和发展方向。对于环境卫生与毒理学学科而言，专门的期刊相对较多。由于期刊的种类繁多，这里仅对常用的专业期刊做简要介绍。

（一）环境卫生领域的期刊

1. ***Environmental Health Perspectives*** 是目前环境卫生领域最重要的国际期刊，该期刊的目的是成为一个针对环境健康问题的讨论论坛，所有的科学文章均进行同行审查，出版标准是环境意义和科学品质，重要研究领域为环境科学的公共卫生、环境卫生与职业卫生，包括从最基本的分子生物学到环境工程，尤其毒性作用机制和检测和（或）补偿环境损害的新方法。ISSN：0091-6765（印刷版），1552-9924（电子版），http：//ehp.niehs.nih.gov/。

2. ***International journal of hygiene and environmental health*** 该期刊是一个涉及卫生学、毒理学、环境和职业健康等多学科研究领域的刊物，刊发内容包括原创文章、快讯、评论、病例报告、技术笔记和述评，尤其在环境毒理学、风险评估、易感人群、生物交互作用、理化因素、公共卫生、环境流行病学、医院卫生、环境微生物学、环境与职业医学有关临床方面等。ISSN：1438-4639，http：//www.sciencedirect.com/science/journal/14384639。

3. ***Environmental Research*** 该期刊主要涉及环境科学、生态学和公共卫生，期刊的主要目的是评估化学物质和微生物污染物对人体健康的影响，包括不良环境因素对人类和动物影响的体内和体外研究，尤其是环境因素诱发疾病的病因和机制研究、全球变暖/气候变化对环境和公共卫生及人类活动的影响等方面。ISSN：0013-9351，http：//www.journals.elsevier.com/environmental- research/。

4.《环境与健康杂志》 该期刊主要报道生活环境质量及其演变对人群健康影响的科学研究新理论、新成果、新技术和新方法；环境卫生措施、对策及其评估；环境卫生监测、监督程序和经验等。ISSN：1001-5914，http：//hjjkzz.qikann.com/。

5.《环境与职业医学》 该杂志立足国内学术前沿，汲取国际研究精华，推进环境与职业医学学科发展，提高职业和全体人群健康水平。主要介绍国内外劳动卫生与职业病防治工作、环境危害因素及其治理，以及有关环境卫生学研究的学术动态、科研成果和实践经验。ISSN：2095-9982，http：//www.hjyzyyx.cn/。

6.《环境污染与防治》 是中国最早创刊的环境保护专业期刊之一，内容包括环境污染防治技术、环境监测和分析方法、资源综合利用、清洁生产、环境规划和预测、环保政策法规、环境管理、及企业污染治理等方面的学术研究、综述、专论、调查报告和经验介绍等。ISSN 1001-3865，http：//www.zjepc.com/。

7.《中国环境科学》 主要报道中国重大环境问题的最新研究成果，包括环境物理、环境化学、环境生态、环境地学、环境医学、环境工程、环境法、环境管理、环境规划、环境评价、监测与分析。兼顾基础理论研究与实用性成果，重点报道国家自然科学基金资助项目、国家重大科技攻关项目及各省部委的重点项目的新成果。ISSN：1000-6923，http：//www.zghjkx.com.cn。

（二）毒理学领域的期刊

1. ***Particle and Fibre Toxicology*** 是目前毒理学领域引用率最高的多学科交叉期刊，主要刊发颗粒和纤维毒效应方面新的科学数据、假说和综述，尤其关注颗粒的理化性质、人类暴露的可能生物效果、工作场所和一般环境的管理问题等，也包括老材料新用法或者新材料引进应用中颗粒可能造成的毒性威胁。ISSN：1743-8977，http：//link.springer.com/journal/12989。

2. ***Toxicology Letters*** 是快速报道毒理学尤其毒性机制方面新文章和进展的国际期刊，着重在临床、职业和安全性评价、法律、风险和危害评估、对人和环境的影响等研究方面。ISSN：378-4274，http：//www.journals.elsevier.com/ toxicology-letters/。

3. ***Toxicological Sciences*** 主要刊发化学物和化合物暴露后对人和动物健康产生潜在损害的研究文章，包括毒物单一或混合暴露的描述和机制毒理学、理论研究和风险评估等，也包括各种体内体外研究方法的使用、生物化学结构与功能、代谢途径、毒性反应的生物统计或以机制为基础的危险度和安全性评估方法等。ISSN：1096-6080，http：//toxsci.oxfordjournals.org/。

4.《毒理学杂志》 该期刊反映毒理学研究的新理论、新技术和新成就，促进毒理科学成果转化。主要内容为工农业、环境、食品、遗传、临床毒理、农药、兽药等方面的科研论文及民用与环境化学物、保健食品、化妆品、药品的安全性评价、简报、专题评述等新化学物质的毒性评价、毒理学实验研究的新技术、新方法、经验介绍和毒理学新理论。ISSN：1002-3127，http：//www.znqikan.com/qikan/yixueqikan/713.html。

5.《中国药理学与毒理学杂志》 在中国药理学与毒理学界有较大的影响和声誉。主要刊登高质量的药理学和毒理学研究论文及综述，包括实验药理学与实验毒理学各分支学科的研究论著、专题评述、综述、短讯和新技术方法的创建。ISSN：1000-3002，http：//www.cjpt.ac.cn/CN/volumn/current.shtml。

其他与环境卫生与毒理学研究相关的网络期刊包括：Science：http：//www.sciencemag.org/；Nature：http：//www.nature.com/；Toxicology and Applied Pharmacology：http：//www.apret.com/；In Vitro and Molecular Toxicology：http：//www.liebertpub.com/ivt/；Journal of Biochemical and Molecular Toxicology：http：//www.interscience.wiley.com/jpages/1095-6670/；European Journal of Genetic and Molecular Toxicology：http：//www.swan.ac.uk/cget/ejgt1.htm/；Fundamental and Molecular Mechanisms of Mutagenesis：http：//www.elsevier.nl/locate/molmut/；Genetic Toxicology and Environmental Mutagenesis：http：//www.elsevier.nl/ locate/gentox/；Nucleic Acids Research：http：//nar.oupjourals.org/；Mutagenesis：http：//mutage.oupjournals.org/；Human Molecular Genetics：http：//hmg.oupjournals.org/。

三、文 摘

期刊的种类繁多不适于逐本翻阅，因此我们可以借助于文摘等信息资源，既方便省时，又可获得全面的文献信息。

（一）*Chemical Abstracts*

Chemical Abstracts 即《化学文摘》，简称 CA，创建于 1907 年，由美国化学会化学文摘服务处（Chemical Abstracrs Services of American Chemical Society，CAS）编辑出版。CA 收录的出版物广泛，包括期刊、会议记录、技术报告、专利、学位论文及视听资料等，包括世界上约 8000 种科技期刊及 31 个国家和地区的专利，年文献量约 70 万篇，内容包括 5 大部分 80 个小类，其中毒理学（toxicology）属于 biochemistry sections（生物化学部分）第 4 类。每月更新，光盘数据库包括自 1977 年以来所有数据。目前 CA 有网络版数据库 SciFinder Scholar，收录了全世界 9500 多种主要期刊和 50 多家合法专利发行机构的专利文献中公布的研究成果，囊括了自 20 世纪以来所有与化学相关的资料，以及大量生命科学和其他科学学科的信息。SciFinder Scholar 数据库需购买使用权后，下载并安装客户端程序使用。

（二）*Index Medicus*

Index Medicus 即《医学索引》，简称 IM，创建于 1879 年，由美国国立医学图书馆（National Library of Medicine，NLM）编辑出版。IM 以报道生命科学、医学为主，侧重于临床应用。IM 收载了 40 多个语种的 3300 多种期刊。IM 的检索途径有主题途径和作者途径两种。

（三）*Excerpta Medcia Abstracts Journals*

Excerpta Medcia（*Abstracts Journals*）即《医学文摘》，简称 EM，是世界上唯一的英文医学文摘，创建于 1946 年，由艾斯维尔科学出版社（Elsevier Science Publishers B.V.）出版。EM 以专科分册的形式出版，一个分册代表一个学科，目前 EM 共有 42 个分册。在毒理学分册中收录了有关药物毒理学、卫生毒理学、法医毒理学及各种毒素或毒物的毒作用机制、实验方法和技术等内容。

可以采用分类目次表、主题索引和著者索引 3 种途径进行检索。

（四）*Science Citation Index*

Science Citation Index 即《科学引文索引》，简称 SCI，由美国科学情报研究所（Institutc for Scientific Information）编辑出版，是以被引用文献作为检索点，供查找引用文献的一种索引。SCI 的主要作用是通过引文分析衡量论文的学术水平或刊物的影响力高低。可以分别通过引文索引、机构索引、轮排主题索引、来源索引等获取相关信息。

（五）*Combined Chemical Dictionary*

Combined Chemical Dictionary 即《综合化学词典》，由英国 Chapman & Hall 公司出版。该词典包括 5 部大型经典化学词典，即《有机化合物词典》、《天然产物词典》、《药物词典》、《分析试剂词典》和《无机及有机金属化合物词典》，每半年增补更新一次。包含 43 万个化合物的信息。每条记录包含化学名和异名、结构式和立方体、CAS 登录号、分子式、分子量、危险品标识、化学物质毒性作用登记号、危险性及毒性数据、来源及合成方法、用途、物理性质、开发状况、主要衍生物、参考文献等。

除了上述几种文摘外，另外还有美国 *Biological Abstracts*、日本《科学技术文献速报》及中国的《中国生物学文摘》、《分析化学文摘》等多种文摘。在实际工作中可以根据各自的需要，选择使用不同的文摘进行所需资料的查询。另外，还可以通过相关的行业标准、专业技术会议论文、科技报告和相关专业博士、硕士学位论文，获得毒物分析专业方向的信息资源。

第二节　环境卫生与毒理学常用网络资源

环境卫生与毒理学网络资源是环境卫生与毒理学信息资源的一部分，熟悉和掌握几个优秀的环境卫生与毒理学网络信息资源，借助搜索引擎，调整检索策略，可提高和改善检索结果。在强调掌握信息资源和文献重要意义的同时，不能忽视图书馆等传统图书文献和其他信息来源，因为目前还有相当多的工具书、实验方法等环境卫生与毒理学信息还没有成为电子文档。当然更要强调创造性的科学思维和科学实践的重要性。

掌握网络信息检索与利用的方法和技能，可以开辟借鉴前人的途径，能够增强获取所需信息的意识。尽管不同的网站有不同的检索方式，总的说来有 3 种方式：①分类检索法；②关键词检索法；③高级（组合）检索法。在实际利用过程中需要不断地学习、掌握网络信息资源的检索与利用。

一、互　联　网

互联网（Internet）是借助于现代通信和计算机技术实现全球信息传递的一种快捷、方便的工具，也是一种全球性的计算机网络系统。互联网将世界上不同国家的科研院所、大学、各种组织机构的计算机网络连为一体，毒物信息资源可以通过搜索引擎或直接输入所需访问的网址两种途径进行检索。

本节介绍美国国家医学图书馆 NLM 的环境卫生和毒理学（Env. Health & Toxicology）门户网和毒理学网（Toxnet），该门户网内容丰富可靠，为环境卫生、毒理学、危险化学品和有毒物质排放提供了可靠信息。本节还介绍环境卫生与毒理学信息有关网络资源和重要网址。

（一）美国医学图书馆的环境卫生和毒理学网

美国医学图书馆（NLM）的环境卫生和毒理学资源由 Env. Health & Toxicology（https：//

sis.nlm.nih.gov/enviro.html）和 Toxnet（毒理学网，http：//www.toxnet.nlm.nih.gov）组成。环境卫生和毒理学网为门户网，主页见图 12-1，为有关毒理学、危险化学品、环境卫生和有毒物质排放提供了可靠信息。Toxnet（毒理学网）是免费的，基于 Web 的毒理学、环境卫生、危险化学品、有毒物质排放、化学术语、职业卫生和消费产品等专业领域的数据库系统，主页见图 12-2。

（二）世界卫生组织-环境卫生信息网

世界卫生组织-环境卫生信息网是 WHO 网站信息栏目中的一个网页（http：//www.who.int/environmental-information），设有 Air Quality、Chemical Safety、Children`s Environmental Health、Climate and Health、Environmental Burden of Disease、Food Safety、Noise、Occupational Health、Radiation Safety、Water and Sanitation 10 个子栏目，并提供了相关的法规、标准、评估方法等。网页上列出了 WHO 出版的环境与职业卫生领域的出版物与文件目录，并附有简介。这些文件可直接向 WHO 的文件中心索取，E-mail 为 bravardf@who.ch，有些文件可通过网上直接下载全文。该网页上还提供了联机文件，按主题分为 7 类，包括：工作环境中的危险预防与控制、环球职业卫生网络时事通讯（GOHNET newsletter）城市噪音准则、核事故后的预防准则等。用户可免费下载阅读全文。

（三）其他相关网站

通过互联网上的网站可以获取所需的环境卫生和毒理学相关信息资源。当登录进入某网站的主页后，通过点击主页面上的分类检索窗口，就可以查找所需的信息。同时许多网站上都设有其他相关网站的检索链接，如 Related Web Sites、Other Resources 等，或者通过下拉菜单与其他网站链接。在网上设有站点的机构，通常会在其主页上发布很多有关环境卫生和毒理学实验室建设、标准化建设、分析质量控制和有关研究的信息资料，具有重要的参考价值。也可通过在线论坛，对有关主题发表意见、开展讨论和进行学术交流。互联网上与环境卫生和毒理学相关的主要网站列于表 12-1 中。

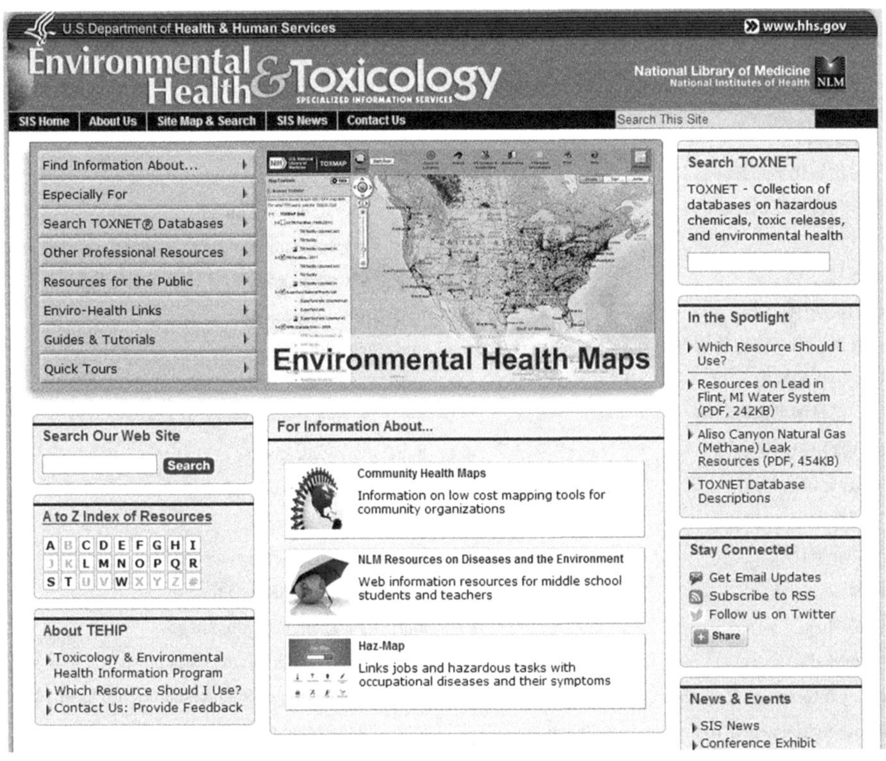

图 12-1　环境卫生和毒理学门户网的主页

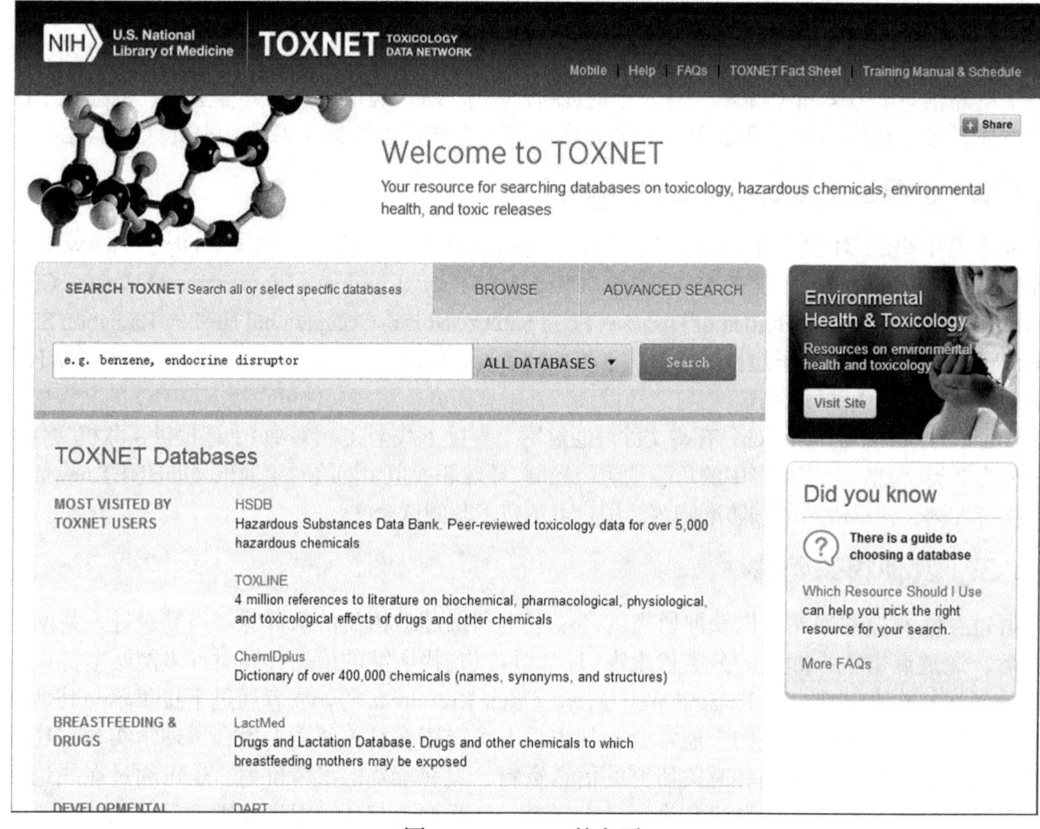

图 12-2 Toxnet 的主页

表 12-1 互联网上与环境卫生和毒理学相关的主要网站

名称	网址
联合国环境与发展署	http：//www.unap.org
世界卫生组织	http：//www.who.int
世界卫生组织化学品管理署	http：//www.who.int/pcs
经济合作与发展组织	http：//www.oecd.org/home
欧盟	http：//www.eurunion.org
美国环保局	http：//www.epa.gov
美国毒物控制中心联合会	http：//www.aapcc.org
美国国立医学图书馆特殊情报中心	http：//sis.nlm.nih.gov
美国国立卫生研究院	http：//www.nih.gov
美国国立医学图书馆毒物网	http：//toxnet.nlm.nih.gov
美国疾病预防控制中心	http：//www.cdc.gov
美国 CDC 化学品与疾病登记署	http：//www.atsdr.cdc.gov
英国毒理学网	http：//www.bts.org
加拿大毒理中心网	http：//www.uoguelph.ca/cntc
化救通网	http：//www.chemaicl.com
NCBI PubChem	http：//pubchcm.ncbi.nlm.nih.gov/
NCBI PubMed	http：//www.ncbi.nlm.nih.gov/pubmed/
Toxicology Information Response Centre	http：//www.ornl.gov/TechResources/tirc/hmepg.html
Society of Environmental Toxicology and Chemistry	http：//www.setac.org
Society of Toxicology	

续表

名称	网址
中国国家卫生和计划生育委员会	http：//www.toxicology.org
中国环境保护部	http：//www.nhfpc.gov.cn/
军事医学科学院药理与毒理研究所	http：//www.zhb.gov.cn/
	http：//www.bmi.ac.cn/institute/ins_phar.htrn
中国疾病预防控制中心	http：//www.chinacdc.net.cn
中国中毒控制中心	http：//www.npcc.org.cn
中国期刊网	http：//www.cnki.net
国家科技图书文献中心	httP：//www.nstl.gov.cn/
超星数字图书馆	http：//chaoxing.com/

二、搜索引擎

搜索引擎（search engine）是采用 Internet 信息自动跟踪标引的新技术。当输入关键词查询时，搜索引擎将提供符合检索条件的所有在线相关信息源的情况，并提供获取信息的超链接服务。目前互联网上搜索引擎的数量已达数千个，按搜集信息的内容分类可以分为综合性搜索引擎和专业性搜索引擎，互联网上主要的搜索引擎见表 12-2。

表 12-2 互联网上主要的搜索引擎

名称	网址
百度	http：//www.baidu.com
搜狐	http：//www.sohu.com
Yahoo	http：//www.yahoo.com
Google	http：//www.google.com
Alta Vista	http：//www.altavista.com
NL Search	http：//www.nlsearch.com
PharmWeb	http：//www.pharmweb.net
InfoSeek	http：//www.infoseek.com
Excite	http：//www.excite.com
Medical World Search	http：//www.mwsearch.com
Medscape	http：//www.medscape.com
MedHunt	http：//www.hon.ch
Webcrawler	http：//www.webcrawler.com
Health Gate	http：//www.heathgate.com
HotBot	http：//www.hotbot.com
MedExplorer	http：//www.medexplorer.corn
Biomednet	http：//www.bmn.com
HealthAtoZ	http：//www.healthatoz.com
Med Engine	http：//www.fastsearch.com/med.Med Engine

这些搜索引擎各有其特点，涵盖内容的侧重点也有区别。在具体的工作中，我们可以根据自己的需要选择相应的搜索引擎进行相关信息的搜索。

虽然网络信息资源丰富，但网络管理松散、信息发布自由、质量良莠不齐、组织无序、信息地址和存放时间不确定，使得人们从 Internet 获取信息如同大海捞针，十分困难。尽管网上有各种各样的搜索引擎，但即使是现有功能最完善的搜索引擎也只能找到 Web 上大约 1/3 的网页。而查找信息仅仅是开始，用户必须自己决定信息的取舍。如何从网上查找合适、可信的信息，已成为开发和利用 Internet 信息资源必须解决的难题。因此，当检索到信息后，要运用正确的阅读方法，通过综合、分析、思考、消化，从信息中汲取所需要的信息。

总之，查询 Internet 上的环境卫生与毒理学信息资源有许多方法，如何充分利用 Internet 上的环境卫生与毒理学信息资源，及时了解掌握环境卫生与毒理学动态，得到最新的知识，对环境卫生与毒理学工作者是一个巨大挑战，但同时对其工作、学习和研究是非常重要的。

第三节 环境卫生与毒理学常用数据库

数据库（database，DB）就是指按一定方式将相关数据组织在一起，并储存在计算机内系统的、可共享的数据集合。目前，许多数据库都可以通过网络进行查询，同时研究者的数据积累到一定程度后也可以自行建立数据库。网络上的数据库部分是免费使用的，部分需要购买使用权才可以使用。

一、数据库简介

（一）毒理数据库

毒理数据库（toxicology data network，TOXNET）是当前应用最广泛、数据资料最全而且最具权威性的毒理学数据库。TOXNET 是美国国立医学图书馆的一组数据库的总称，其内容包括毒理学和有害化学物质及其相关领域的信息。目前，TOXNET 共有 HSDB、IRIS、GENETOX、CCRIS、TOXLINE、DART/ETIC、TRI 和 Cheml-Dplus 8 个子数据库。

（二）化学物质有毒作用登记数据库

化学物质毒性作用登记数据库（registry of toxic effects of chemical substances，RTECS）是美国国立职业安全与卫生研究所（NIOSH）从有关的科学技术文献中摘录出相应的数据编制而成的。RTECS 共收集了 15 万种物质的有关数据，可以为医药卫生、环境、化工、农业等人员提供化学品安全评价所需要的毒性数据和相应的参考文献。其数据项包括：基本名称、化学定义、CAS 登记号、更新项、分子式、分子量、别名、化合物分类、刺激数据、致突变数据、生殖效应数据、致肿瘤数据、毒性数据、评论、标准、NIOSH 文件、NTP、NIOSH、EPA 研究进展。

（三）化学物质毒性数据库

化学物质毒性数据库（chemical toxicity database）收载约 15 万个化合物（包括大量化学药物）有关毒理方面的数据，如急性毒性、长期毒性、遗传毒性、致癌与生殖毒性及刺激性数据等，并提供数据来源。该数据库提供多种方式查询，包括 CAS 登记号、英文名、RTECS 登记号、化学名称、商品名、研发代号等。

（四）化学致癌物研究信息系统

化学致癌物研究信息系统（chemical carcinogenesis research information system，CCRIS）是由美国国家致癌研究所建立和维持的科学评论和全部参考文献数据库，包括致癌作用、致突变作用，肿瘤促进作用和肿瘤抑制作用的试验结果，试验结果由致癌和致突变专家来审核。CCRIS 通过化学物质记录来组织，即每条记录在一种化学品的基础上，可以包括一种化学物质的多次致癌作用、致突变作用、肿瘤促进作用和肿瘤抑制作用研究。数据库含 8000 种化学物质。

（五）发育和生殖毒理学数据库

发育和生殖毒理学数据库（development and reproductive toxicology database，DART）是包括致

畸、发育和生殖的文献题目库。由美国国家医学图书馆管理和储存。DART 包括 1989 年以来的文献。记录包括文献题目，文摘、医学主题词、化学名、化学文摘登记号。每年约增加 3600 条记录，其中 60%来源 MEDLINE。剩下的记录选自 MEDLINE 未索引的杂志、报告和会议文摘等。

（六）有毒化学品排放目录数据库

有毒化学品排放目录数据库（toxic chemical release inventory，TRI）包括每年估算有毒化学品释放进环境的信息。由美国环保局收集，始建于 1986 年。该库包括了通过工业释放进入空气、水、陆地上的 600 多种有毒化学品信息，包括生产、加工、使用这些化学品的单位的名称、地址及释放进环境或运输到废弃物场的量。

（七）遗传毒理学数据库

遗传毒理学数据库（genetic toxicology，GENE-TOX）是由美国环保局建立，含有 3000 多种化学物质的遗传毒理学（致突变作用）数据。数据来源于经专家评议的公开科学文献。数据包括：①物质鉴别：物质名、CAS 号、别名、化学分类；②致突变研究：种/细胞类型、性别、结果、测试类型/代码、代谢活性、剂量反应、文献/专家报告。

（八）中国环境保护数据库

中国环境保护数据库是国家信息中心中国经济信息网为满足社会各界对环保领域的信息需求建设的数据库群，内容包括环境资讯库、环保统计库、分析评论库、法律法规库、发展规划库、环保会议库及环保十年图片数据库，适用于政府部门、大专院校、研究机构、企业集团和相关投资者决策参考、研究分析与信息共享。

环境资讯库内容包括国内外环保领域政务要闻、国外资讯、生态环境节能减排、能源资源低碳发展、环保产业等方面内容，能帮助用户及时获取环保领域的相关资讯，每日更新。

环保统计库收录自 1985 年以来的全国环境统计数据、省区市综合比较数据、重点城市综合比较数据、分省区市环境统计数据和分城市环境统计数据，内容涉及污染物排放、环境管理、环保投资等方面，能为用户的决策研究提供数据支持。数据库现有 400 多个指标，40 多万数据，年度更新。

法律法规库收录国内外环保领域的法律、法规及规章、政策、标准、法律解释及国际公约等近 7000 条，能满足用户在环保法律法规方面的各种需求。该数据库提供按法规名称、所属地区、颁布单位、颁布日期及任意词等查询方式。

发展规划库收录“十二五”期间国家及地方政府出台的环保领域发展规划，具体分为综合规划，资源利用，环境保护及循环经济 4 类。

分析评论库包括环保领域重大热点分析及评论文章，帮助读者迅速捕捉热点问题及各方观点，内容涉及生态环境、节能减排、能源资源、低碳发展、环保产业等方面。

环保会议库收录国内影响力大的环保领域会议资料，为用户提供信息参考，内容包括各大型会议历届信息汇编，嘉宾发言和重要成果等。目前收录了全国环境保护大会、中国环境与发展国际合作委员会、中国绿色发展高层论坛及气候变化国际谈判 4 类系列会议材料。

环保十年通过在自然资源、节能减排、环境质量、污染治理和地区环保 5 个方面选取有代表性的统计指标，运用 flash 图片生动展示指标在十年间的变化，反映环保工作十年成效，供用户了解和参考。

以上数据库的信息来自全国人大环资委、国家发改委、国家统计局、国家环保局、国家环保产业协会、各工业协会等单位，数据更新及时。

（九）中国自然资源数据库

中国自然资源数据库由中国科学院科学数据库及其应用系统项目提供支持，是中国资源、环境、人口、社会经济等相关数据的集合。库内包括水资源、土地资源、气候资源、生物资源、环境灾害、环境治理、人口、劳动力及社会经济等方面的数据。主要为地学、资源环境科学研究、管理决策及其他相关人员提供数据服务。

数据按存储格式分为属性（数值）数据、空间（矢量和栅格）数据及其他图形图像数据。主要包括：水资源数据库、土地资源数据库、气候资源数据库、生物资源数据库、能源资源数据库、农村能源属性数据库、旅游资源数据库、渔业资源属性数据库、综合经济数据库、农业经济数据库、工业经济数据库、交通运输邮电业经济属性数据库、建筑业经济属性数据库、商业经济属性数据库、城市属性数据库、科教文卫属性数据库、人口与劳动力数据库、环境污染治理与环境保护数据库、自然灾害属性数据库、中国及周边地区基础地理要素数据库、中国 1∶100 万县界数据库、中国 1∶400 万县界数据库、全球 DEM 数据库、中国及周边地区 $1km^2$ NOAA AVHRR Ts（地表最高温度）数据库、中国及周边地区 $1km^2$ 基于 NOAA-AVHRR 的 NDVI（归一化植被指数）数据库、中国 $1km^2$ 气温数据库、中国人口流动数据、70 年前后遥感影像数据库、NOAA-AVHRR 遥感影像数据库、MODIS L1B 数据、专题图件库。

（十）网络文献数据库

由于计算机技术和网络技术的飞速发展，网络文献数据库根据科学研究的需要应运而生。近年来，国内外相继研制了很多网络文献数据库。这些数据库一般都需要购买后才能使用。在环境卫生与毒理学研究工作中，常用的网络文献数据库表包括中国期刊全文数据库、万方-数字化期刊全文库、维普全文电子期刊-中文科技期刊全文数据库、外文生物医学期刊文献数据库、Ovid 全文数据库、ScienceDirect、SpringerLink 等。

二、TOXNET 数据库的检索

TOXNET 数据库可分为以下 5 组：①化学信息：ChemIDplus；②毒理学资料（每个化学物一个记录）：HSDB、IRIS、CCRIS、GENE-TOX、ITER，LactMed：可以以单个数据库或多个数据库（multi-database）方式检索；③毒理学文献（书目参考）：TOXNET 和 DART；④有毒排放：TRI 和 TOXMAP；⑤特殊数据库：Haz-Map 和 Household Products Database。

TOXNET 的在线数据库和附加资源的描述如表 12-3。

表 12-3 TOXNET 的在线数据库和附加资源

数据库/附加资源	描述
ChemIDplus	该库收录了 38 万多种化学物的同义词、结构、化学文摘（CAS）登记号、分子式、分子结构和管理信息的列表，并有该化学物信息的其他数据库的链接和该化学物急性毒性列表
HSDB	危害物质数据库（hazardous suhstances data bank），是 TOXNET 的主导文件，包括了 4500 多种有害物质的事实型数据库——经同行评审的对人类和动物的毒性、安全和处理、环境转归等
TOXLINE	毒理学信息在线库（toxicology information online）文献型数据库，包括药物和其他化学品的生化、药理、生理和毒理学作用的文献摘要
CCRIS	化学致癌研究信息系统（chemical carcinogenesis research information system）由国家癌症研究所（NCI）提供的致癌性、致突变性、肿瘤促长、肿瘤抑制的数据
DART	发育和生殖毒理学和环境致畸学信息中心（developmental and reproductive toxicology and environmental teratology information center）发育和生殖毒理学的文献型数据库
GEMETOX	遗传毒理学计划由美国 EPA 提供的经同行评审的遗传毒理学试验数据
IRIS	综合危险信息系统（integrated risk information system）由美国 EPA 提供的人类健康危险评定的数据，重点为危险源辨识和剂量反应评定

续表

数据库/附加资源	描述
ITER	危险评定国际毒性评估（international toxicity estimates for risk assessment）由辛辛那提 TERA 提供，包括来自各权威团体，美国 EPA，ATSDR，加拿大卫生部，荷兰国家公共卫生研究所和化学品危险信息环境，IARC 和一些独立的机构提供的资料，经过同行评审
LactMed	经同行评审，哺乳的母亲可能会暴露的药物数据库。包含孕产妇和婴儿的药物水平，对母乳喂养的婴儿和对哺乳可能的影响和考虑的替代药物
Multi-database	综合搜索下列数据库：HSDB、IRIS、ITER、CCRIS 和 GENE-TOX
TRI	有毒物质排放清单（EPA's toxic chemical release inventory），1995 ~ 2000 年报告的排放到环境中的有毒化学品年度估计
Haz-Map	为职业卫生和安全专业人员和消费者寻求关于职业接触化学品和生物制剂的健康影响的信息而设计的职业健康数据库
Household Products	此数据库链接由厂家提供的超过 8000 种消费品的材料安全数据库（MSDS），包括健康影响
TOXMAP	环境卫生电子地图。TRI 资料与其他资源链接的地理显示
CPDB	致癌强度数据库（carcinogenic polency database），由加州伯克利分校等开发，含有自 1950 年以来已进行的文献或国家癌症研究所和国家毒理学计划报道的 6540 个慢性、长期动物致癌试验测试结果的标准化分析
CTD	毒物基因组比较数据库（comparative toxicogenomic database），由 Mount Desert Island Biological Laboratory 提供的阐明环境化学物影响人类疾病的分子机制。主要数据类别包括：化学品、疾病、基因、化学物-基因交互作用、参考文献、基因本体、途径、生物体

TOXNET 检索页分成左、中、右 3 栏。左栏列出了 TOXNET 的全部数据库，分别点击之后进入相应数据库的检索页。点击数据库名右边的蓝色叹号，即可阅读该库的简单介绍。右栏列出了国立医学图书馆其他资源和 TOXNET 的相关信息链接。中栏为检索栏，用于键入检索词和执行检索。

（一）TOXNET 基本检索

从 TOXNET 主页，可以同时检索所有 TOXNET 数据库。结果将显示在发现检索词语的数据库链接中和在每个标题下的记录数：生物医学文献（TOXLINE 和 DART）和化学、毒理学，环境卫生等的参考资料。

1. 输入检索术语　可以输入任意组合的词语，化学名称和数字，包括化学文摘（CAS）登记号。对某些“停用词”如“a”、“an”、“and”、“for”、“the”和“it”将不被检索。检索非化学物的其他词语时，系统会自动检索输入词语的单数和复数形式。

2. 同义词检索　默认情况下，系统将检索从 ChemIDplus 得出的确切名称、同义词、CAS 号。选择“否（NO）”，仅检索输入的确切化学术语或 CAS 登录号。对 LactMed、CAS 号是指母体化合物（即非盐形式）的 CAS 号。

3. 截断功能　可用星号（*）作为通配符进行截词检索。“*”代表零个或多个字符。

4. 短语检索　检索短语用引号。

5. 检索索引　“Search Toxnet”键：此功能可检索所有或选择专门的数据库进行检索；“Brows”键：此功能提供所有词、CAS 登记号、化学名称的检索；“Advanced Search”键：此功能提供从专门的数据库进行检索。

6. 检索结果显示　不同的索引键检索结果显示不同，“Search Toxnet”和“Brows”检索结果分为“TOP RESULTS”、“DATABASE”和“ADD TO MY LIST”3 个部分；“Advanced Search”检索结果为“NAME”和“ADD TO MY LIST”2 个部分。同时均有下载记录（Download this Record）、搜索细节（Search Details）、历史（History）和我的列表（My List）一排按钮。

（二）单个数据库检索

本节主要介绍HSDB、TOXLINE、ChemIDplus的检索。

1. HSDB的检索 用鼠标点击TOXNET全部数据库检索页的“HSDB”，进入该库的检索页。检索时，对检索词的要求、检索过程、“Browse HSDB”键的用法及检索结果的显示等，检索HSDB可以使用“ADVANCED SEARCH”按钮键进入条件限定选择页。条件限定包括“Search Term”、“Records with”和“Search in fields”3种。在“Search”后选择“exact words”，要求系统严格按你在检索输入框中键入的检索词的形式进行检索；选“singular & plural forms”，按检索词的单数和复数形式检索；选“word variants”，按检索词的不同拼写形式检索。在“Records with”后选择“the phrase”，要求系统把检索词作为—个短语，检索那些含有该短语的记录；选“all of the words”，要求检索那些同时含有检索词中的全部单词的记录；选“any of the words”，要求检索那些含有检索词中的任何一个单词的记录；“Search in fields”用于限定检索的领域，不予选择时，系统默认对全部领域进行检索。

例如，从HSDB检索氟对人健康危害信息，检索氟可用FLUORINE或CAS登录号7782-41-4，检索结果部分资料的首页见图12-3。①导航按钮在屏幕的上方，可链接到搜索细节(Search Details)、历史(History)、上一个记录(Previous Record)/下一个记录(Next Record)、下载记录(Download

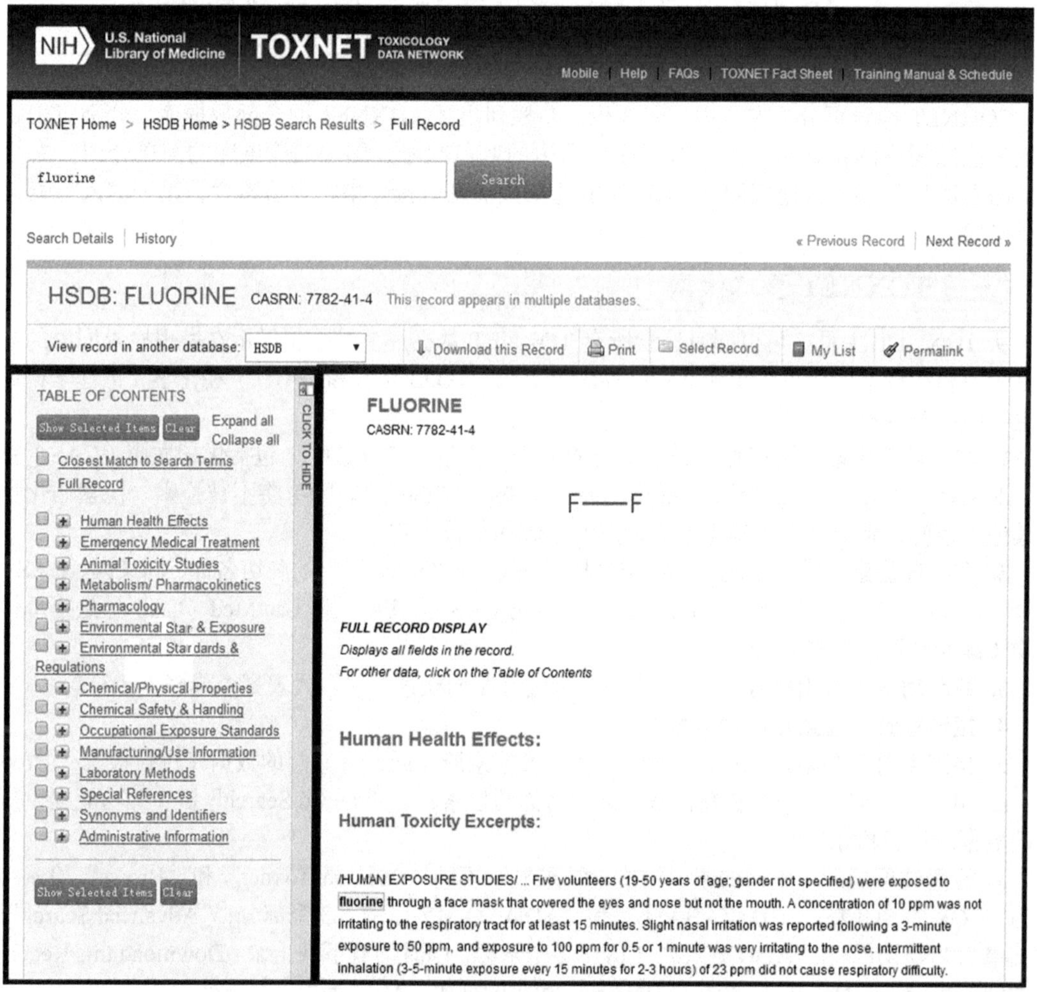

图12-3 HSDB检索氟FLUORINE的健康危害

this Record）、打印（Print）、选择记录（Select Record）、我的列表（My List）和固定链接（Permalink）等页面；②左框架中的内容表（Table of Contents）可选择显示的类别和领域，包括物质的概述（Overview）、人体健康影响（Human Health Effects）、医疗急救（Emergency Medical Trealment）、动物毒性研究（Animal Toxicity Studies）、代谢/药动学（Metabolism/Pharmacokinetics）、药理学（Pharmacology）、环境转归和暴露（Environmental Fate & Exposure）、环境标准和法规（Environmental Standards & Regulations）、化学/物理性质（Chemical/Physical Properties）、化学安全与处理（Chemical Safety & Handling）、职业暴露标准（Occupational Exposure Standards）、制造/使用信息（Manufacturing/Use Information）、实验室方法（Laboratory Methods）、专门的参考文献（Special References）、同义词和标识符（Synonyms and Identifiers）、行政信息（Administrative Information）等各项；③化学物的相关数据显示在右侧框架中，搜索字词显示为黄色。

2. TOXLINE 的检索 用鼠标点击 TOXNET 全部数据库检索页左栏中的“TOXLINE”，进入该库的检索页。其检索特点如下，其一是“Browse the Index”键的用法与上述“同时检索多个数据库”中的内容基本相同。用户可以在检索词后面加上字段标识以限定检索字段，如“neoplasms [mh]”、“DNA vaccine [ti]”等。其二是可以同时或分别检索 TOXLINE 核心文献（TOXLINE Core）和 TOXLINE 特种文献（TOXLINE Special）库。特种文献可在该页直接检索，检索结果的显示与上述“检索多个数据库”中的内容基本相同，检索核心文献时则自动调用 PubMed 系统。其三是设有条件限定“Limits”键，点击该键进入条件限定页。该页列有 10 项不同类型的条件供选择，其内容与上述的条件限定相同或相似。

3. ChemIDplus 字典库 点击 TOXNET 全部数据库检索页左栏中的“ChomIDplus”，进入该库的检索页。检索可用物质名称或 CAS 登录号。检索页有 3 列。中栏为“File Locator”，用于链接其他数据库的检索页并同时进行检索。左栏为基本信息有完整记录（full record）、名称及同义字（names & synonyms）、分子式（Formulas）、分类代码（（classification codes）、系统登录号码（registery numbers）、注释（notes）、毒性（toxicity）、物理性质（physical properties）。在完整记录或毒性页，可检索到该化学物的急性毒性列表。右栏为搜索导航（search navigation），包括主查询页面（Main Query page），高级 ChemIDplus 搜索（Advanced ChemIDplus search）。

点击高级 ChemIDplus 检索，该检索页包括两列。左列为物质的识别（Substance Identification）、毒性（Toxicity）、物理性质（Physical Properties）、定位代码（Locator Codes）。右列为结构（Structure）、分子量（Molecular Weihgt）检索。如用结构检索可点击“ChemAxon Marvin”，如计算机已安装 JAVA 程序，则可自动显示在线 Marvin 结构图软件。对于结构检索有若干选项。显示结构也可用 Chime 软件。

从 Environmental Health & Toxicology 网页上可发现：TOXNET 的使用手册（TOXNET Workbook），毒理学基础理论的辅导性自学教程（ToxTutor 和 ToxLearn），毒理学相关网站（Toxicology Web Links），毒理学名词 IUPAC GLOSSARY OF TERMS USED IN TOXICOLOGY，2nd EDITION（2007）等有用的资源。

TOXNET 正在不断更新和扩充，以适应社会对毒理学信息的需求。

第四节 环境卫生与毒理学相关信息管理与研究机构

在全球范围内，联合国及各国政府均设有专门的机构和部门负责对各种环境毒物进行研究、检测，并提供咨询服务。

1. 世界卫生组织（World Health Organization，WHO） 是联合国下属的一个专门机构，于 1948 年正式成立。该机构的主要职能包括：促进流行病和地方病的防治，改善公共卫生，推动确定生物制品的国际标准等。目前世界卫生组织在全球范围内共有 191 个正式成员和 2 个准成员。

2. 美国国立环境卫生科学研究所（National Institute of Environmental Health Sciences，NIEHS，http：//www.niehs.nih.gov） 是美国国立卫生研究院（NIH）的 27 个下属机构之一，其使命是研究环境接触对人体健康与疾病的影响，提供环境卫生方面的相关信息，包括出版的小册子、讨论话题、研究方向、新闻专题及该研究所进行的科研项目信息。也提供人们日常生活中所能接触到的各类物质的毒性检测信息，包括食物、个人护理用品、处方药、家用清洁剂、草坪护理用制剂等的毒性、最低有效剂量和效用等。

3. 美国毒物控制中心联合会（American Association of Poison Control Centers，AAPCC） 是全美中毒控制机构。该机构的宗旨是为美国各州的毒物控制中心及公众创建一个平台，通过公共教育、专业教育及科学研究等方式普及美国大众的毒物相关知识，以达到降低中毒事件的发生率和致死率的目的。美国毒物控制中心联合会的网站提供了美国各地毒物控制中心的信息和统计资料。

4. 中国疾病预防控制中心环境与健康相关产品安全所 是在原中国预防医学科学院环境卫生与卫生工程研究所和环境卫生监测所基础上于 2002 年 5 月组建而成。是国家级环境与健康相关产品安全专业机构及全国环境与健康相关产品安全业务技术指导中心。在化妆品、涉水产品、消毒产品、电磁辐射产品、建材、涂料、空气净化产品等健康相关产品的检测与安全评价方面是重要的国家级检测与仲裁单位。

5. 国家中毒控制中心（National Poison Control Center） 是在原中国预防医学科学院中毒控制中心基础上改建成立的，是隶属于中国疾病预防控制中心职业卫生与中毒控制所的国家级中毒控制机构。根据中国疾病预防控制中心（CDC）赋予的工作职能，主要承担中毒信息服务、公共卫生事件现场救援、毒物鉴定与检验；化学品安全卫生管理及毒物控制策略研究；职业病（中毒）信息收集、汇总与分析；为政府决策提供支持；促进中国中毒控制体系的建立和完善、构筑全国中毒控制网络等任务。通过全国中毒控制中心网的主页，可以链接到全国各省、直辖市及特别行政区的中毒控制网络。

6. 军事医学科学院药理与毒理研究所 军事医学科学院（The Academy of Military Medical Science，AMMS）是中国人民解放军的最高医学研究机构，创建于 1951 年。其下属的药理毒理研究所主要承担化学损伤医学防护研究，开展部队特需药和民用药物的研究与开发。该所设有毒理学、实验病理、药物制剂和药物代谢及毒物检测分析中心等研究室。

【案例 12-1】

氟暴露与健康损害研究

1. 需求 中国多数省区是严重的地方性氟中毒（简称地氟病）病区，主要存在 3 种类型：饮水型、燃煤污染型、饮茶型氟中毒。总病区（县、市和旗）多达 1308 个，受威胁的病区人口达 1.16 亿。地氟病已被纳入中国地方病管理，列入国家重点疾病防治计划。如果让你计划开展一项环境氟暴露与健康损害相关的研究课题，该如何开展工作？

2. 需求分析 氟暴露与健康损害的关系已有大量研究报道，如果要进一步开展工作，首先需要了解环境氟暴露与健康损害之间的关系是如何确定的？氟中毒的致病机制研究现状如何？目前氟暴露与健康损害的研究还存在哪些突出的问题？在了解上述基础上才能明确课题的选题，从而拟定具有创新性和针对性的课题研究计划。这就需要对氟的环境卫生学及毒理学相关研究现状进行充分的了解。

3. 解决方法 首先针对拟开展课题的方向确定主要的关键词，以便有针对性地开展信息资源的查找与收集，如根据案例需求，可拟定关键词为：氟、暴露、中毒、健康、损害、机制等。

（1）鉴于环境氟暴露与健康损害的关系研究历史较长，可以通过查找专业书籍、专业数据库和专业网站等对环境氟暴露与健康损害的关系进行系统的了解。

（2）对于氟中毒的致病机制可以通过查找专业书籍、专业期刊、专业数据库及专业网站获取相关的研究结果和信息。

（3）对于目前氟暴露与健康损害的研究还存在哪些突出的问题可以在上述基础上重点查阅最近1～2年的专业述评、文摘、综述及管理机构对于地方病研究的最新指南等信息资源。

（4）通过对上述信息资源的收集、整理、鉴别与分析，得出论点（观点），进而确定要开展研究的课题名称，拟定研究计划并实施。

4. 问题与思考

（1）文献资源、网络资源和数据库各有哪些优缺点？

（2）环境卫生与毒理学网络信息资源的利用存在哪些问题？

（洪　峰）

第十三章　职业卫生与职业医学

劳动者创造财富，保护他们的健康是社会持续发展的基石。职业卫生和职业医学从识别和评价职业环境和劳动过程中的有害因素出发，目的是控制职业有害因素；通过预防有害因素、及时诊断和治疗出现的伤害保护劳动者身心健康。

职业医学（occupational medicine）既属临床医学，又是预防医学的分支，常统称职业卫生（occupational health），从狭义说，职业医学以个体为主要对象，职业卫生以人群为主要对象，两者仅有工作范围区分，统一于一个目标，即有共同的预防医学观念、知识和技能，以达到促进和保护职业人群在身体、精神和社会适应上的完美状态。

职业医学的任务是防止工人发生由其工作环境所引起的各种有害于健康的疾病；保护工人在就业期间免遭由不利于健康的因素所产生的各种危害；使职业人群置身于一个能适应其生理和心理特征的职业环境之中；即使工作能适应于人，也要使每个人都能适应于其工作。

本章主要从职业卫生与职业医学信息资源管理和利用的角度出发，介绍常用职业卫生与职业医学相关信息资源，让读者在获取有关职业卫生与职业医学信息资源时省时省力，提高职业卫生与职业医学信息的利用效率。

第一节　职业卫生与职业医学常用文献资源

一、专 业 书 籍

（一）外文书籍

1. *Global Occupational Health*　本书由 Tee L. Guidotti 编著，牛津大学出版社于 2011 年 3 月出版。

内容简介：《全球职业健康》是对卫生科学领域的一个简明完整的介绍，它是很重要但经常被忽视的领域。与工作相关的疾病和伤害对于每个国家，在每个经济发展阶段都是关键的问题，对于就业者及其家人来说是健康和经济安全的一个重要的决定性因素。作为一本为学生，公共卫生从业人员，以及跨国界工作的职业卫生从业人员设计的综合性图书，本书通过经济发展的镜头为读者提供扎实的职业卫生基础知识，讲述了从富裕的发达国家到发展中国家的劳动者保护和职业卫生管理。适合作为独立的教材或作为补充读物。

2. *Occupational Health*　本书由 G. Ffrench 编著，斯普林格出版社于 2012 年 3 月出版。

内容简介：“HOLD THOU THE GOOD：DEFINE IT WELL ... ”这句话引自于坦尼森，很适合于描述这本书的目的和成就。作者致力于工业中人身健康这个学科。他的研究覆盖了英国和其他国家的实践经验。用非技术语言讲，本书记录了许多导致疾病的原因，并阐述了人们在职场遇到的身体和精神压力。Ffrench 医生的观察和结论对于劳动者的利益和福利都是有价值的。读者可以了解在过去的 25 年里，关于从业人员健康保护的态度的重大改变。

3. *Occupational Health*　本书由 K. Hemalatha；V. Bhuvaneswari；Dr V. Bhuvaneswari 编著，LAP Lambert Academic Publishing 出版社于 2011 年 8 月出版。

内容简介：下一个 10 年，世界最大挑战是环境保护。结果是越来越多的环境保护组织、环境标准、立法规定和限制迫使企业投入生产，尽可能少影响环境。环境包含有毒和无毒的原子、离子和分子。工业是有毒离子的主要来源，它进入生物系统干扰生化途径，在某些情况下导致生物体死亡。职业健康关注工作和健康之间的双向关系。健康与安全在的事件发生的概率和效应出现的时间方面是不同的。

4. ***Occupational Health Law*** 本书由 Diana Kloss 编著，Wiley-Blackwell 出版社于 2010 年 4 月出版。

自从 1989 年首次出版以来，Kloss 的“职业卫生法”已经成为这个科目的标准参照。内容详尽，可读性强，为在职业卫生领域及人力资源领域工作的专业人士提供了必要的参考信息。自从第 4 版成稿以后，职业卫生领域发生了许多变化。随着 Dame Carol Black 的《英国劳动年龄人口健康评论》于 2008 年的出版，职业健康达到了一个更高的国家水平。本书经完全修订，新增了性别歧视和专家见证这些章节，以及歧视，尤其是对于残疾人的歧视的一些章节；工作时间规定；与压力相关的疾病，尤其是公司过失杀人及保密等章节被更新。按照目前的法律和案例法对这个学科已经建立的工作进行了修改。本书是职业卫生人员、健康和安全部门的必要参考。

5. ***Handbook of Occupational Health and Wellness*** 本书由 Robert J. Gatchel，IzabelaZ. Schultz 编著，Springer-Verlag New York Inc 出版社于 2012 年出版。

本书包括不断增加的与新兴的职业健康这个跨学科领域相关的临床研究证据。包括一些广泛而重要的话题，从目前的概念性方法到工作场所的健康，到工作场所的一般问题，如出勤和缺勤，普通疾病，工作相关的压力过大，再到预防和干预方法。本书包括 5 个主要部分，第一部分，“引言和回顾”为目前推动这个领域的临床研究和实践的概念性模型提供了回顾和关键评价。有助于更好的理解随后将要讨论的话题并为其建立了初始平台。第二部分，“主要职业病症状”给读者揭示了已经被详细记载的不同类型的关键职业健康风险，以及与其相关的经济和生产力损失。第三部分，“职业事故及劳动者健康风险评价”，全面评价了这些职业健康威胁的风险和原因。这引出了第四部分，“预防和干预措施”，这个部分描绘了预防或干涉这些潜在的职业健康问题的方法。第五部分，“研究、评价、多样性和实践”，包括回顾流行病学、测量、多样性、政策及实践问题，需要减少工作场所的疾病所带来经济或卫生方面的影响，并提出对将来的建议。所有章节都提供了理论方法，是目前最好的指导方针，这些模型和指导方针是基于证据的文件之间的平衡。该手册对于健康和康复专业人士，人力资源管理，研究员及学者等具有很大的吸引力和用处。

6. ***Systematic Occupational Health and Safety Management*** 本书由 P.L. Jensen 编著，Emerald Group Publishing Limited 出版社于 2000 年 12 月出版。

本书描述了管理者、雇主及发达工业化国家的其他方面都广泛获得了这种系统的职业健康和安全管理体系概念。的确，这些相关却又不同的概念现在也进入到发展中国家。引导雇主为职业健康和安全采用一种综合的、有纲领性的、预防性的方法，而不是仅仅描述已经成为主要的新管理策略的特定解决方法，并且越来越多的组织（通常是大型组织）自愿采用这样方法。政府促进职业健康安全管理体系的方法及自主管理体系的形式和内容范围很广，很少有人尝试去挑剔地评价刚才所说的发展，更不要说比较职业健康安全管理的不同形式，检查这些政策执行过程中的问题或确认他们的优点和局限性了。本书试图解决这个问题。本书的编者均是欧洲、美国及澳大利亚顶级专家，追溯了职业健康安全管理的起源、发展、应用及价值，也为工作中的疾病管理的有效性提供了国际视角。同时本书也考察了近期经济，劳动力市场，组织和规范结构的变化。

（二）中文书籍

1.《职业卫生与职业医学》 本书由金泰廙主编，复旦大学出版社于 2015 年 1 月出版，中图分类号为 R13-43。

本书以维护劳动者的健康与尊严为出发点，围绕着保障和增进劳动者健康、实现体面劳动的主题，介绍职业卫生和职业医学的基本概念、学科目标、研究范畴、研究方法和发展应用。根据国家的公共卫生发展方向和社会要求，从劳动者健康与尊严、劳动者职业卫生与安全、劳动者健康损伤防治及劳动者健康管理等方面作了详细介绍。

2.《中华人民共和国卫生标准汇编·职业卫生标准卷（上、下）》 本书由国家卫生和计划生育监督中心编辑，中国标准出版社于 2014 年 11 月出版，中图分类号为 R194-65 R13-65。

为推动卫生标准的实施，满足各有关部门和单位业务管理、执法监督的实际需求，国家卫生和计划生育监督中心编制了《中华人民共和国卫生标准汇编》，并按专业分卷，本次包括 6 卷 9 册，分别为：职业卫生标准卷（上、下）、职业病诊断标准卷、放射卫生标准卷（上、下）、放射性疾病诊断标准卷、临床检验标准卷、医疗卫生标准卷（上、下）。其中收录现行有效职业卫生标准 228 项、职业病诊断标准 121 项、放射卫生标准 99 项、放射性疾病诊断标准 52 项、临床检验标准 80 项、医疗服务标准 42 项、医疗机构管理标准 6 项、医院感染控制标准 8 项、护理标准 2 项、血液标准 6 项。

3.《职业卫生管理培训教材》 本书由刘博主编，气象出版社于 2014 年 3 月出版，中图分类号为 R13-43。

本书介绍了我国职业卫生现状和最新的相关法律法规与标准，讲解了职业卫生监督管理和日常管理的各个方面，阐述了工作场所常见职业病危害、职业病防治及职业病危害事故应急预案制定与处理，特别介绍了木制家具等 5 个重点行业的职业病危害辨识及防治，列举了职业危害典型案例。

4.《职业卫生监督管理培训教材》 本书由高世民主编，煤炭工业出版社于 2014 年出版，中图分类号为 R13。

本书共 12 章，内容包括：职业卫生概述、职业卫生监督管理、用人单位职业卫生管理责任、粉尘的危害与控制、化学毒物危害与控制、物理因素危害与控制、个人防护用品、职业卫生“三同时”监督管理、职业卫生技术服务监督管理、职业健康监护等。

5.《职业卫生概论》 本书由何华刚主编，中国地质大学出版社于 2012 年出版，中图分类号为 R13-43。

本书分别介绍了国内外职业卫生法律法规、化学性职业危害因素、物理性职业危害因素、有毒有害物的净化、噪声与振动控制、职业卫生管理等内容。

6.《职业卫生与职业健康通用读本》 本书由王俊治主编，中国工人出版社于 2012 年出版，中图分类号为 R13-43。本书介绍了生产场所中常见的职业有害因素对作业人员造成的健康危害，以及应采取的防护措施。

7.《职业卫生概论》 本书由王志主编，国防工业出版社于 2012 年出版，中图分类号为 R13-43。

本书共分 8 章，主要包括绪论、职业性有害因素与职业病、职业卫生相关法规及标准、化学毒物危害与防治、生产性粉尘危害与防治等。

8.《职业卫生与职业医学》 本书由孙贵范主编，人民卫生出版社于 2012 年出版，中图分类号为 R13。

本书共 6 章，内容包括：职业生理、职业心理与职业工效学；职业性有害因素与健康损害；职业性有害因素的识别与评价；职业性有害因素的预防与控制；主要行业的职业卫生等。

9.《职业卫生基础》 本书由吴强主编，中国矿业大学出版社于 2012 年出版，中图分类号为 R13。

本书系统地阐述了职业性心理、职业中毒、职业性尘肺、职业性肿瘤与传染病的防治机制、职业性有害因素的监测与评价方法，以及作业场所职业性有害因素的预防与控制措施等内容。

10.《职业卫生导则》 本书由奥地处切瑞林·蒂尔曼主编，朱明若译，化学工业出版社于 2011 年出版，中图分类号为 R13。

本书共分 14 章，系统地讲述了有害工作环境. 卫生学挑战、职业健康、基础毒理学和流行病学、接触标准的概念、工作场所职业危害控制等内容。

11.《职业卫生与职业医学》 本书由牛侨主编，科学技术文献出版社于 2007 年出版，中图分类号为 R13-42。

本书内容包括绪论、劳动生理与心理、人类工效学原理与应用、毒物与职业中毒等 9 章。每章包含教学大纲要求、教材内容精要、复习思考题、答案及题解。

12.《职业卫生与职业医学》 本书由金泰廙主编，人民卫生出版社于 2007 年出版，中图分类号为 R13-43。

本书内容包括职业性有害因素与健康损害；职业性有害因素的识别、评价与控制；职业卫生服务与健康促进；职业卫生法律法规与监督管理；职业伤害与职业安全等。

13.《职业卫生与职业医学》 本书由牛侨主编，中国协和医科大学出版社于 2007 年出版，中图分类号为 R13-43。

本书以《职业病防治法》为主线，根据《职业病防治法》有关职业卫生监督和监测章节，将职业病防治法糅合到内容中，使学生学完后可以较快地从事职业卫生服务和管理工作。全书分为两篇，第一篇教给学生基本知识和概念，第二篇教给学生怎样从事职业卫生服务与管理工作。

二、专 业 期 刊

（一）外文期刊

1. *The international journal of occupational and environmental medicine* 中文译名，国际职业与环境医学杂志，出版国别为伊朗，出版者为 Shiraz：NIOC Health Organization，英文杂志，2010 年创刊，季刊，主页网址：http：//www.theijoem.com/ijoem/index.php/ijoem。

2. *Archives of environmental & occupational health* 中文译名，环境与职业健康，出版国别为美国，出版者为 Philadelphia：Taylor & Francis，英文杂志，2005 年创刊，季刊，主页网址：http：//www.tandfonline.com/openurl?genre=journal&issn=1933-8244。

3. *Journal of occupational and environmental hygiene* 中文译名，职业与环境卫生，出版国别为英国，出版者为 Mumbai：Medknow Publications，英文杂志，2004 年创刊，月刊，主页网址：http：//www.tandfonline.com/openurl?genre=journal&eissn=1545-9632。

4. *Indian journal of occupational and environmental medicine* 中文译名，印度职业与环境医学杂志，出版国别为印度，出版者为 London：Informa Healthcare，英文杂志，1997 年创刊，月刊，主页网址：http：//www.ijoem.com/。

5. *Journal of occupational health* 中文译名，职业健康杂志，出版国别为日本，出版者为 Tokyo：Japan Society for Occupational Health，，英文杂志，1996 年创刊，季刊，主页网址：http：//www.jstage.jst.go.jp/browse/joh/。

6. *International journal of occupational and environmental health* 中文译名，国际职业与环境健康杂志，出版国别为美国，出版者为 Chambersburg，PA：Maney Pub，英文杂志，1995 年创刊，季刊，主页网址：http：//www.ncbi.nlm.nih.gov/pmc/journals/2284、http：//www.maneyonline.com/loi/oeh、http：//www.tandfonline.com/loi/yjoh20。

7. *Journal of occupational and environmental medicine* 中文译名，职业与环境医学杂志，出版国别为美国，出版者为 Hagerstown，MD：Lippincott Williams & Wilkins，英文杂志，1995 年创刊，月刊，主页网址：http：//ovidsp.ovid.com/ovidweb.cgi?T=JS&NEWS=n&CSC=Y&PAGE=toc&D=yrovft&AN=00043764-000000000-00000。

8. *International journal of occupational medicine and environmental health* 中文译名，国际职

业医学与环境卫生杂志，出版国别为波兰，出版者为 Lodz：Nofer Institute of Occupational Medicine，英文杂志，1994 年创刊，双月刊，主页网址：http：//www.degruyter.com/view/j/ijmh；http：//link.springer.com/journal/13382；http：//ijomeh.eu/。

9. *Occupational and environmental medicine* 中文译名，职业与环境医学，出版国别为英国，出版者为 London：BMJ Pub.Group，英文杂志，1994 年创刊，月刊，主页网址：http：//oem.bmjjournals.com/，http：//www.ncbi.nlm.nih.gov/pmc/journals/172/。

10. *Occupational medicine*（Oxford，England） 中文译名，职业医学，出版国别为英国，出版者为 London：Oxford University Press，英文杂志，1992 年创刊，每年 8 期，主页网址：http：//occmed.oupjournals.org/。

11. *Occupational health & safety*（Waco，Tex.） 中文译名，职业健康与安全，出版国别为美国，出版者为 Waco，TX：Stevens Publishing，英文杂志，1976 年创刊，每年 13 期，主页网址：http：//ohsonline.com/research/list/occupational-health-safety-magazine-digital-edition.aspx。

12. *International archives of occupational and environmental health* 中文译名，国际职业与环境健康杂志，出版国别为德国，出版者为 Berlin，New York：Springer-Verlag，英文杂志，1975 年创刊，每年 10 期，主页网址：http：//link.springer.com/journal/420。

（二）中文期刊

1.《中华劳动卫生职业病杂志》 本刊主办单位为中华医学会，1983 年创刊，月刊，该刊被以下数据库收录：

CA 化学文摘（美）（2014）、JST 日本科学技术振兴机构数据库（日）（2013）、CSCD 中国科学引文数据库（2015～2016 年度）（含扩展版）、北京大学《中文核心期刊要目总览》。

2.《环境与职业医学》 本刊主办单位为上海市疾病预防控制中心、中华预防医学会，1984 创刊，月刊，该刊被以下数据库收录：CA 化学文摘（美）（2014）、CSCD 中国科学引文数据库来源期刊（2015～2016 年度）（含扩展版），是北京大学《中文核心期刊要目总览》来源期刊。

3.《中华预防医学杂志》 本刊主办单位为中华医学会，1953 年创刊，月刊，该刊被以下数据库收录：

CA 化学文摘（美）（2014）、JST 日本科学技术振兴机构数据库（日）（2013）、CSCD 中国科学引文数据库来源期刊（2015～2016 年度）（含扩展版）、北京大学《中文核心期刊要目总览》来源期刊。

4.《工业卫生与职业病》 该主办单位为鞍山钢铁集团公司，1973 创刊，双月刊，该刊被 CA 化学文摘（美）（2014）、JST 日本科学技术振兴机构数据库（日）（2013）收录，为北京大学《中文核心期刊要目总览》来源期刊，是中科双效期刊，Caj-cd 规范获奖期刊。

5.《中国职业医学》 本刊主办单位为中华预防医学会、华南区域劳动卫生职业病防治中心，1974 年创刊，双月刊，该刊被 CA 化学文摘（美）（2014）数据库收录，是北京大学《中文核心期刊要目总览》来源期刊，是 Caj-cd 规范获奖期刊。

6.《中国辐射卫生》 本刊主办单位为中华预防医学会、山东省医学科学院放射医学研究所，1992 年创刊，季刊，该刊为北京大学《中文核心期刊要目总览》来源期刊，是 Caj-cd 规范获奖期刊。

7.《中国工业医学杂志》 该主办单位为中华预防医学会，1988 创刊，双月刊，该刊被 CA 化学文摘（美）（2014）数据库收录，是北京大学《中文核心期刊要目总览》来源期刊，是 Caj-cd 规范获奖期刊。

8.《职业卫生与病伤》 本刊主办单位是四川省疾病预防控制中心，1986 年创刊，双月刊，是北京大学《中文核心期刊要目总览》来源期刊。

9.《职业卫生与应急救援》 本刊主办单位为上海市化工职业病防治院，1984 年创刊，双月刊，该刊为 Caj-cd 规范获奖期刊。

10.《职业与健康》　本刊主办单位为天津市疾病预防控制中心、中华预防医学会，1985 年创刊，半月刊，该刊被 CA 化学文摘（美）(2014) 数据库收录。

11.《中国公共卫生》　本刊主办单位为中华预防医学会，1985 年创刊，月刊，该刊被 CA 化学文摘（美）(2014) 数据库收录，是 CSCD 中国科学引文数据库来源期刊（2015～2016 年度）(含扩展版)，是北京大学《中文核心期刊要目总览》来源期刊，是 Caj-cd 规范获奖期刊。

12.《现代预防医学》　本刊主办单位为中华预防医学会、四川大学华西公共卫生学院，1975 创刊，半月刊，该刊被 CA 化学文摘（美）(2014)、Рж（AJ）文摘杂志（俄）(2014) 数据库收录，是北京大学《中文核心期刊要目总览》来源期刊，是 Caj-cd 规范获奖期刊。

13.《中国预防医学杂志》　本刊主办单位为中华预防医学会，2000 年创刊，月刊，该刊被 CA 化学文摘（美）(2014) 数据库收录。

第二节　职业卫生与职业医学常用网络资源

要了解职业卫生与职业医学网上资源，必须充分重视美国疾病控制与预防中心（Centers for Disease Control and Prevention）、世界卫生组织（World Health Organization）等世界权威机构网站上的相关资源及专业学术机构网站上的信息。通过这些网站为广大的企业、就业人员提供国内外各类职业卫生资讯，包括国内外工作动态，职业卫生法律、法规，职业卫生标准和技术规范，职业卫生知识，职业卫生技术机构，劳动防护，应急救援，职业卫生专家等信息，为职业卫生监管机构、职业卫生服务机构和职业卫生服务对象搭建了信息沟通及技术服务的支撑平台。

一、综合性网站

1. 世界卫生组织-职业卫生信息（WHO-occupational health information）

（1）网站地址：http：//www.who.int/topics/occupational_health/en/。

（2）机构简介：世界卫生组织-职业卫生信息是 WHO 网站主题信息栏目中的一个主题网页。该网页设立了空气质量、化学安全、疾病的环境因素、食品安全、职业卫生、放射安全等几个子栏目，并提供了相关的法规、标准、评估方法。网页上列出了企业出版的环境与职业卫生领域的出版物与文件目录并附有各种出版物简介。这些文件可直接向 WHO 的文件中心索取，其中有些文件可通过网上直接下载全文。该网页上还提供了联机文件。这些文件按主题分类，包括：工作环境中的危险预防与控制、环球职业卫生网络时事通讯等。用户可免费下载阅读全文（图 13-1）。

2. 美国疾病控制与预防中心

（1）中心网址：http：//www.cdc.gov/。

（2）机构简介：美国疾病控制与预防中心是美国卫生及公共服务部所属的一个机构，总部设在乔治亚州亚特兰大。作为美国的政府机构，该中心的工作重点在于发展和应用疾病预防和控制、环境卫生、职业健康、促进健康、预防及教育活动，旨在提高人民的健康水平。该中心为保护公众健康和安全提供可靠的资料，通过与国家卫生部门及其他组织的有力的伙伴关系，以增进有利于公民健康的决策，促进公民健康。中心使命是“预防及控制疾病、损伤及残障，促进健康及提高生活质素”。预防及控制传染病仍是该中心的主要工作（图 13-2）。

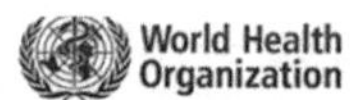

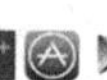

Health topics　Data　Media centre　Publications　Countries　Programmes　Governance　About WHO　Search

Health topics

Occupational health

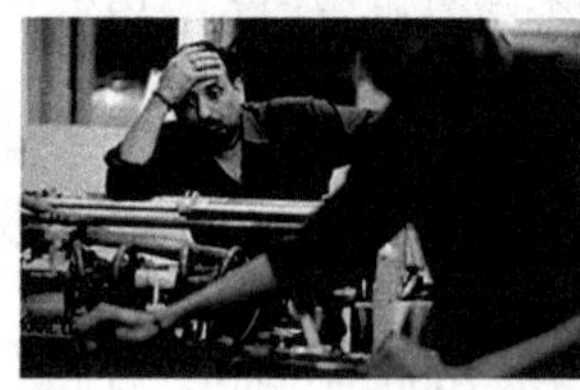

Occupational health deals with all aspects of health and safety in the workplace and has a strong focus on primary prevention of hazards. The health of the workers has several determinants, including risk factors at the workplace leading to cancers, accidents, musculoskeletal diseases, respiratory diseases, hearing loss, circulatory diseases, stress related disorders and communicable diseases and others.

Employment and working conditions in the formal or informal economy embrace other important determinants, including, working hours, salary, workplace policies concerning maternity leave, health promotion and protection provisions, etc.

General information

Q&As on stress at the workplace

Multimedia

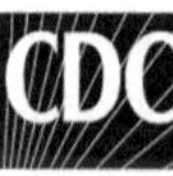

10 facts on environmental and occupational health and cancer

WHO programmes and activities

Occupational health

Occupational health in WHO regions

Region of the Americas–PAHO
European Region
South-East Asia Region
Western Pacific Region

Technical information

Health care workers
Psychosocial risk factors and hazards

– More about occupational health

Publications

Guidance on the European framework for psychosocial risk management

– More publications on occupational health

Related topics

Chronic diseases
Environmental health
Injuries
Mental health

图 13-1　世界卫生组织-职业卫生信息

CDC Centers for Disease Control and Prevention
CDC 24/7: Saving Lives. Protecting People™

SEARCH

CDC A-Z INDEX

Diseases & Conditions　Healthy Living　Travelers' Health　Emergency Preparedness　More CDC Topics

CDC Vitalsigns™

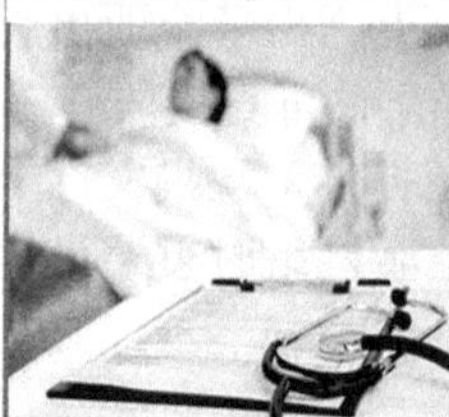

Making Health Care Safer:
Protect patients from antibiotic resistance

Six urgent or serious antibiotic-resistant threats, plus C. difficile, can cause HAIs.

Zika virus is spread to people through mosquito bites
Zika Virus
Learn the symptoms, how Zika virus spreads and current up-to-date information.

Parents and young girl walking outside
Take 3 Steps To Fight Flu
Flu can be serious. Protect yourself and your family this flu season with 3 simple steps.

Diverse Group of People
Reduce Health Disparities
Learn about health equity and what CDC is doing to reduce health disparities.

Couple of adults
Colorectal Cancer
90% of colorectal cancers occur in people age 50 or older. If you're 50 or older, get screened.

图 13-2　美国疾病控制与预防中心

3. 中国疾病预防控制中心

（1）中心网址：http：//www.chinacdc.cn/。

（2）机构简介：中国疾病预防控制中心简称中国疾控中心，是由政府举办的实施国家级疾病预防控制与公共卫生技术管理和服务的公益事业单位。通过对疾病、残疾和伤害的预防控制，创造健康环境，维护社会稳定，保障国家安全，促进人民健康；其宗旨是以科研为依托、以人才为根本、以疾控为中心。在国家卫生和计划生育委员会领导下，发挥技术管理及技术服务职能，围绕国家疾病预防控制重点任务，加强对疾病预防控制策略与措施的研究，做好各类疾病预防控制工作规划的组织实施；开展食品安全、职业安全、健康相关产品安全、放射卫生、环境卫生、妇女儿童保健等各项公共卫生业务管理工作，大力开展应用性科学研究，加强对全国疾病预防控制和公共卫生服务的技术指导、培训和质量控制，在防病、应急、公共卫生信息能力的建设等方面发挥国家队的作用（图 13-3）。

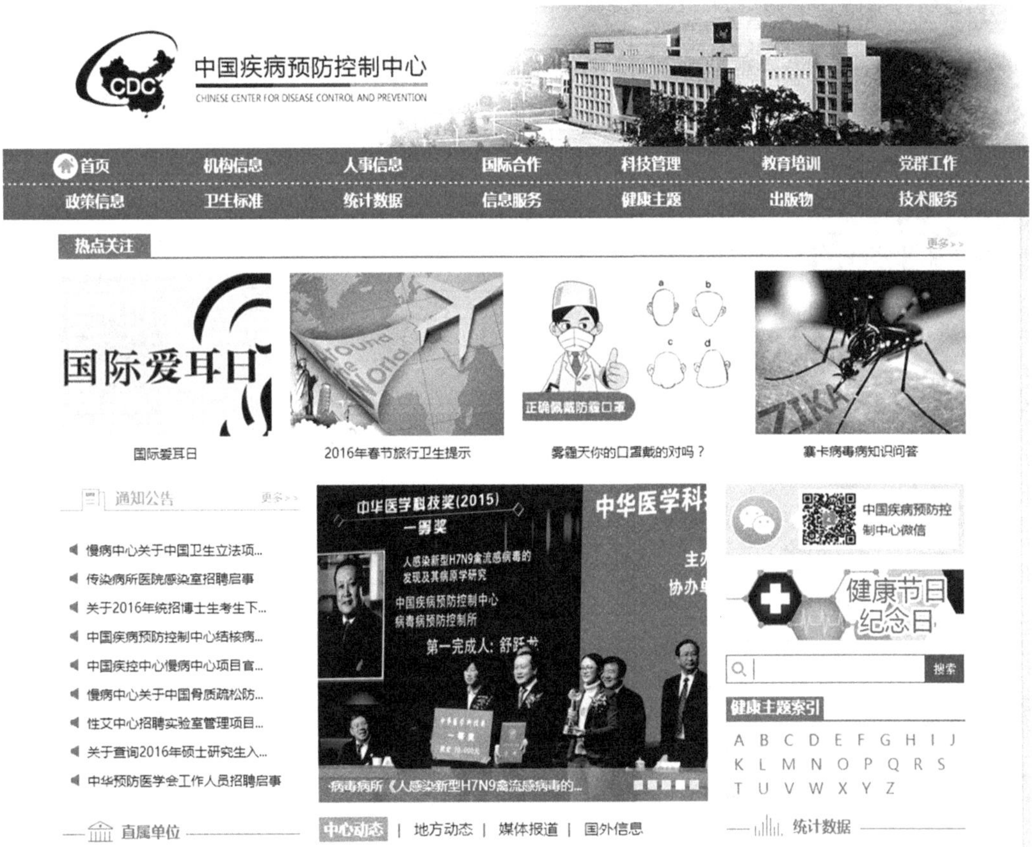

图 13-3　中国疾病控制与预防中心

二、专业性网站（职业卫生行政部门、研究所等）

网络上职业卫生机构及组织的网站可以提供许多有用的信息。如化学物质毒性和危险性资料、作业场所及环境中容许浓度和接触限值及测试方法等。广大职业卫生工作者可以利用 Internet 的超文本传输协议即可对这些机构与组织的资源进行访问，现着重介绍以下几个国内外主要职业卫生机构及组织的网站。

1. 国立职业安全与卫生研究所

（1）机构网址：http：//www.cdc.gov/niosh/。

（2）机构简介：国立职业安全与卫生研究所英文名称为 National Institute for Occupational Safety and Health（NIOSH），是美国疾病预防控制中心的下属研究所之一，为预防职业疾病与损伤而指导研究、提出建议，对职业安全与卫生专业人员进行培训。通过向职业安全卫生领域提供调查研究、信息、教育与培训，帮助确保安全、卫生的工作条件。NIOSH 通过收集信息，进行科学研究，以及转换在产品与服务中信息，提供出国家级和世界领先的预防与工作有关的疾病、伤害、残疾与死亡措施。机构有主要 3 项目标：进行调查研究来降低与工作有关的疾病和伤害；通过干预、建议与能力建设来提升安全卫生的工作场所；通过国际合作来加强全球工作场所的安全与卫生。其工作人员由工业卫生、护理、流行病学、工程学、医学与统计学等各学科人士组成（图 13-4）。

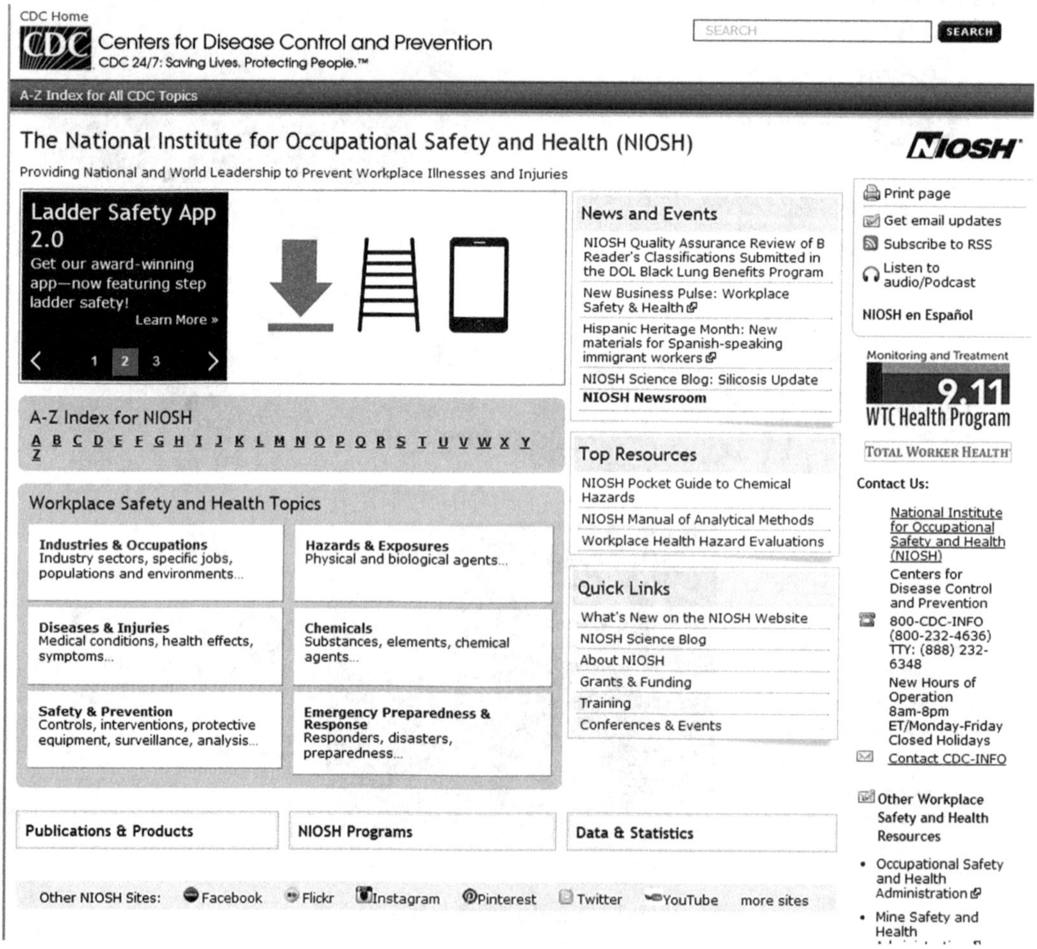

CDC Home
CDC Centers for Disease Control and Prevention
CDC 24/7: Saving Lives. Protecting People.™
SEARCH
A-Z Index for All CDC Topics
The National Institute for Occupational Safety and Health (NIOSH)
Providing National and World Leadership to Prevent Workplace Illnesses and Injuries
NIOSH
Ladder Safety App 2.0
Get our award-winning app—now featuring step ladder safety!
Learn More »
News and Events
NIOSH Quality Assurance Review of B Reader's Classifications Submitted in the DOL Black Lung Benefits Program
New Business Pulse: Workplace Safety & Health
Hispanic Heritage Month: New materials for Spanish-speaking immigrant workers
NIOSH Science Blog: Silicosis Update
NIOSH Newsroom
Print page
Get email updates
Subscribe to RSS
Listen to audio/Podcast
NIOSH en Español
Monitoring and Treatment
9.11 WTC Health Program
TOTAL WORKER HEALTH
A-Z Index for NIOSH
A B C D E F G H I J K L M N O P Q R S T U V W X Y Z
Workplace Safety and Health Topics
Industries & Occupations
Industry sectors, specific jobs, populations and environments...
Hazards & Exposures
Physical and biological agents...
Diseases & Injuries
Medical conditions, health effects, symptoms...
Chemicals
Substances, elements, chemical agents...
Safety & Prevention
Controls, interventions, protective equipment, surveillance, analysis...
Emergency Preparedness & Response
Responders, disasters, preparedness...
Top Resources
NIOSH Pocket Guide to Chemical Hazards
NIOSH Manual of Analytical Methods
Workplace Health Hazard Evaluations
Quick Links
What's New on the NIOSH Website
NIOSH Science Blog
About NIOSH
Grants & Funding
Training
Conferences & Events
Contact Us:
National Institute for Occupational Safety and Health (NIOSH)
Centers for Disease Control and Prevention
800-CDC-INFO (800-232-4636) TTY: (888) 232-6348
New Hours of Operation 8am-8pm ET/Monday-Friday Closed Holidays
Contact CDC-INFO
Other Workplace Safety and Health Resources
• Occupational Safety and Health Administration
• Mine Safety and Health
Publications & Products
NIOSH Programs
Data & Statistics
Other NIOSH Sites: Facebook Flickr Instagram Pinterest Twitter YouTube more sites

图 13-4 国立职业安全与卫生研究所

（3）主要栏目：出版物与产品（Publications & Products）主要将研究所出版的刊物进行不同标准的分类供需要者使用和查询（图 13-5）。

职业卫生项目（NIOSH Programs），研究所将工人每天都受伤或死亡的职业工作场所事故曝光。NIOSH 研究通过安全操作，改善工作场所的安全与健康，政策和程序。列出职业安全与卫生主题信息的连接，每个主题的页面列出与该主题有关报道的概要的链接点。还提供该重要研究课题项目的有关信息，包括历年来所做各评价项目信息的链接（图 13-6）。

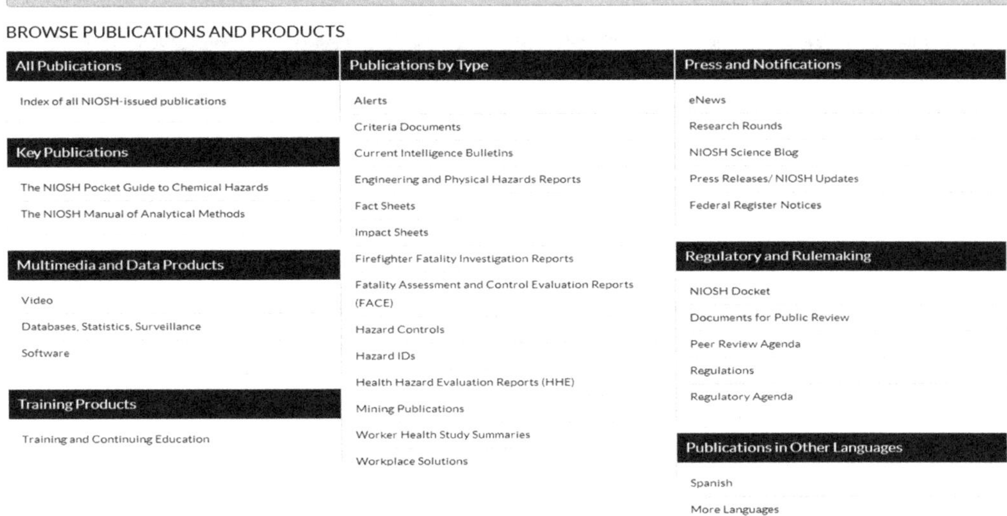

图 13-5　国立职业安全与卫生研究所——出版物与产品

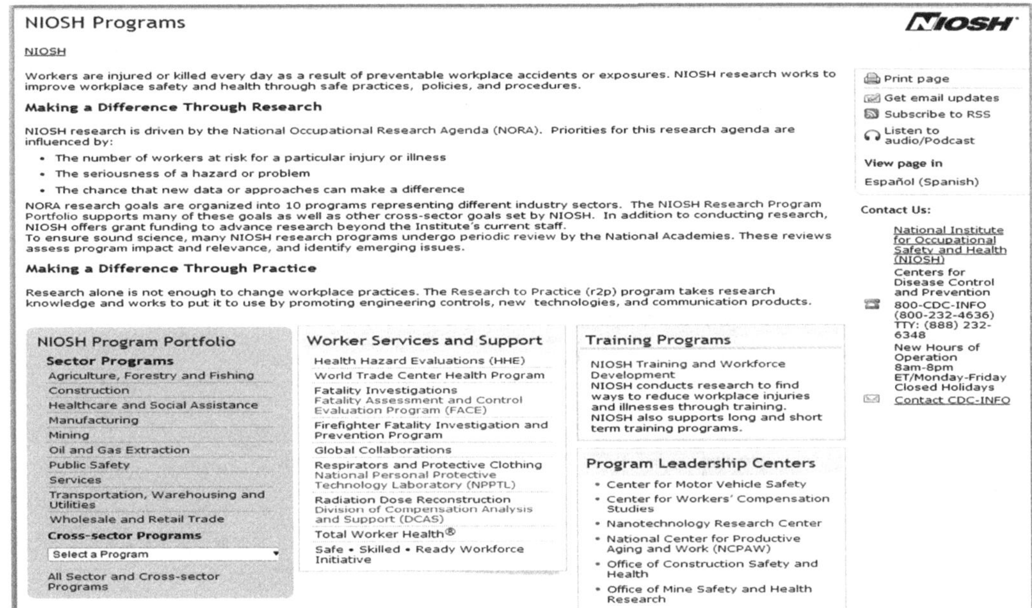

图 13-6　国立职业安全与卫生研究所——职业卫生项目

数据与统计（Data & Statistics），包括研究数据、监测数据和其他数据资源，通过此栏目可以集中的访问 NIOSH 数据，可以用来找到可用的 NIOSH 数据和统计，数据和资源以不同的形式展示，还可看到数据定义及容易识别数据类型（图 13-7）。

NIOSH 对数据按主题字顺进行了分类，读者可以依照主题字顺查询所需数据。

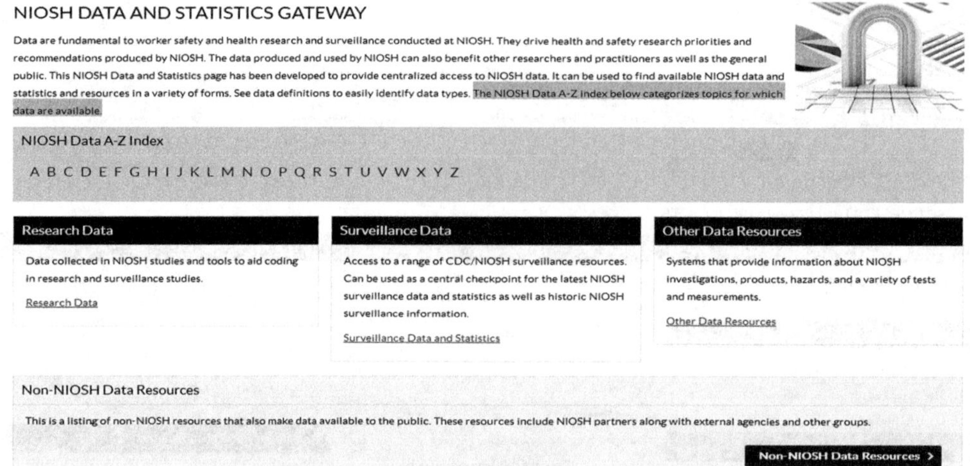

图 13-7 国立职业安全与卫生研究所——数据与统计

2. 中国疾病预防控制中心职业卫生与中毒控制所

（1）机构网址：http：//niohp.chinacdc.cn/。

（2）机构简介：中国疾病预防控制中心职业卫生与中毒控制所（简称“职业卫生所”），是我国第一个由国家政府主办的劳动卫生与职业病研究和防治的专业学术机构（图 13-8）。

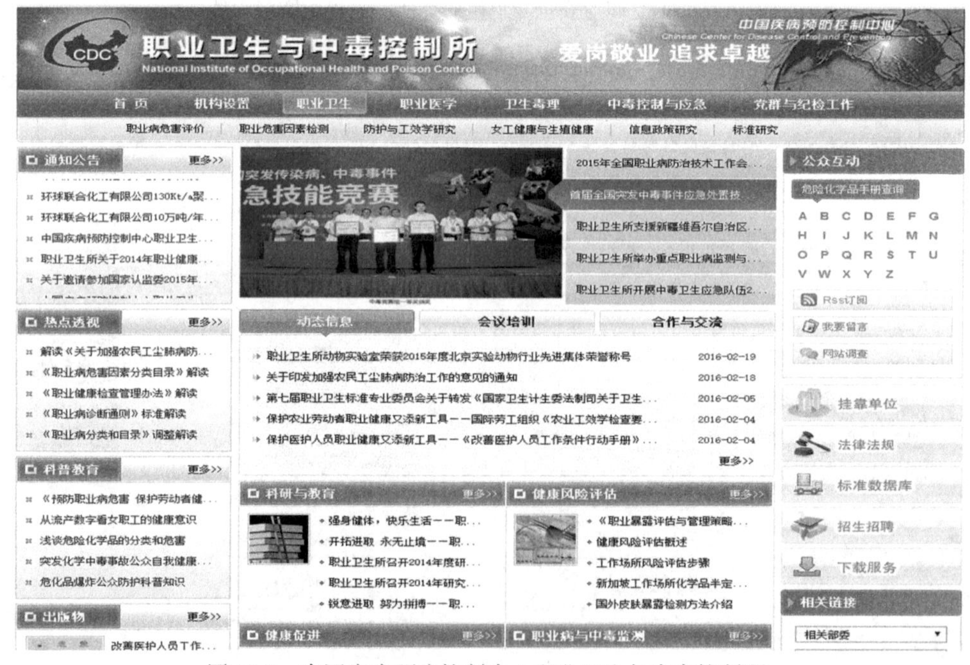

图 13-8 中国疾病预防控制中心职业卫生与中毒控制所

职业卫生所从事工作领域包括职业卫生学、职业医学、中毒控制、工业毒理学、职业卫生管理等。专业技术机构设置有院士实验室、职业病与中毒控制部、毒物检测分析室、毒理室、职业卫生评价部、健康促进与职业紧张研究室、妇女劳动卫生与生殖健康研究室、信息与政策研究室、职业防护与工效学研究室、职业性呼吸系统疾病研究室、实验动物室和质量控制办公室。

多年来职业卫生所以解决我国重大职业卫生技术问题为己任，承担了国家多项重大科研课题，具体组织实施、开展了一系列职业病防治研究工作，在尘肺病防治、农药中毒控制、职业中毒控制、农药中毒控制、卫生毒理、职业卫生与职业病诊断标准、职业卫生监测等方面取得多项重大成果，为我国职业病防治工作做出了重大贡献。

（3）主要栏目：①职业卫生：下设职业病危害评价、职业危害因素检测、防护与工效学研究、女工健康与生殖健康、信息政策研究、标准研究等内容。②职业医学：下设职业性肺病、生物因素所致职业病、物理因素所致职业病、职业病诊断技术培训、工作场所健康促进等内容。

3. 职业卫生网

（1）网站网址：http：//www.zywsw.com/。

（2）网站简介：职业卫生网是由一群职业卫生行业精英共同创立，旨在推动职业卫生行业学术交流，宣传职业病防治知识，为劳动者职业健康、职业病维权提供准确资讯的大型个人公益门户网站。网站搜集整理职业卫生行业最前沿，最有价值的行业资讯，宣传职业病防治知识，为劳动者提供职业健康资讯，为劳动者职业病维权搜集国家法律依据，并为推动我国劳动者职业健康权益保障而不懈努力。网站商业运营与网站内容完全分离，以保证网站资讯的准确度。网站运营收入的 30%将作为职业病防治基金。

（3）主要栏目：网站设有职业卫生行业资讯、职业卫生技术与监管、职业病与职业健康、职业安全频道、劳保防护用品等栏目，读者可以获取职业卫生与职业医学行业相关时讯，部门通知，安监总局，卫生部门等信息。还可获得职业卫生检测、放射卫生、职业卫生评价、职业卫生监管、法定职业病、职业病防治、职业病维权、职业健康、安全生产、安全科技、安全评价、安全文化等相关专业知识。还可了解劳保防护用品求购信息、劳保行情、供应信息、个人防护等内容（图 13-9）。

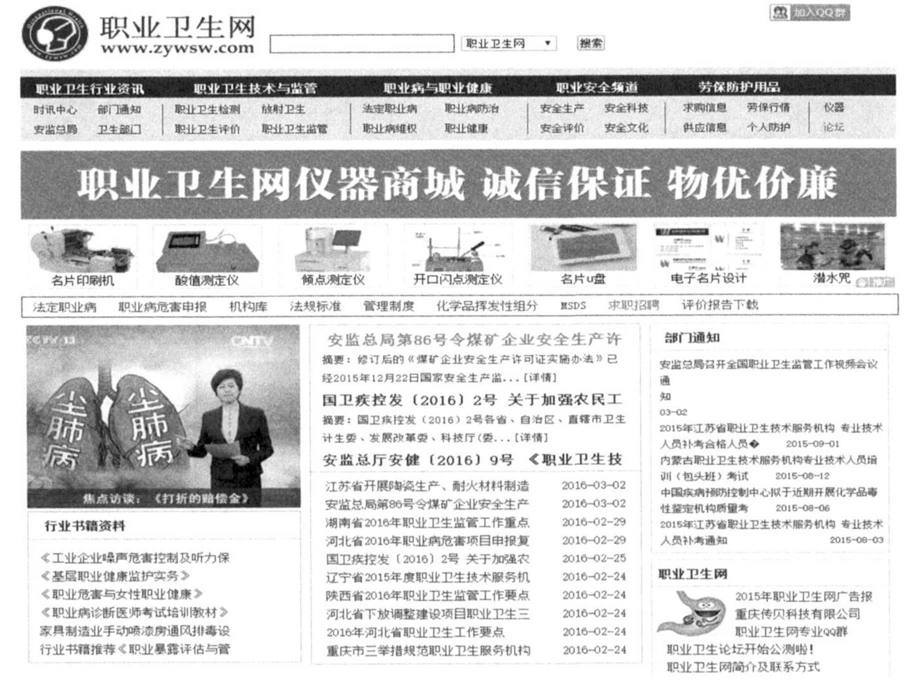

图 13-9　职业卫生网

4. 职业病网

（1）网站网址：http：//www.zybw.com/。

（2）网站简介：职业病网是中国最专业的职业病门户网，由重庆联尔科技集团研发维护。重庆联尔科技集团是西南地区专业的民营职业卫生防治技术服务机构，专注提供职业卫生咨询、培训、检测、防护、评价、监护、康复、治疗、资讯、信息化建设等“一站式”技术服务。

在该网站上设有职业卫生新闻资讯；职业病，如职业病诊断机构、鉴定机构、治疗与康复机构；法律法规包括法律、法规、规范等；职业卫生包括个人防护、工程防护、体检机构、评价机构、检测机构、培训机构等；职业病工伤包括工伤鉴定、工伤案例、法律解读等；放射卫生包括体检机构、评价机构、检测机构等；相关标准有职业卫生标准、放射卫生标准、职业病诊断标准等；药品专栏有治疗药品、康复药品等（图 13-10）。

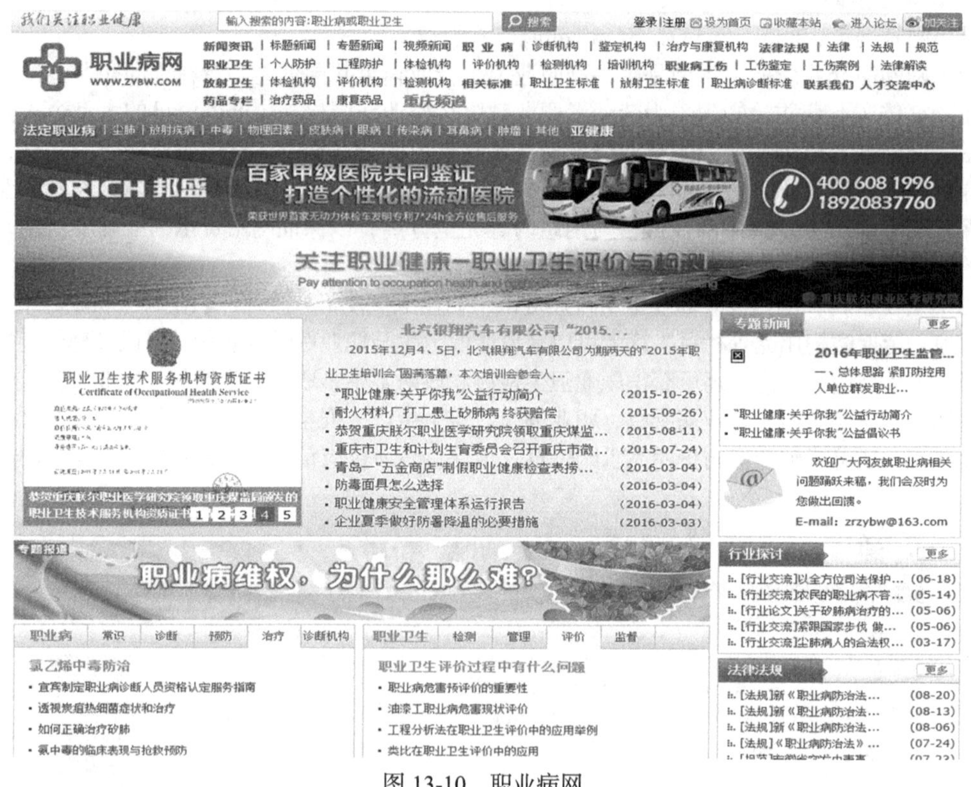

图 13-10　职业病网

5. 英国职业卫生专家学会（BIOH）

（1）网址：http：//www.iosh.co.uk/home.html。

（2）网站简介：该网站是英国职业卫生专家学会（British Institute of Occupational Hygienists）为培训高水准的职业保健专家而进行的更现代的一个举措。它通过互联网形式将职业卫生的常见问题公布于众，从而达到培训与提高该国基层职业卫生保健员对职业危害因素评估和控制的能力。

（3）该网站内容主要包括：BIOH 的组织机构和目的、BIOH 会员培训和资格、职业卫生的常见问题、BIOH 的新闻和事件等（图 13-11）。

6. 美国职业与环境医学会（American College of Occupational and Environmental Medicine，ACOEM）　是 1916 年创建的世界上最大的职业与环境医师的组织机构，其宗旨是通过预防措施、临床诊察、研究和教育等途径改善并保护工人健康。网站的主要内容是建议书/指南。建议书是该学会向政府、企业和工人发布的职业环境医学研究专论和意见书，为政府、企业制定卫生政策及采取劳动和环境保护措施提供依据，提示工人保护自身健康并提供专业性建议。

三、其他相关网站

1. 职业安全健康网　网站地址：http：//safe.zywsw.com/。

职业安全健康网是职业卫生网旗下，中国最专业的职业健康安全与安全文化网站（图 13-12）。

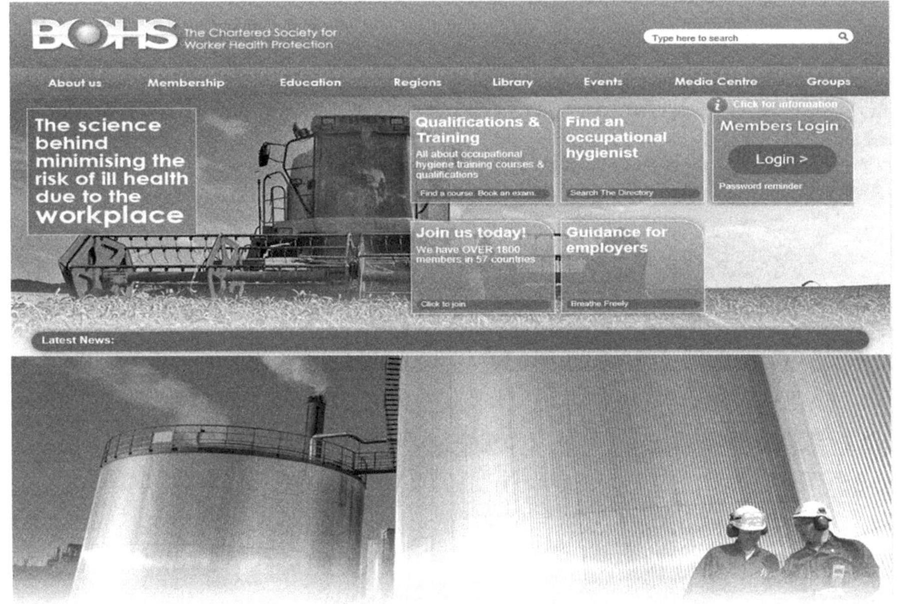

图 13-11　英国职业卫生专家学会

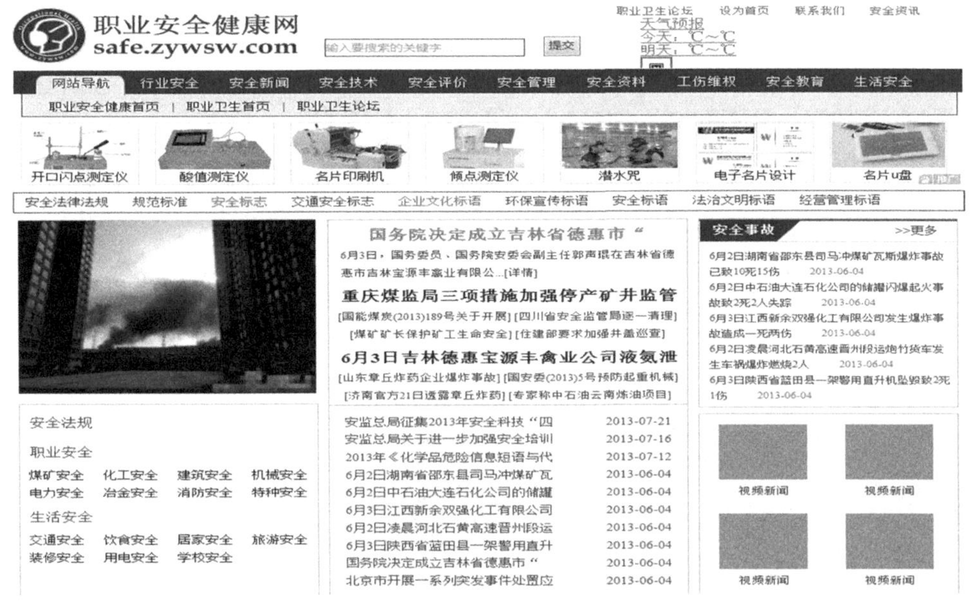

图 13-12　职业安全健康网

2. CDC 公共卫生紧急事件的准备与反应　网站地址：http：//www.bt.cdc.gov/。

CDC 公共卫生紧急事件的准备与反应（public health emergency preparedness and response at CDC，PHEPR）是 CDC 网站的一个主要栏目，提供由各种生物制剂、化学制剂、放射因素引发疾病的公共卫生学方面的高质量文章和信息。该网页把疾病按传播速度、发病状况、后果及影响等方面归类排列，点击各疾病可获得其诊断、疫苗和治疗等有关信息。

3. 美国职业安全与卫生管理局　网站地址：http：//www.osha.gov。

职业安全与卫生管理局（Occupational Safety & Health Administration，OSHA）是美国劳动部下属机构之一，使命是确保美国工作场所的安全与卫生、挽救生命、预防损伤和保护美国工人的健康。网站的首页提供了来自于管理局或劳动部的最新信息、相关的法规和标准、人类工程学资源等（图 13-13）。

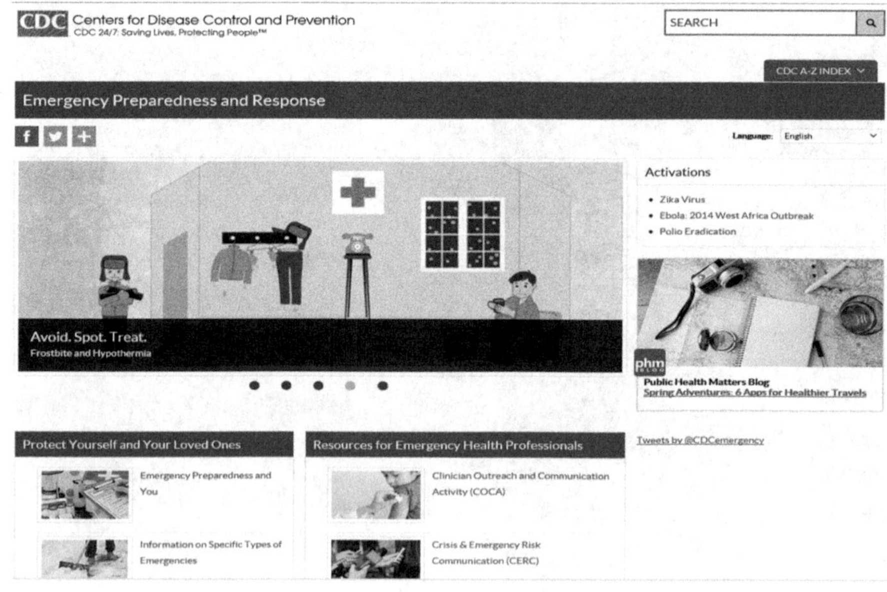

图 13-13　职业安全健康网

4. 美国工业卫生协会　网站地址：http：//www .aiha.org。

该站点是美国工业卫生协会（American Industrial Hygiene Association，AIHA）的网站，目的是向分布在全国的 13 000 多名专业人员提供职业和环境的卫生安全信息，该网站主要包括网上工业卫生学院、实验室科学及联机的 AIHAJ 杂志等内容（图 13-14）。

AIHA
Protecting Worker Health
Sign In
About
Contact
Find Consultants
CareerAdvantage
MEMBER CENTER
DISCOVER IH
MEMBERSHIP
EDUCATION
EVENTS
PUBLICATIONS & RESOURCES
GOVERNMENT AFFAIRS
GET INVOLVED
Industrial hygiene keeps workers, their families, and the community healthy & safe.
Advance Program
The AIHce 2016 Advance Program is now available online.
BROWSE THE PROGRAM
JOIN AIHA
FIND AN IH
COURSES
STORE
Notice: To locate an accredited testing laboratory or for general information about laboratory accreditation, please go to the AIHA Laboratory Accreditation Programs, LLC site at www.aihaaccreditedlabs.org. For more information on formaldehyde, visit the AIHA Formaldehyde Resource Center.
Quick Talks
Submit a proposal to present a Quick Talk, a brand new and innovative program format, at Fall Conference.
LEARN MORE
LATEST FROM TWITTER
Tweets by @AIHA
FOLLOW AIHA

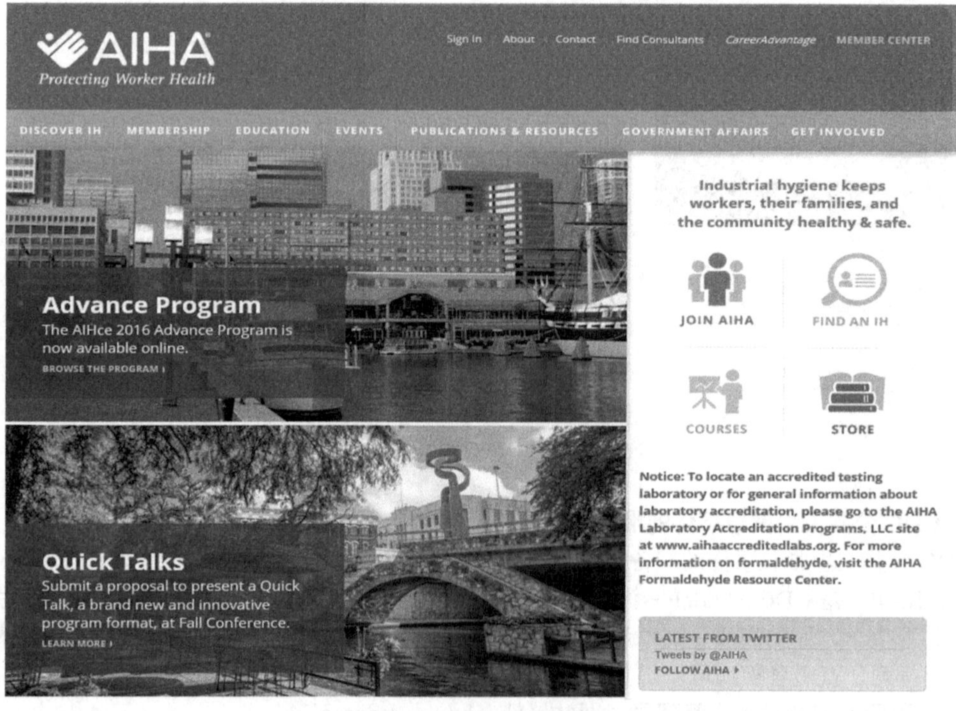

图 13-14　美国工业卫生协会

第三节　职业卫生与职业医学常用专业数据库

一、NTP 啮齿动物历史对照信息、NTP 化学物质卫生与安全数据库

NTP 啮齿动物历史对照信息（NTP rodent historical control information）、**NTP 化学物质卫生与安全数据库**（NTP chemical health and safety data）　由国立环境卫生科学研究所主页点击“environmental health perspectives”进入 environmental health information services 主页（http：//ehis.niehs.nih.gov），再点击“services”栏目即显示数据库入口中。

（1）NTP 啮齿动物历史对照信息：从 TNP 两年的原癌基因研究中依物种、性别、给药途径、媒介物等方面总结出对照动物的肿瘤发病率、生长和存活曲线。

（2）NTP 化学物质卫生与安全数据库：用化学物质名、同义字或 CAS 登记号检索。

二、Haz-Map（化学物质与职业病数据库）

Haz-Map，即化学物质与职业病（chemical and occupational diseases）数据库（http：//haz-map.com）：是关于有毒化学物质与职业病的简明数据库，揭示化学物质和职业因素与疾病之间相互关联。重点是可预防的职业病有接触性皮炎、哮喘、尘肺等肺部疾患、过敏性肺炎、吸入热和各种金属中毒等。网页有 4 个重要栏目：化学物质与生产过程、化学毒性积分、疾病与工作、工作场所化学和生物制品引起的 48 种职业病索引。它们分别提供危险性工作步骤及在工作过程中的化学物质暴露信息，将 987 种化学和生物制剂评分以揭示工业暴露危险性的大小及其效能、体内存留时间、致癌潜能和对靶器官损伤方面的毒效，从流行病学与职业病监测角度确定与工作相关的疾病及职业危险因素，将职业病分 12 大类提供疾病的类型、发病率、患病率及预防等信息。读者可按主题、职业和症状、字顺查询相关信息（图 13-15）。

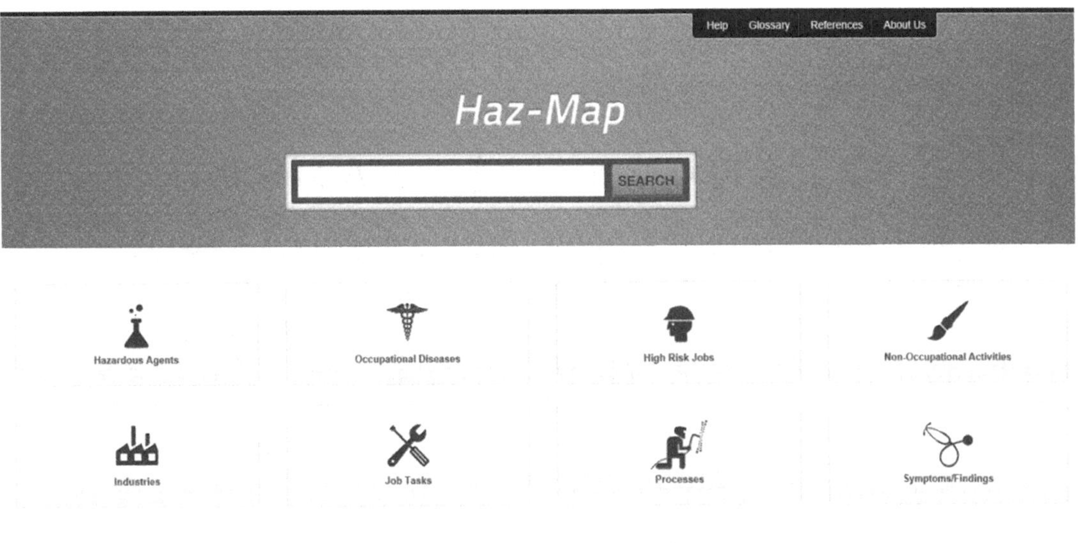

图 13-15　Haz-Map 化学物质与职业病数据库

三、其他职业卫生专业数据库

1. 中毒毒理学数据库（TOXLINE PLUS） 由 Amercian Society of Heath-System Pharmacists（ASHP）、Biological Abstracts-BIOSIS、Chemical Abstracts Service（CAS）、（瑞典）National Chemicals Inspectorate、U.S. National Library of Medicine 5 个机构的信息资源创建的庞大数据库，包括化学品、药品、环境、有害废弃物、卫生与安全、卫生科学、毒理学等主题。涉及毒性、毒理学和临床研究的论题有药物不良反应、化学物质与生物系统的相互作用、环境污染、工业医学、职业卫生、废弃物处置、药物评价、中毒、有害物质管理、卫生与安全。

2. 美国新泽西危险物质数据库 网址：http://www.state.nj.us/health/eoh/rtkweb/rtkhsfs.htm。

3. 美国化学物质安全性数据库（MSDS） 网址：http://www.ilpi.com/msds/。

4. 美国药物药理数据库 网址：http://pharminfo.com/drugdb/db mnu.html。

5.美国环境化学数据和信息网络（ECDIN） 网址：http://ulisse.etoit.eudra.org/Ecdin/Ecdin.html。

6. 美国杀虫剂信息（PIPs） 网址：http://ace.orst.edu/info/extoxnet/pips/pips.html。

第四节 职业卫生与职业医学管理信息系统

一、系统简介

职业卫生信息系统（occupational health information system，OHIS）是为职业卫生管理服务的，面向用人单位和各级职业卫生监管部门的软硬件一体化系统，基于现代计算机技术和通信技术，实现职业卫生信息的收集、传递、存储、加工、维护和利用，为企业的自身管理和政府部门的监管与决策提供了依据和技术支撑。全面、系统地研究信息技术在职业卫生领域的应用，将有助于职业卫生管理技术的创新。职业卫生信息系统是一个面向用人单位和各级职业卫生监管部门，以用人单位的职业卫生相关信息为基础的软硬件一体化的网络管理信息系统。通过建设覆盖全国的职业卫生信息网，连接以国家监管部门为中心的广域网，以各省市为中心的城域网，以及用人单位的局域网或单机系统，实现用人单位和各级职业卫生监管部门之间信息数据的流通和反馈，从而为职业卫生监管搭建起快速、有效的管理平台。

二、我国职业卫生信息系统应用现状

我国已进行研究或开发的职业卫生信息系统大体分为企业或行业职业卫生管理系统、职业卫生政府监管系统和职业卫生技术支撑系统 3 大类（图 13-16）。企业或行业职业卫生管理系统，该系统主要用于企业或行业的职业卫生管理，能够及时准确地处理工业卫生与职业病防治工作的信息，系统数据库可生成多种报表，统计指标达几百种，不仅能满足企业对劳动卫生管理和对职工健康监测的需要，还能满足行业主管部门和各级卫生部门统计的需要；职业卫生政府监管系统，目前我国职业卫生监管部门应用的相关信息系统主要是用于职业危害的申报和职业病的报告与管理，如各种职业危害申报系统和职业卫生监督管理系统；职业卫生技术支撑系统，如职业卫生专业数据库、职业卫生网站等。

我国目前职业卫生信息系统研究与应用中存在以下问题和不足：①企业职业卫生档案建档率

低、内容不全、形式各异和管理不善等，导致数据资源残缺，直接影响了职业卫生信息的完整性、系统性、准确性和时效性，制约了我国职业卫生监管网络的建设和应用；②应用范围比较狭窄，许多地区未建立有效的职业卫生信息系统，只有极少数企业采用计算机系统进行企业职业卫生档案的管理；③现有的职业卫生信息系统彼此相互独立，不能形成真正连接企业和各级职业卫生监管部门的综合网络化的信息系统；④各信息系统的基础数据结构缺乏系统性和规范性，不同信息系统之间的数据难以交换、共享，管理部门难以对来自不同领域的信息资源进行整合，形成信息孤岛，导致资源的巨大浪费；⑤职业卫生信息系统的功能还比较简单，主要是用于职业危害申报、职业病报告或企业的职业卫生档案管理等，而应用先进的现代自动化监测、地理信息、职业危害评估、无线传输网络等技术，具有辅助决策支持功能的综合网络化信息系统尚少。

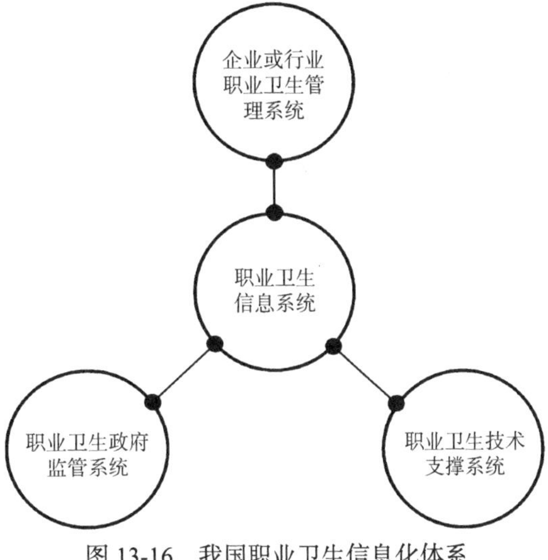

图 13-16　我国职业卫生信息化体系

三、我国职业卫生信息系统示来发展方向

信息技术的高速发展为职业卫生信息系统的开发提供了丰富的方法和手段，将地理信息、自动监测、网络传输和辅助决策等技术应用于职业卫生领域，研究和开发分层次、多架构，具有辅助决策功能的综合网络化职业卫生信息系统，是职业卫生信息系统示来发展的主要方向，将有非常好的发展前景和应用价值。

【案例 13-1】

电磁辐射对人体健康的影响

1. 需求　小王是某医科大学职业卫生与职业病学专业的硕士研究生，他研究的课题是电磁辐射对人体健康的影响。

目前国际上对这一问题的研究进展情况如何，本课题的研究在整个学术领域所处的地位，是小王想要了解和掌握的要点。

2. 问题解决

（1）分析需求：专业学术信息是网络信息的重要组成部分，科研工作者和教育工作者是这些信息的主要需求者。对学术信息的要求主要体现在：全、真、新的特点上。

当今社会，电器设备如电视、计算机、手机、微波炉等的广泛使用给人们的生活带来了极大的便利，但同时也带来了一个不可忽视的问题：电磁辐射问题。电磁辐射对人体健康带来的不良影响已经引起众多专家的密切关注。通过专业信息资源查找主要有关电磁辐射的有关概念、原理、定理，电磁辐射的最新研究成果，国内外的研究进展，在这一方面比较有研究的机构和研究员，有关的专利、国家标准和国际标准，各国制定的相关法规等，判断课题的性质，是属于创新性研究，还是属于跟踪性研究，同时要尽可能多的收集有关资料。

（2）解决办法：利用可用的信息资源，如专业图书、期刊、专业网站、专业数据库及专业的信息管理系统获取相关职业卫生与职业医学方面与电磁辐射有关的内容及对人体健康的影响相关信息，了解电磁辐射的有关概念、原理、定理，电磁辐射的最新研究成果，国内外的研究进展，从而为日后的研究提供背景资料与思路。

（3）问题与思考：利用相关的信息资源获取电磁辐射有关的研究进展，可使用的资源有哪些？各有何特点？与其他职业卫生领域相比电磁辐射有何突出特点？国内外是否有关于电磁辐射防护的信息管理系统，各系统的特色是什么？

（袁永旭）

第十四章 公众健康与健康教育信息获取

公众健康是社会发展中的重要问题，维护和促进公众健康水平成为了卫生系统乃至整个社会的奋斗目标。在我国，随着经济社会发展水平的不断提高，居民健康观念发生了转变，预防疾病、保健养生的思想已深入人心。健康意识的提高促使居民去主动搜索、获取和利用各种健康信息，然而网络时代的信息具有数量庞大、分布不集中、质量和可信度没有保障等特点，这将对大众获取和利用健康信息造成困扰，甚至一些错误的健康相关信息会误导民众，造成哄抢、过度依赖、资源浪费等现象，严重的会带来健康危害，因此，有必要对提供公众健康与健康教育的各种信息资源进行收集与整理，并对这些资源做出科学评价，将信息资源和评价情况向社会公布，为公众利用健康相关信息提供参考。

目前，提供公众健康信息的平台多种多样，如宣传栏、宣传手册、电视广播、手机短信、微博、微信、报纸书刊及网络平台等，提供信息的机构也分布在很多领域，包括政府机构、医疗卫生机构、社会团体、生产销售企业等。随着互联网的普及，公众通过网络获取信息是目前公众获取信息的一种最重要的途径，故以下针对国内外的主要提供公众健康与健康教育信息的资源进行介绍，并对其提供信息的情况加以评价以期为公众获取可靠、有用的健康信息提供参考。

第一节 国内外主要公众健康信息资源

一、中国公众健康网

中国公众健康网（http：//www.chealth.org.cn/）是由中国科学技术协会组织创办的公益性健康科普网站（图 14-1），是国家科技支撑项目“公众健康知识及技术筛选与评价研究”项目成果的发布平台，该网站汇集了中华医学会、中国药学会、中华预防医学会、中华中医药学会、中国社区卫生协会、中国营养学会、中国心理卫生协会、中国体育科学学会的优秀健康科普资源，由中国医学科学院医学信息研究所开发并维护。

（一）主要资源介绍

中国公众健康网首页设有热点话题、健康快讯、健康生活、常见病防治、科普活动、科普视频、求医问药、科普图书、知识竞赛、世卫组织简报及意见反馈等模块，并在首页页面上对这些模块的内容进行了分区显示和链接，首页上可对网站内容进行搜索。此外，从网站介绍可知，该网站涵盖 8 大专科知识库、多个科普常识库和科普新闻库。8 大专科知识库包括：疾病库、药物库、症状库、检查库、医院库、医生库、医疗器械库、医疗法规库；科普常识库涵盖健康饮食、适量运动、心理健康、合理用药、急救知识、健康新观念、母婴保健、直面传染病等内容；科普新闻库包括健康科普方面的最新资讯、健康话题、最新博文、专家声音、科普视频及合理用药、慢性传染病、疾病预防方面的科普图书书目信息 300 多种等内容（图 14-1）。

（二）资源利用

1. 检索功能 中国公众健康网网站涵盖面广，内容丰富，右侧检索框中可进行常见疾病、

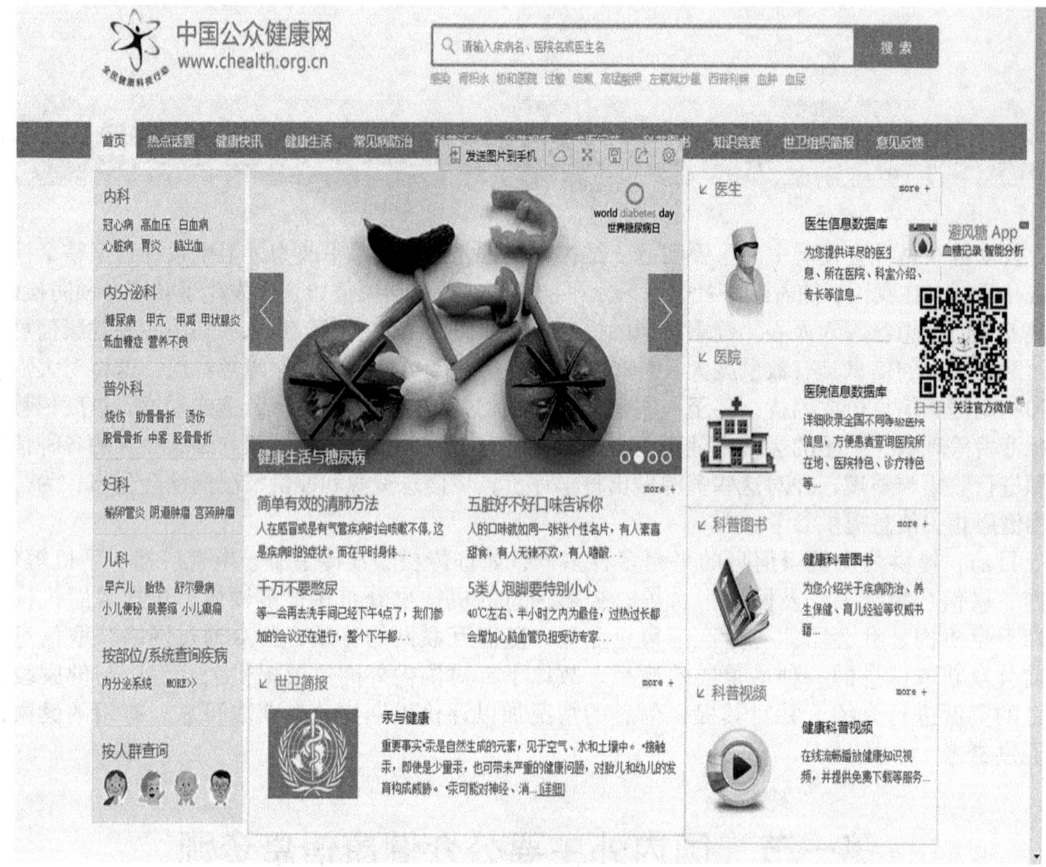

图 14-1 中国公众健康网

症状、药物、检查、医院信息、医生信息、养生保健、育儿等方面的信息查询，主要通过自由词途径进行检索，检索方法简单，检索范围主要是该网站的各种资源。如以自由词“高血压”进行检索，检索结果分为对高血压基本知识的介绍和网站中与高血压相关或含有高血压的记录两部分。

2. 浏览与链接 中国公众健康网主页健康栏目很多，每个栏目都可以进行点击，浏览栏目及各个下层链接信息，如常见病防治栏目目前包括高血压、糖尿病、精神分裂症及结直肠癌，高血压防治信息链接中则进一步提供了什么是高血压、高血压危险因素有哪些、降压目标、如何筛查、改变生活方式、运动适宜技术、用药注意事项、健康饮食、遵医嘱服药等，每个知识点可点入链接，网站在提供相关知识的同时提供了信息来源。

3. 参与知识竞赛 中国公众健康网提供了知识竞赛栏目，点击进入后可参与每期的健康知识竞赛，目前可以参加全民科普健康知识网络竞赛是艾滋病相关主题，网上答题以后需提供一些个人信息，可参加抽奖活动，通过这种方式调动大众参赛的积极性，从而达到普及健康知识的目的。

（三）资源评价

中国公众健康网属于官方网站，对所提供的信息均注明了来源，网站通过 HONcode 认证，遵循健康网络基金会的医学和健康网站的行为准则，网站内容总体可信度高；网站布局合理，文字及图片清晰，链接浏览流畅，无广告信息，使用方便。网站通过了安全联盟认证，资质齐全，服务内容符合规范，无信息泄露和木马病毒等安全风险。

二、PubMed Health

PubMed Health（http：//www.ncbi.nlm.nih.gov/pubmedhealth）是由位于美国国立医学图书馆（NLM）的国家卫生技术信息中心（NCBI）创办的公益性健康科普网站，主要为民众和临床医生提供疾病的诊断与治疗及各种健康问题的重要信息（图 14-2）。PubMed Health 提供的健康信息是基于临床试验的系统评价，系统评价就是用科学的方法将现有关于某一临床问题的研究进行收集、整理和科学分析，从而可以确定到目前为止哪些治疗和预防的措施被证明是有效的，而哪些措施的效果还有待于进一步验证，系统评价强调定期更新，以反映当前最可靠的证据。PubMed Health 对这些信息提供了摘要和获取全文的线索与来源，2003 年以后发表的系统评价通常有更新，也有根据这些证据针对消费者信息和临床医生提出的各种建议。PubMed Health 致力于将临床疗效研究的文献或述评以通俗易懂的方式提供给消费者，同时附上完整的研究报告，是 NCBI 中公众获取健康相关信息的主要途径（图 14-2）。

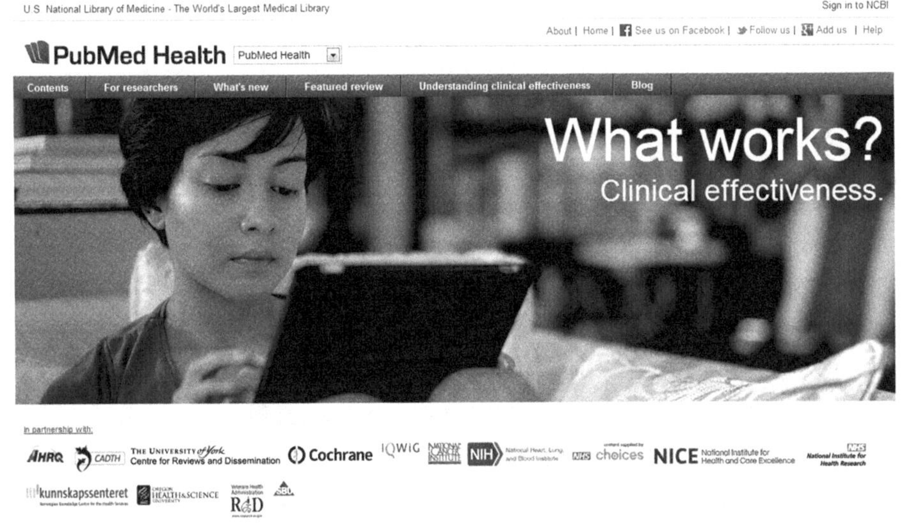

图 14-2　PubMed Health 主页

（一）主要资源介绍

PubMed Health 收录的健康有关信息主要来自美国卫生保健研究与质量机构（AHRQ）、加拿大药物和卫生技术机构（CADTH）、评论和传播中心（CRD）、Cochrane 协作网、德国卫生保健质量和效率研究所（IQWiG）、国家癌症研究所（NCI）、国家卫生研究所（NIHR）卫生技术评估项目（NIHR HTA）、瑞典卫生技术评估委员会等合作伙伴。

（二）资源利用

1. 检索功能　该网站资源主要收录基于当前权威的研究和用科学的统计方法所做出的系统评价，以及有明显疗效的临床研究，读者通过该网站资源可获得可靠的信息及丰富的收获。检索 PubMed Health 可在检索 PubMed 的同时进行，可通过过滤器将检索资源类型限定为"PubMed Health"或系统评价。PubMed Health 主页面简洁，提供检索入口和主要资源网站的链接，并有网站介绍和帮助系统，提供通过 Facebook 登录网站的链接及在 Google 中进行添加的功能等。虽然可以基于 PubMed 进行 PubMed Health 的检索，但由于 PubMed Health 主要面向大众，故检索以自由词为主，如输入"diabetes"检索后，PubMed Health 检索结果左侧首先将检索结果按照文章类型、进入 PubMed Health 的时间、内容提供者、补充滤镜等形式分类，右侧则显示了对"diabetes"

的一般知识介绍和与“diabetes”相关的文献检索结果。

2. 浏览与链接 PubMed Health 是一个专业的检索平台，故进行健康知识检索是其主要功能，对检索到的结果提供了包括摘要字段在内的信息，也对这些信息提供了获取全文的线索与来源，可供用户浏览和链接资源使用。

（三）资源评价

PubMed Health 属于官方网站，其合作伙伴也多为国家机构或权威研究机构，且 PubMed 对所收录信息的筛选一直非常严格，在信息专家推荐的基础上还要结合同行专家评估，同时 PubMed Health 以收录经严格评价的二次研究证据为主，因此保证了网站信息资源的可信度；PubMed Health 网站内容以系统评价和临床研究证据为主，主要提供各种临床问题的系统评价疗效显著的临床研究，可为消费者和临床医生提供帮助，但作为公众健康信息网站，内容较为单一且专业性较强，对没有医学背景的普通民众使用可能造成一些障碍；PubMed Health 网站布局简单，文字及图片清晰，链接浏览流畅，无广告信息，检索较为方便，但由于是英文网站，对国内民众和学者使用可能造成不便。

三、食品伙伴网

食品伙伴网（http：//www.foodmate.net/）创建于 2001 年，是烟台富美特食品科技有限公司旗下网站（图 14-3）。网站建设的宗旨是“关注食品安全，探讨食品技术，汇聚行业英才，推动行业发展”。经过十余年的发展，已经成为国内食品行业最大的门户网站。食品伙伴网旨在建设中国最专业的食品技术网站，为食品技术人员提供服务，为中国食品安全提供动力，网站已与食品行业相关媒体、监管部门、企业、第三方服务机构等建立了密切联系，在信息交流、技术交流、课题合作等方面建立了长期的伙伴关系（图 14-3）。

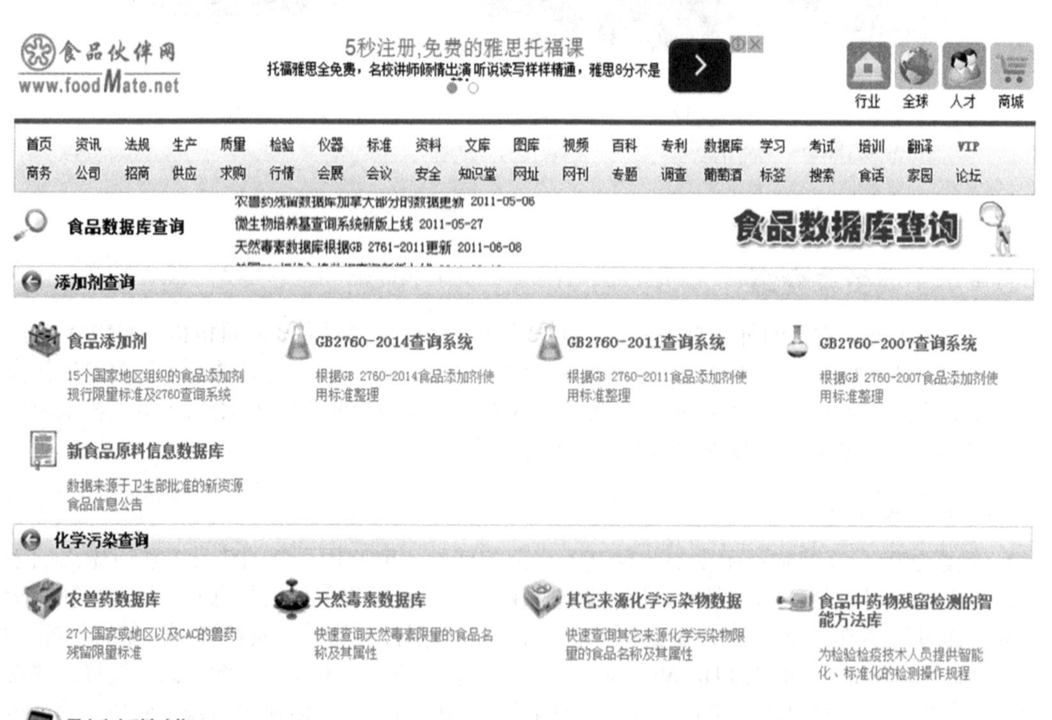

图 14-3 食品伙伴网

（一）主要资源介绍

食品伙伴网首页设有食品资讯、政策法规、生产技术、质量管理、食品下载中心、食品培训、食品人才、食品论坛、行业展会、电子商务、食品商城等服务频道，为食品行业从业人员和企业提供全方位的技术、信息和商务服务。

（二）资源利用

1. 检索功能　食品伙伴网最突出的特色在于其强大的信息查询功能，在网站首页上即可看到可查询的数据库列表，包括化学污染查询、微生物查询、进出口信息查询、认证信息查询和营养数据查询等查询领域，每个领域下囊括了多个权威数据库或标准。该网站的数据库主要通过自由词途径进行检索，检索方法简单，检索范围主要是该网站的各种资源。如在化学污染查询中包括农兽药数据库（主要提供 27 个国家或地区及 CAC 的兽药残留限量标准）、天然毒素数据库、其他来源化学污染物数据库及日本肯定列表查询，进入数据库后可查询各农兽药的主要化学性质、限量食品及限量标准等详细信息；微生物查询包括培养基查询系统（可快速查询培养基的名称、充分、用途及相关的菌种信息等）、微生物数据库（提供 32 个国家及 CAC 和微生物规格委员会的微生物限量标准）、菌种信息查询（提供万余种菌种保存方法、实物状态、用途、致病名称等）3 个数据查询系统；进出口信息查询包括美国 FDA 拒绝进口产品查询、进境不合格食品数据库、向国（境）外进出口注册信息查询、欧盟食品和饲料类快速预警系统、中国出口韩国食品违反情况查询及输日食品违反日本食品卫生法情况查询等查询栏目；营养膳食查询数据库可查询各类营养物质的营养素含量及存在的食品种类。

2. 浏览与链接　食品伙伴网主页栏目繁多，内容丰富，每个栏目都可以进行点击，浏览栏目及各个下层链接信息，如点击“葡萄酒”栏目即可链接到网站提供的葡萄酒有关信息，包括国内外的相关资讯、葡萄酒文化、知识、法律、标准、商务等进一步的栏目，每个栏目还可以继续点击链接了解详细信息，网站对具体的提供了知识来源和网络评价结果。

（三）资源评价

食品伙伴网网站内容丰富，涉及食品资讯、视频资料、行业类别的专业知识等多项内容，查询系统数据库权威全面，对营养专业人员有很大帮助，其中的营养膳食查询可帮助居民对各类食物或营养物的营养成分有所了解，对其生活饮食起到膳食指导作用，但其他很多查询数据系统查询过程和结果的专业性很强，普通民众理解困难，对大众利用健康信息的帮助不大。食品伙伴网是国内专业食品网站，网站内容总体可信度高，查询系统中提供的数据及信息多为官方信息，较为权威可信，网站上的各种新闻、资讯、标准等也主要来自官网，信息可信度高，但也有很多栏目如文库、图库、知识堂等，信息多来自热心会员，数据信息未注明来源或只是标注了作者网名，且其在网站上进行了免责说明，网上关于食品伙伴网会员或其发布的相关商品（包括但不限于店铺名称、公司名称、联系人及联络信息，产品的描述和说明，相关图片、视讯等）的信息均由会员自行提供，网站对这些信息免责，提示这些信息的可信度没有权威保障。

四、美国农业部食品营养成分数据库

农业研究服务（ARS）是美国农业发展部（USDA）的下属部门，作为美国农业部首席内部科研机构，有着悠久成功历史的商业公司，负责一系列影响美国人民日常生活的食品安全研究项目，推广相关科学知识，并向 APHIS 及 FSIS 提供技术支持。

该机构组织范围包括 17 个国家方案在内的 750 研究项目，2000 余科学家和博士后及其他的 6000 名员工，90 多个研究地点，包括海外实验室。ARS 进行研究开发的农业问题由国家优先传输解决方案并提供信息、进行传播，确保高质量、安全的食品和其他农业产品，其加强自然资源基础和环境，维持着一个具有竞争力的农业经济，为农村居民、社区和整个社会提供经济机会（图14-4）。

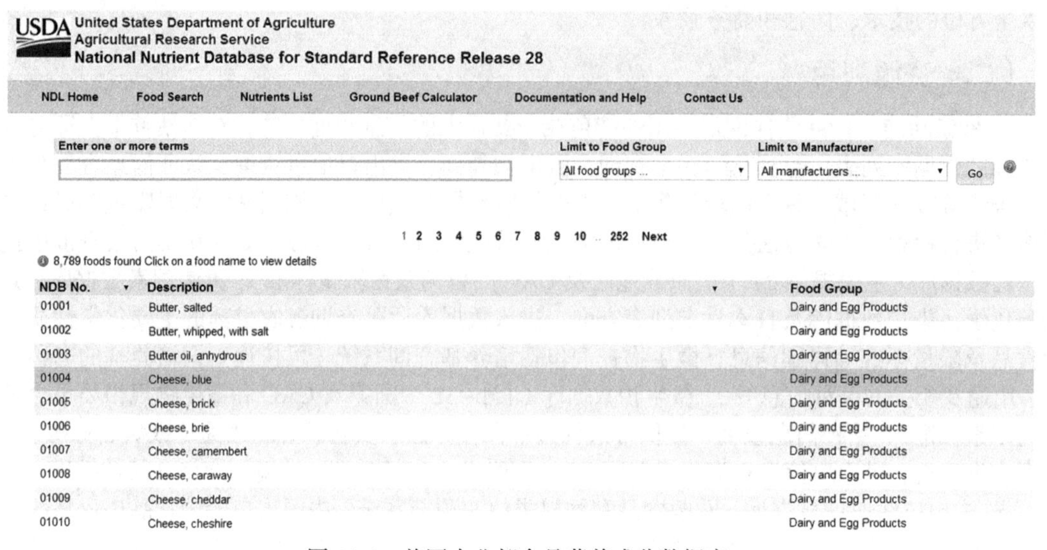

图 14-4 美国农业部食品营养成分数据库

（一）主要资源介绍

美国农业部食品营养成分数据库（http：//ndb.nal.usda.gov/ndb/search）网站资源主要来自科学家的研究成果及重要期刊中的文章和书籍，也包括一些非生产较少的技术通讯和报告。网站首页设有食物查询、营养素列表、碎牛肉计算器、文件与帮助、联系我们等栏目，网站提供原始文件、图书馆和其他资源以帮助用户找到关于农业及相关的学科的出版物的链接。

（二）资源利用

1. 检索功能 National Nutrient Database for Standard Reference Release 28（SR28）是该网站提供的一项重要的数据查询平台，主要可进行食品营养成分的国家参考标准查询。该数据库可提供营养物质的主要食物来源、营养素列表、不同重量的肥瘦碎牛肉的营养素列表及相关的支持文件及参考标准等信息，其中最主要的数据资源是营养素列表，主要通过输入食品或营养素名称进行自由词检索，可查询每种食品在不同单位上如奶酪（每 100 克、每盎司或每杯等）中各种营养素、矿物质、维生素、氨基酸等含量，检索结果可提供完整的报告、统计分析报告、下载和打印等功能，在进行食物或营养素查询时可限定营养素的食物来源及厂商或品牌。该查询系统对公众了解食物的营养成分可起到重要的作用，且数据权威可靠，是大众科学饮食的参考工具。

2. 浏览与链接 美国农业部食品营养成分数据库网站首页提供了 8789 种食物信息，可点击链接查看其营养成分的详细信息，如编号为 01001 食物含盐奶油，点击进入后可浏览到关于不同单位的含盐奶油的各种营养成分的数据值，可达到与检索相同的功效。

（三）资源评价

美国农业部农业研究服务网网站内容主要与农业及食品有关，属于官方网站，网站资源主要来自科学研究成果和较少的技术通讯和报告，提供了报告文件原文、权威标准、图书馆和其他资源链接，网站内容总体可信度高。其中的食品营养成分数据库涉及食物种类齐全，给出了多种不同单位的食物营养素列表，且提供了参考标准和统计报告，为大众合理膳食提供了主要参考。美国农业部农业研究服务网内容布局合理，文字及图片清晰，食品营养成分数据库检索途径简单流畅，无广告信息，使用方便，但中国民众应用会带来语言障碍。

五、Patient Education Center

患者教育中心（Patient Education Center，PEC）由哈佛大学医学院出版，提供多种媒体形式的可靠健康相关信息（图 14-5）。

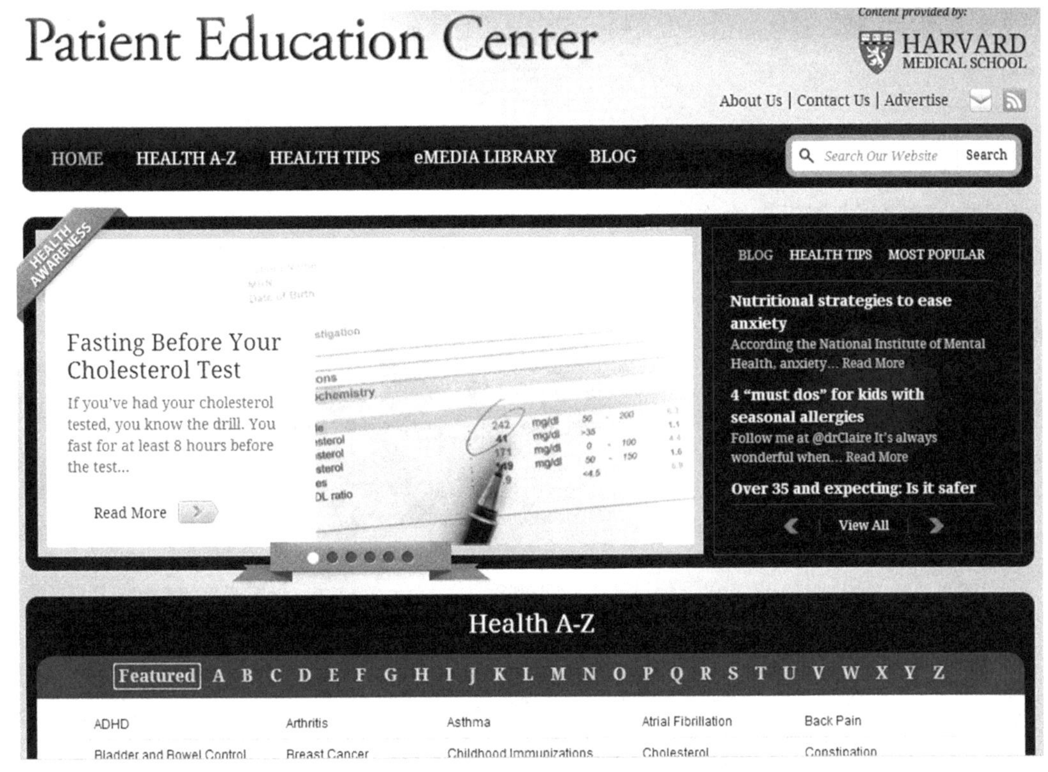

图 14-5　Patient Education Center（PEC）

（一）主要资源介绍

PEC 网站（http//www.patienteducationcenter.org/）提供可靠和相关的健康信息，首页设有健康意识的各种相关动态、健康贴士、健康媒体库、博客等模块。媒体形式多样是该网站健康相关资源的主要特点，包括文本信息、小册子和视频等形式。PEC 网站提供的信息较为通俗，专业性不强，适合普通民众查阅，且对所提供的信息都提供了信息来源，并提示患者和民众 PEC 所提供的资料并不能代替专业医生的医疗建议、诊断或治疗，具体情况还需要请教医生关于个人的健康所有事项。

（二）资源利用

1. 检索功能　PEC 网站将其收录的健康相关资源按照字母顺序进行编排，供民众检索与浏览，其中 HEALTH A-Z 将其收录各种疾病和健康问题按照字母顺序排列，也可直接进行检索，主要支持输入疾病名称或健康问题等自由词进行检索，检索结果主要提供疾病或健康问题的基本介绍和涉及该病防治的重要文献；HEALTH TIPS 提供常见疾病或健康问题的防治手册、指南及相关视频，EMEDIA LIBRARY 主要收集了常见健康问题的各种媒体库，均可进行自由词检索。

2. 浏览与链接 网站在首页页面上对上述这些模块的内容进行了分区显示和链接，首页上可对网站内容进行搜索，点击链接查看内容与进行检索的结果一致。

（三）资源评价

PEC 网站面向大众提供常见健康问题的各种形式的信息，内容丰富，通俗易懂，适合普通民众查询利用。PEC 由哈佛大学主办，内容信息筛选严格，且经过专家评价，对所提供的信息均注明了来源，数据信息较为可靠，很多信息直接提供了研究报告原文，供读者参考，且对读者进行了提示，不能以该网站信息代替专业医生的意见，网站内容总体可信度高。PEC 网站内容布局合理，文字及图片清晰，链接浏览较为流畅，无广告信息，使用方便，但中国用户使用可能存在语言障碍。

六、Pediatric Patient Education

儿科患者教育（原病人教育在线）网站（Pediatric Patient Education）（http：//patiented.solutions.aap.org/Patient-Education.aspx）是美国儿科学会为患者和家长提供专家咨询意见和关于孩子资料的网站（图 14-6）。儿科患者教育能为各项检查、急性护理、随访接种等提供必要的资料，帮助患者和家长了解他们独特的需求。

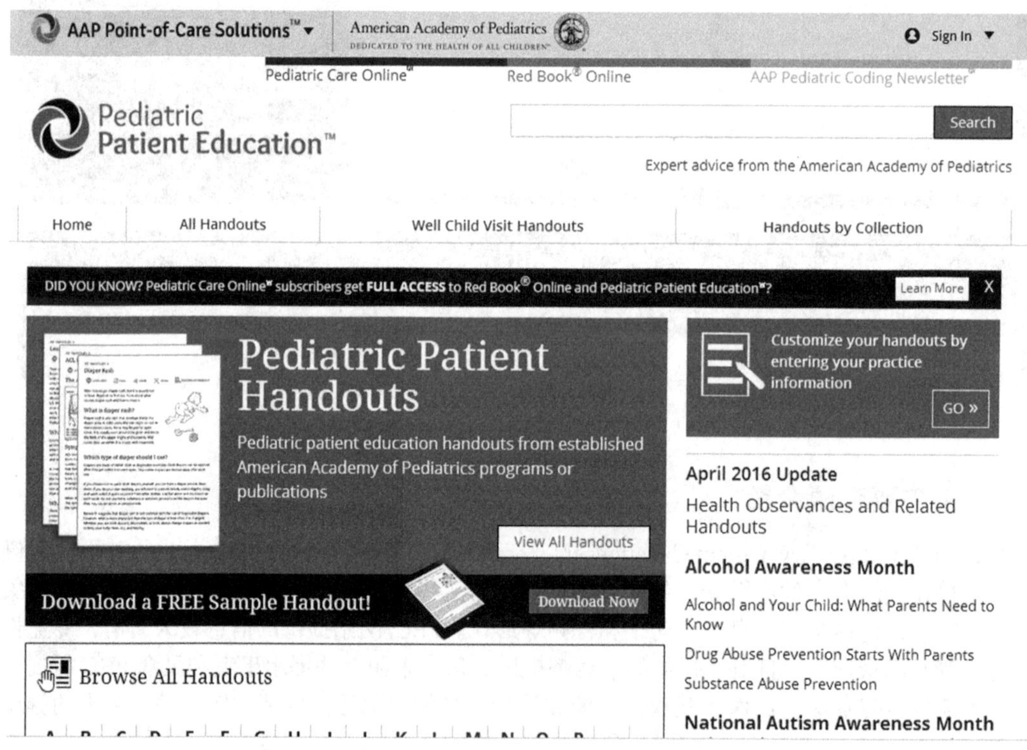

图 14-6 Pediatric Patient Education

（一）主要资源介绍

Pediatric Patient Education 网站为了专门处理儿科患者的需要，提供对数以百计的讲义的访问，均为容易读懂的语言，包括最新信息的大多数主题。网站主页主要的模块为：所有的讲义或宣传册、好孩子访问讲义、讲义的集合、下载免费样品讲义、浏览所有讲义，主页面简洁，儿科患者教育网站采用了新的先进的数字平台，具有省钱、节省时间、可自由访问的特点。

（二）资源利用

1. 检索功能　Pediatric Patient Education 网站讲义信息按照首字母顺序排列，也可直接进行检索。讲义的内容主要有：好孩子从出生到青春期过程中的预防接种信息、意外和损伤预防程序、孩子预防暴力、普通语言、自闭症家庭讲义、新生儿婴幼儿、青少年和学龄期儿童。提供检索入口和主要资源网站的链接，支持以疾病名称、健康问题或药物名称等进行自由词检索，并有网站介绍和帮助系统，提供各种讲义的快捷检索，可通过 APP 和 Facebook 进行登录。

2. 浏览与链接　Pediatric Patient Education 网站中的讲义既可以通过自由词检索获取，也可以对讲义内容进行浏览与链接，通过讲义内容的字母排序或从“Handouts by Collection”入口点击进行浏览，后一途径是源于美国儿科学会或出版物的讲义，多数讲义均可免费阅读，且网站提供了讲义资料来源及进一步学习的途径。

（三）资源评价

Pediatric Patient Education 网站面向大众提供儿科患者常见健康问题的讲义或手册式的信息，较为通俗易懂，适合普通民众查询利用。网站内容由美国儿科学会提供，信息经过了筛选和专家评价，对所提供的信息均注明了来源，内容可信度高。网站布局合理，文字及图片清晰，链接浏览较为流畅，检索使用方便，提供英语和西班牙语阅读，中国用户使用可能存在语言障碍。

七、CHESS

健康促进系统研究中心（Center of Health Enhancement Systems Studies，CHESS）是由 David 古斯塔夫森博士倡导下的成立的一个健康促进驱动组织，隶属威斯康星大学麦迪逊分校（图 14-7）。该中心的宗旨是通过引领创新型卫生系统的研究与发展，以达到不断完善个体的健康行为模式、提高生命质量和提供可及性服务的目的。CHESS 主要研究领域包括：建立互动式健康传播技术标准、改善行为健康保健领域的治疗系统的运行、行为干预效果的科学评估和应用指导、健康传播技术进展、健康促进相关信息查询、慢性病管理等内容。中心下设的两项主要机构：①网络成瘾治疗改善系统，致力于改善成瘾和心理健康服务的质量；②综合健康促进支持系统：重点是通过基于 Web 的支持或其他种类的技术，帮助个人与慢性病患者或危及生命的患者，改善他们的生活质量。

（一）主要资源介绍

CHESS 网站（http：//chess.wisc.edu/chess/home/home.aspx）的信息资源主要分为项目、出版物、新闻信息 3 大部分，其中项目栏目中可查询该中心已经完成的和正在开展的与健康教育和健康促进有关的项目；出版物栏目包括经同行评议的期刊及健康教育与健康促进相关行业的期刊上的相关论文，按年份倒排顺序提供，此外还提供相关书籍；新闻信息包括最新获批项目、项目获批情况、新闻编辑室组及每天的健康新闻信息。

（二）资源利用

1. 检索功能　CHESS 网站首页不提供直接检索功能，但在其各内容版块中如需进一步了解相关信息，则可通过链接到其他具有检索功能的网站或电子期刊网站，在获取 CHESS 所提供的相关信息的同时，可进行其他方面的检索。如 CHESS 在其 News 中公布了其项目研究成果已发表到 JAMA 杂志，提供了研究成果的链接，通过点击链接，则转接到了 JAMA Network，读者除了在可以 JAMA Network 上获取该项目的研究成果，还可以进行 JAMA 其他资源的检索（图 14-7）。

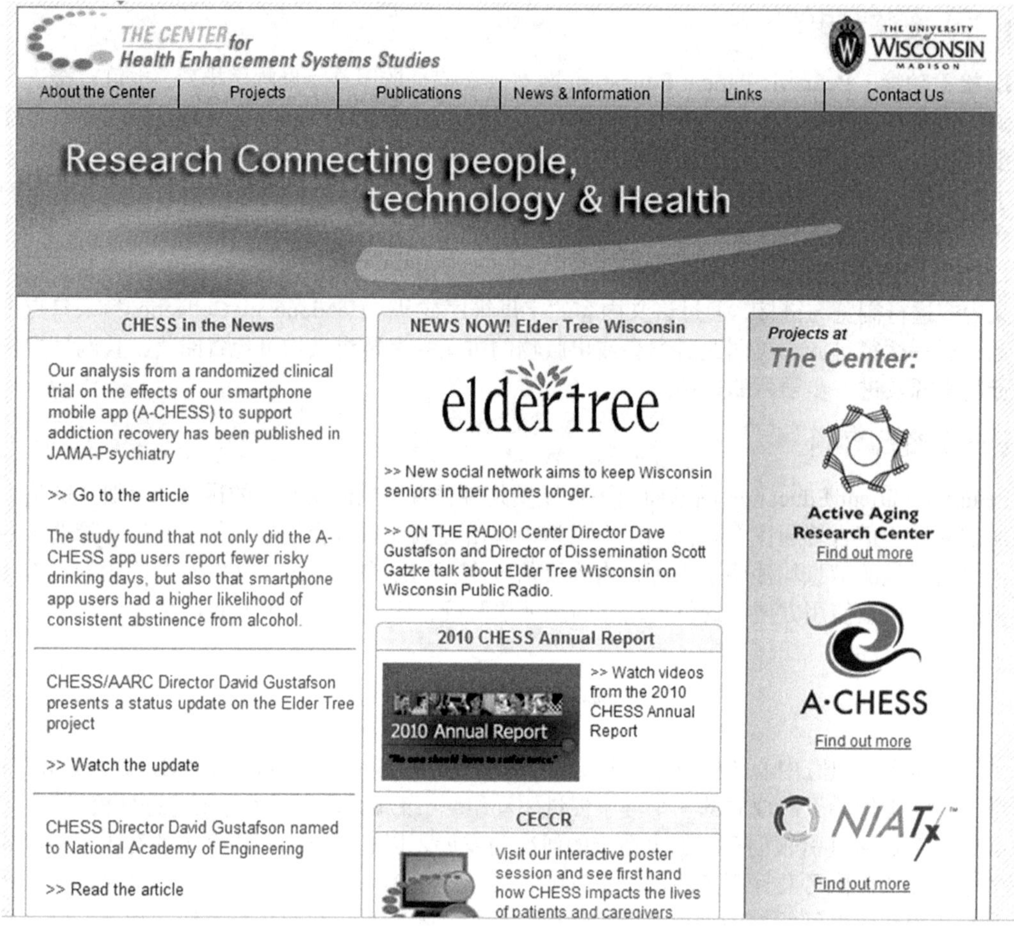

THE CENTER for
Health Enhancement Systems Studies
THE UNIVERSITY WISCONSIN MADISON
About the Center
Projects
Publications
News & Information
Links
Contact Us
Research Connecting people,
technology & Health
CHESS in the News
Our analysis from a randomized clinical trial on the effects of our smartphone mobile app (A-CHESS) to support addiction recovery has been published in JAMA-Psychiatry
>> Go to the article
The study found that not only did the A-CHESS app users report fewer risky drinking days, but also that smartphone app users had a higher likelihood of consistent abstinence from alcohol.
CHESS/AARC Director David Gustafson presents a status update on the Elder Tree project
>> Watch the update
CHESS Director David Gustafson named to National Academy of Engineering
>> Read the article
NEWS NOW! Elder Tree Wisconsin
eldertree
>> New social network aims to keep Wisconsin seniors in their homes longer.
>> ON THE RADIO! Center Director Dave Gustafson and Director of Dissemination Scott Gatzke talk about Elder Tree Wisconsin on Wisconsin Public Radio.
2010 CHESS Annual Report
2010 Annual Report
>> Watch videos from the 2010 CHESS Annual Report
CECCR
Visit our interactive poster session and see first hand how CHESS impacts the lives of patients and caregivers
Projects at
The Center:
Active Aging Research Center
Find out more
A·CHESS
Find out more
NIATx
Find out more
图 14-7 The Center for Health Enhancement Systems Studies

2. 浏览与链接 CHESS 网站提供的检索功能主要是通过链接实现的，因此对于 CHESS 的用户而言，其主要提供的就是链接与浏览功能，点击需要进一步了解的信息的链接，网站则提供相应的详细内容或链接到相应资源网站。

（三）资源评价

CHESS 提供的信息集中在健康教育与健康促进知识和技术领域，基于该中心的研究并收集了专业领域的权威数据和研究，网站内容较为丰富，对专业人员和大众获取健康促进信息有较大帮助。CHESS 网站内容由威斯康星大学提供，信息经过了筛选和专家评价，对所提供的信息均注明了来源，内容总体可信度高。网站内容布局合理，文字及图片清晰，链接浏览流畅，无广告信息，不直接提供检索功能，中国用户使用可能存在语言障碍。

八、MedlinePlus

MedlinePlus（https：//www.nlm.nih.gov/medlineplus/）是美国国立卫生研究院为患者、家属及朋友创建的健康知识获取的网站，网站信息具有最新、可靠、数量庞大及全球免费等特点（图 14-8）。

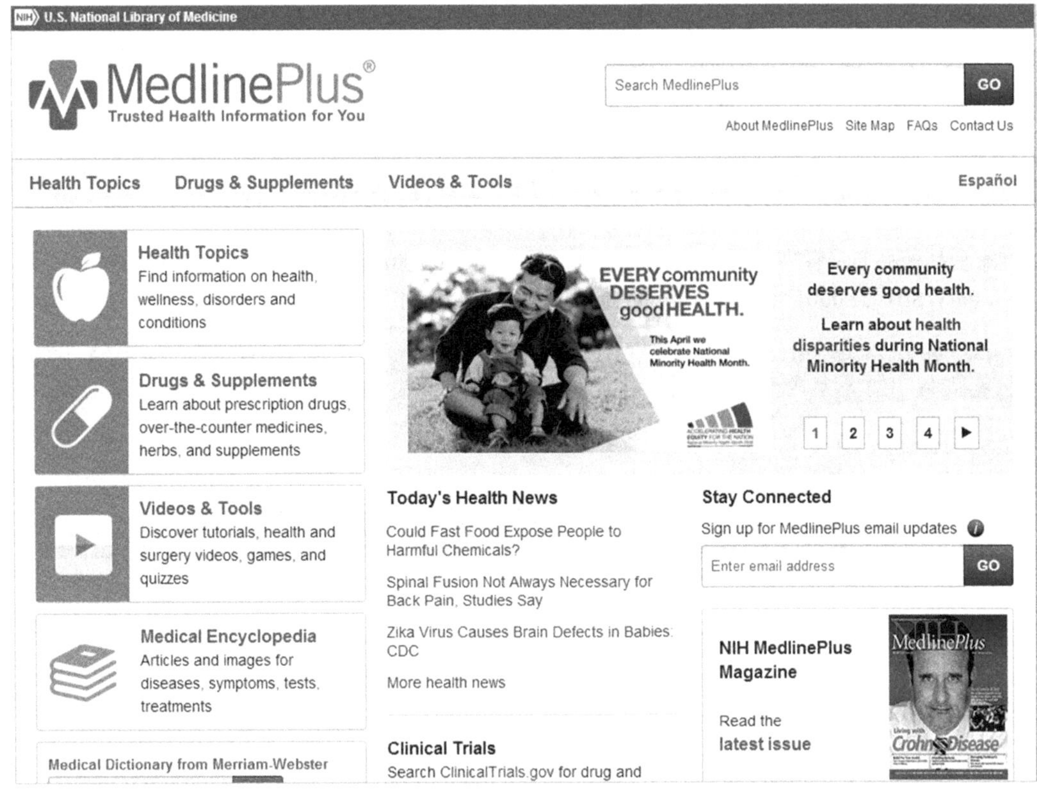

图 14-8 MedlinePlus

(一) 主要资源介绍

MedlinePlus 网站主要提供 900 余种疾病或健康问题的最新治疗方法、关于药物或补充的信息、疾病或医学词汇的含义及查看医疗视频或插图，也可以链接到所关注的主题而检索到关于某病的最新医学研究或临床试验。该网站的健康信息主要来源于美国和西班牙卫生官方的信息、数量庞大的临床试验、医学百科全书、医学词典及健康信息媒体。网站首页分为健康主题、药品及补充剂、视频和工具、今日新闻等模块，可通过 APP 和 Facebook 等方式共享信息。

(二) 资源利用

1. 检索功能 MedlinePlus 网站主页提供对该网站收录资源的检索，可输入健康问题或疾病名称等自由词进行检索，如输入“diabetes”点击检索后，MedlinePlus 显示所有检索结果，并按照其收录的不同资源类型分类检索结果，如 Health Topics、External Health Links、Drugs and Supplement 等不同资源中关于糖尿病结果条数，并可通过点击进入相应的结果链接内容，右侧检索结果首先显示了对糖尿病的基本知识介绍的知识框，下面则分页显示了各条结果；MedlinePlus 首页还支持在韦氏医学词典中进行词条检索。

2. 浏览与链接 MedlinePlus 网站首页的健康主题、药品及补充剂、视频和工具、今日新闻等模块等模块都可以直接通过点击链接进行浏览，还可以根据需要链接浏览其主页上的健康相关新闻及临床试验等信息。

(三) 资源评价

MedlinePlus 网站面向大众提供健康新闻、常见疾病和健康问题防治、药物及补充剂等方面的信息，覆盖面广，内容全面，信息通俗易懂，适合普通民众查询利用。MedlinePlus 网站内容由美国国立卫生研究院提供，信息经过了筛选和专家评价，对所提供的信息均注明了来源，内容可信度高。网站布局合理，文字及图片清晰，链接浏览流畅，无广告信息，检索使用方便，可提供英语和西班牙语阅读，中国用户使用可能存在语言障碍。

九、国家食品药品监督管理总局

国家食品药品监督管理总局（China Food and Drug Administration，CFDA）是官方网站（http：//www.sfda.gov.cn/WS01/CL0001），由国家食品药品监督管理总局主办（图 14-9）。

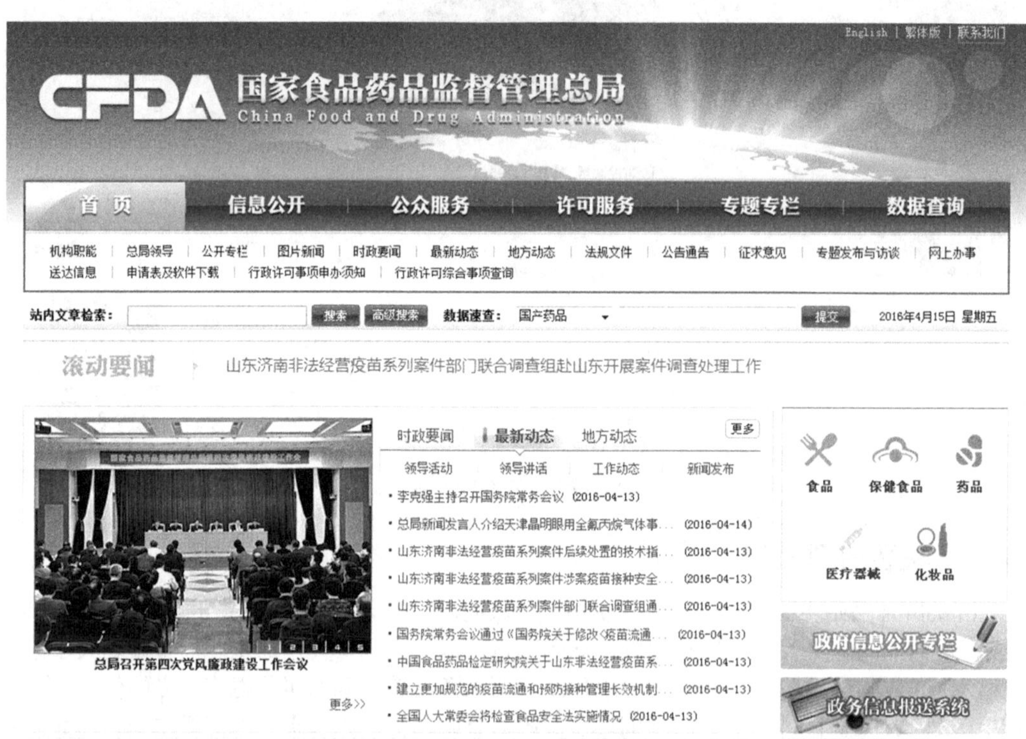

图 14-9 国家食品药品监督管理总局

（一）主要资源介绍

CFDA 网站由首页（包括机构职能、领导、各种新闻动态、公开专栏、法规文件、办事流程、表格下载、意见反馈等内容）、信息公开（包括图片新闻、政府信息公开、公告通告、财务信息、食药监统计信息、人事信息、数据查新等专栏）、公众服务（包括曝光台、公告通报、产品召回、警示信息、食品抽检信息、食品安全风险预警交流、公众查询、在线信访、纪检举报、投诉举报、建言献策等栏目）、许可服务（含各种规章制度、办事流程、表格下载等内容）、专题专栏（包括食品抽检信息、医疗器械相关信息、药品飞行检查、药品电子监管、信息化建设、药品安全警示、曝光台等专栏）、数据查询（包括公众查询和专业查询）。

（二）资源利用

1. 检索功能 在提供公众健康与健康教育信息方面，CFDA 的最大优势在于公众服务专栏和数据查询专栏。在公众服务专栏下提供了由官方抽检的食品检验信息，尤其是对不合格食品的名称、生产企业和产品批次进行了公告，其中的曝光台对各种药品的虚假广告和不实广告进行了公告，这些信息为公众选购合格的食品和药品提供了重要参考。数据查询栏分为公众查询和专业查询，公众查询为用户提供了关于 CFDA 管理的药品、器械、化妆品、保健食品、互联网服务、药品广告、网上药店、食品\保健品抽检等方面的信息，如将查询内容选定在“食品\保健品抽检”栏上，页面则显示各种食品和保健品的抽检情况，分为合格和不合格两者，点开相应的抽检结果内容后，则显示抽检产品的详细信息，包括产品名、分类及生产企业等。专业查询界面可对所查询的食品、药品、保健品、器械等提供更为丰富和更专业的信息。CFDA 在一些分栏目下，还设置了检索系统，如在“信息公开”栏目下点击“法律法规”可链接到相应的法律法规界面，在该界面还可以输入检索词进行法规文献的检索，也可以分年份进行法规文件的快速查询。

2. 浏览与链接　CFDA 网站首页各栏目和信息均可进行点击链接，浏览进一步详细信息，如点击“公众服务”中的“警示信息”可链接浏览药物各期药物警戒快讯及国家公布的一些药物相关警示信息。

（三）资源评价

CFDA 是国家食品药品监督管理的官方网站，属于官方网站，所提供的产品检验信息均为在 CFDA 注册管理的产品，信息来源可靠、权威，网站可信度高。网站布局合理，文字及图片清晰，检索方便，链接浏览流畅，无广告信息，使用方便。其数据查询功能更方便了读者和用户的信息获取。

第二节　公众健康及健康教育信息资源建设现状与发展趋势

一、建设现状及存在问题

从目前我国各种公众健康和健康教育相关信息的数量、分布及质量等情况看，这类信息资源建设现状和存在问题可总结为以下几点。

1. 信息资源丰富、分布广泛　目前我国有很多组织和机构提供公众健康及健康教育相关信息，如政府部门、健康教育专业机构、医疗机构、健康公益组织、专业的数据库研发机构、相关产品生产销售企业等，提供的信息包罗万象，分布在宣传栏、图书、报刊、海报、广播、讲座、手册、手机和互联网络、媒体及各种信息平台上，这些建设成果使得民众获取健康相关信息的渠道越来越多，获取方便，信息形式多样。

2. 信息资源散乱，缺乏统一管理　2009 年，中共中央国务院发布的《关于深化医药卫生改革的意见》中指出：“医疗卫生机构及机关、学校、社区、企业等要大力开展健康教育，充分利用各种媒体，加强健康、医药卫生知识的传播，倡导健康文明的生活方式，促进公众合理营养，提高群众的健康意识和自我保健能力。”这意味着对健康教育知识和信息提出了更高的要求，加之互联网快速发展，我国提供与健康有关的信息资源数量急剧增加，资源提供部门也很多，但目前国家没有明确这些提供健康知识和信息的主管部门，因此在提供信息的范围、形式、数量、质量等方面都没有统一的管理，造成各种信息源质量参差不齐。

3. 健康知识的权威性、科学性没有保障　由于缺乏统一监管，以及有些健康信息资源由健康相关产品的生产或销售企业提供，很多资源在提供信息或者数据库数据的时候，并未注明信息来源，即使注明来源，这些来源也不一定可靠，甚至有些健康知识在一个资源内部或不同资源中相互矛盾，在网站资源中，很多网站未提及是否通过 HONcode 认证，以及其他的能够保证其资源可信度的资格认证。

4. 民众鉴别能力有限，容易发生误信　2009 年全国健康素养抽样调查结果表明，中国公民整体具备健康素养的人群比例只有 6.48%，说明我国居民健康意识和健康知识方面比较欠缺，尤其是医学专业知识。这种情况导致民众对各种信息资源上的信息的科学性不能进行鉴别，容易产生误信、误传等情况，不利于对公众健康信息的有效利用和健康维护。

5. 信息孤岛现象严重，民众获取途径不畅 我国目前公众健康信息资源存在较为明显的“信息孤岛”现象，体现在较为权威的信息资源多是专业数据库系统，一般没有对公众免费开放，其他提供公众健康信息的平台也是各自为政，不能实现信息资源的共享，带来民众获取权威健康信息的困难及途径不畅等问题。

二、发展趋势

1. 建设信息资源共享服务平台 信息共享是实现信息价值最大化的重要途径之一，使公众健康信息资源在医药卫生行业及其他相关方的各业务部门之间实现共享交换与互通互连，是我国卫生事业发展的需要和必然趋势。目前，我国已有一些学者提出建设公众健康信息资源共享平台建设的构想，如李建魁等分析了我国公众健康信息资源共享服务平台建设的基础及存在的问题，从规划设计、信息标准及规范、数据梳理、平台建设与运营模式等几方面阐述平台建设的思路，提出了坚持政府引导、统一规划、顶层设计、统一协调、分步实施的原则进行公众健康信息资源共享平台建设的总体构想。学者高晶蓉也提出以健康教育信息资源库为技术支撑，整合、优化和完善现有的健康教育信息的网络平台宣传功能、利用功能和管理功能，建立专业机构之间及专业机构同公众之间的具备检索、上传和分析等功能的网络平台建设，该平台将成为同时面向专业机构和大众的应用平台软件和知识信息传播网，充分利用新媒体途径开展健康教育信息资料库中信息的传播和利用。

2. 规范健康相关信息的生成与发布 公众健康信息资源是普通居民获取健康知识和指导生活行为的主要途径，这些信息对于提升公众健康意识、引导公众采纳健康的生活健康方式与行为至关重要，其制作、公布与传播必须遵循适宜、通俗、可及等原则，才能保证这些信息能有效传递给受众，并能激励他们采取行动维护自身的健康。因此，国家权威机构及管理机构应出台明确的公众健康相关信息生成与发布的规范，定期向公众公布符合规范的信息资源，并对发布信息的机构和组织进行严格监管，加强公众对健康相关信息的利用指导，以从根本上保障公众对健康信息的获取和正确使用。

3. 开发科学的质量评估工具 没有质量保证是目前公众利用各种健康信息时存在的最主要问题，国家的统一规范和管理固然重要，建立科学的对这些公众健康信息的质量评估工具也迫在眉睫，缺乏科学的质量评估体系也是全球健康信息传播领域共同面临的问题。我国应联合国际组织相关专家，就建立公众健康信息的质量评估工具进行研究和达成共识，从信息的科学性、准确性、可信性、有效性及制作与发布规范体系建设等方面建立质量评估工具，并定期对主流信息发布于传播机构的开展评估，保证公众获取到科学实用的健康信息。

【案例 14-1】

1. 需求 我国居民文化素质和保健意识不断提高，主动获取健康信息的能力增强，在日常生活越来越注重健康和保健，通过食疗防治疾病和养生越来越成为居民追求的时尚，但也常被不实保健信息误导，如“张悟本事件”，由于张悟本将自己包装成“中医食疗第一人”，出版了《把吃出来的病吃回去》，他称自己的食疗方法治愈了糖尿病、高血压、心脏病甚至红斑狼疮等疑难杂症，在书中宣扬的“绿豆治百病大法”引发市场绿豆涨价，并于 2010 年 2 月做客湖南卫视《百科全说》节目，其知名度也迅速提高，随后，其学历、专家称号等开始遭到媒体和相关单位的质疑与否认，其食疗理念也遭到其他权威专家的反驳，最终人们发现张悟本的很多养生理念宣传夸大或不实，欺骗了全国大众。“张悟本事件”暴露出我国民众对科学养生保健知识的迫切需求。

2. 问题解决

（1）分析需求：大众需要疾病防治、养生保健等方面的信息，且需要科学权威、通俗易懂、方便可及的健康信息，如针对影响广泛的“绿豆养生”问题，居民需要查询官方或权威机构发布的信息，同时，民众还需要具备一定的信息甄别能力、提高警惕性、不盲从。

（2）解决办法：一般情况下居民通常会利用搜索引擎（如百度，搜索“绿豆”、“养生”等关键词），可以获取到很多记录或宣传绿豆的养生功效的检索结果，对这些检索结果的进一步点击链接后，就链接到大众养生网或者绿豆及其保健品销售的网站，生产销售企业往往对产品的功效存在一定程度的夸大，不足以作为日常保健行为的可靠证据进行参考。如欲获取具有科学性和权威性的信息，则需要到官方网站进行查询，如进入“中国公众健康网”进行查询。

（3）问题与思考：试将利用中国公众健康网查询有关“绿豆”功效的结果与百度搜索引擎的结果进行对比，总结异同点并分析其产生的原因，在此基础上思考如何帮助民众更好地获取和利用各种健康信息。

（李爱玲）

参 考 文 献

龚庆侠，雷润玲. 2016. QUERTLE 检索特点及在医学查新中的应用与分析[J]. 图书馆杂志， 01：50-56.

马家奇. 2014. 公共卫生大数据应用.中国卫生信息管理，11（2）：174-177，181.

孟润堂，罗 艺，宇传华，等. 2015. 健康大数据在公共卫生领域中的应用与挑战.中国全科医学，18（35）：4388-4392.

田质兵，薛娟，周同. 2010. 科技情报检索[M]. 北京：清华大学出版社.

吴平，胡程立. 2008. 图书学. 长沙：湖南大学出版社.

中国医学科学院医学信息研究所/图书馆. 国外医学新书评价：年预防医学、卫生学专集（1994～2014）.

http：//bookreview.imicams.ac.cn/uploadFiles/images/album/20151224111219-482bb8d6- c120- 45f6-a2ab-e8d6278c897c.pdf.